人文护理教学案例

主　编　许冬红

副主编　陈凤萍　黄佩卿

编　者　（以姓氏笔画为序）

卢州峰（湄洲湾职业技术学院）

许冬红（湄洲湾职业技术学院）

李碧双（湄洲湾职业技术学院）

吴丽婷（莆田学院附属医院）

张珍香（莆田涵江医院）

陈　红（莆田市第一医院）

陈凤萍（湄洲湾职业技术学院）

陈素琴（仙游县总医院）

林　璜（莆田市第一医院）

黄世玉（莆田市第一医院）

黄佩卿（湄洲湾职业技术学院）

厦门大学出版社
XIAMEN UNIVERSITY PRESS
国家一级出版社
全国百佳图书出版单位

图书在版编目（CIP）数据

人文护理教学案例 / 许冬红主编. -- 厦门：厦门
大学出版社，2023.12
　　ISBN 978-7-5615-9073-7

　Ⅰ．①人… Ⅱ．①许… Ⅲ．①护理学-教案（教育）
Ⅳ．①R47

中国版本图书馆CIP数据核字(2023)第151066号

责任编辑　李峰伟　杨红霞
美术编辑　李夏凌
技术编辑　许克华

出版发行　厦门大学出版社
社　　　址　厦门市软件园二期望海路39号
邮政编码　361008
总　　　机　0592-2181111　　0592-2181406(传真)
营销中心　0592-2184458　　0592-2181365
网　　　址　http://www.xmupress.com
邮　　　箱　xmup@xmupress.com
印　　　刷　厦门市竞成印刷有限公司

开本　787 mm×1 092 mm　1/16
印张　19.25
字数　480 千字
版次　2023 年 12 月第 1 版
印次　2023 年 12 月第 1 次印刷
定价　49.00 元

厦门大学出版社
微信二维码

厦门大学出版社
微博二维码

前　言

护理安全是护理工作永恒的追求，也是优质护理服务的基本要求，更是护理质量管理的核心目标。目前我国各种医疗、护理风险等不安全因素，可能对人民群众生命健康安全造成影响。随着民众法律意识和自我保护意识逐渐增强，护理不良事件引起的纠纷造成护理满意度下降，引发不良的社会影响。为提高临床护理人员的护理能力和工作素养，我们将临床上一些常见的、典型的护理案例汇集成册，并进行分析与总结。

本书共选取163例临床护理案例，分为示范性案例和警示性案例，并对这些案例进行深入讨论和分析，总结经验和教训，让广大的护理工作者能够举一反三，对不良案例引以为戒。通过增强法制观念、改进护理工作方法、增进人文关怀等，促进构建和谐护患关系。为配合医学院校教学使用，特增加课堂互动环节，通过师生互动的形式，培养学生发现问题、解决问题的评判性思维能力，为学生进入临床实习、工作打下良好基础。本书思路清晰明了，内容丰富、涵盖面广，具有较强的实用性，可供临床护理人员及护理、助产等专业学生参考使用。

本书编者均为医疗行业优秀的护理工作者，他们拥有丰富的临床经验、扎实的理论基础、精湛的护理技术和应急处变能力，在编写过程中注重真实性、客观性和实用性，为提高护理的安全性、有效性、优质性提供了依据。

本书虽经过多次修改完善，但由于时间仓促，难免有疏漏之处，请广大读者指正。

编　者

2023 年 2 月

目 录

第一部分　示范性案例 ·· 1

一、一位聋哑老人住进 ICU 里 ································ 1

二、隔离不隔爱 ·· 2

三、动起来，更好地活下去 ································ 4

四、感谢坚持，挽救一个家庭 ····························· 5

五、患者的感谢信 ·· 7

六、一份温馨的午餐 ··· 8

七、37℃的急诊科 ·· 9

八、用心工作，把爱传承 ··································· 10

九、大人也拥有哭的权利 ··································· 11

十、寒冬暖粥 ·· 13

十一、温暖输送，方得善终 ································ 14

十二、关怀的延续 ·· 16

十三、优质护理在于点点滴滴 ····························· 18

十四、温情呼唤，唤醒沉睡的生命 ······················ 20

十五、别怕，我们陪着您手术 ····························· 21

十六、人文关怀体现在细节 ································ 22

十七、用心观察，救人一命 ································ 23

十八、肿瘤君的孤独 ·· 24

十九、无声的交流 ·· 26

二十、主任的床边查房 ······································ 27

二十一、小举动大滋养 ······································ 28

二十二、被耽误已成定局了吗? ··························· 30

二十三、把"混乱"的生活理得明明白白 ··············· 31

二十四、见义勇为，及时施救 ····························· 33

二十五、因为爱 ··· 34

二十六、沟通，是信任的桥梁 ··· 35

二十七、"倾听"拉近心的距离 ··· 36

二十八、门有距离，爱无边界 ··· 38

二十九、关爱，让手术不再冰冷 ······································· 39

三十、不中用了，活着没意思 ··· 41

三十一、一颦一笑总关情 ··· 42

第二部分　警示性案例 ··· 44

第一章　护士行为相关案例 ··· 44

一、护士看错化验单致门诊胃镜检查预约错误 ··························· 44

二、孕妇门诊检查化验单粘贴错误 ····································· 45

三、入院风险评估不到位致压疮发生 ··································· 47

四、错误医嘱未核对清楚 ··· 48

五、医嘱漏执行 ··· 50

六、隐患重重的口头医嘱 ··· 51

七、护士未核对交叉配血单致配血错误 ································· 53

八、护士血标本采集错误 ··· 54

九、护士标本采集错误 ··· 56

十、新护士尿培养采集方法错误 ······································· 57

十一、新护士静脉微量泵输注速度调节错误 ····························· 58

十二、新护士灌肠操作不当致肠穿孔 ··································· 60

十三、转科患者被护士送错科室 ······································· 61

十四、护士不慎泄露患者病情致使病情恶化 ····························· 63

十五、长期使用呼吸机致压疮 ··· 64

十六、术后护理不到位致压疮发生 ····································· 65

十七、术后患者身份识别错误 ··· 67

十八、术后忘记清点纱布致遗留腹腔 ··································· 68

十九、产妇会阴侧切伤口愈合不良 ····································· 70

二十、产后阴道血肿未发现 ··· 71

二十一、产后阴道填塞纱布滞留未取出 ································· 73

二十二、新生儿脐带水肿渗血 ··· 74

二十三、早产儿长期吸氧致失明 ······································· 76

二十四、消炎药未皮试致患者死亡 ····································· 78

二十五、护士忘记解开止血带致患者死亡 ······························· 79

二十六、护士责任心不强致患儿死亡 ··································· 81

第二章　药物相关案例 ··· 83

一、注射胰岛素后未按时进餐引发低血糖 ·················· 83

二、执行单打印不清致给药错误 ··························· 84

三、药物浓度使用错误 ··································· 86

四、静脉给药剂量错误 ··································· 87

五、微量泵注射给药错误 ································· 88

六、输注配伍禁忌药物 ··································· 90

七、使用青霉素前未皮试 ································· 91

八、化疗药外渗致静脉炎 ································· 92

九、硫酸镁药液外渗引起皮炎 ····························· 94

十、药液外渗致皮肤肿胀淤紫 ····························· 95

十一、错用灌肠液致患儿检查中断 ·························· 97

十二、坐浴药物浓度未混匀致外阴灼伤 ······················ 98

十三、口服药漏发致患者病情加重 ·························· 99

十四、药房发错出院带药 ································· 101

十五、给药方法错误导致患儿死亡 ·························· 102

十六、护士换错药引发纠纷致患者死亡 ······················ 104

十七、给药操作不规范致患者死亡 ·························· 105

十八、用药后未认真观察病情致患者死亡 ···················· 107

第三章　导管相关案例 ··· 109

一、操作前未评估致气管切开套管意外脱出 ··················· 109

二、术前留置导尿管误插入患者阴道 ······················ 110

三、胃肠减压装置开关忘记开启 ··························· 112

四、鼻饲管误插入气管 ··································· 113

五、搬移不当致胸腔引流管脱落 ··························· 115

六、脑室引流管被患者自行拔出 ··························· 116

七、患者无约束自行拔除气管插管 ·························· 118

八、经外周静脉穿刺的中心静脉导管被患者自行拔出 ············· 120

九、患者约束不力自行拔除股静脉导管 ······················ 121

十、患者自行拔除导尿管 ································· 123

十一、患者睡眠中自行拔除锁骨下深静脉导管 ················· 124

十二、术后患者自行拔除空肠营养管 ······················ 126

第四章　跌倒、坠床相关案例 ······································· 128

一、老年患者如厕不慎跌倒 ······························· 128

二、患者转床过程摔倒 ··································· 129

三、颅脑损伤、高血压患者翻身起床不慎坠床 ·············· 131

四、新生儿坠床 ··· 132

五、患儿手术台上坠落 ··· 133

六、术后患儿返回病房不慎从平车坠落 ······················ 135

第五章 烫伤相关案例 ··· 137

一、家属私自给患者使用热水袋致皮肤烫伤 ·················· 137

二、热水袋使用不当导致皮肤烫伤 ····························· 138

三、患儿病房绊倒、跌倒损伤 ··································· 140

四、护士使用电吹风致烫伤 ······································· 142

五、新生儿辐射台烫伤 ··· 143

六、患儿不慎烫伤 ··· 145

第六章 护理文书相关案例 ······································· 147

一、患者护理文书记录与病情不符 ····························· 147

二、患者护理记录与病情不符 ··································· 148

三、护理文书记录前后矛盾 ······································· 150

四、电子体温录入错误 ··· 151

五、血压录入错误 ··· 152

六、电子护理记录单出入量统计错误 ·························· 153

七、医嘱执行后未签名致重复执行 ····························· 155

八、医嘱取消后未落实到位 ······································· 156

九、手术患者腕带信息错误 ······································· 157

十、新生儿性别标识错误 ·· 159

十一、药袋信息不清楚致出院带药分发错误 ················· 160

第七章 健康教育相关案例 ······································· 162

一、术前饮食健康教育不到位致手术延缓 ···················· 162

二、术后饮食宣教不到位 ·· 163

三、给药健康教育不到位 ·· 165

四、特殊用药未签署知情同意书 ································· 166

五、患儿口服铁剂未告知注意事项 ····························· 167

六、精神病患者健康教育不到位致死亡 ······················ 169

第八章 护理服务态度相关案例 ································· 171

一、患者咨询出院带药事宜引发纠纷 ·························· 171

二、静脉穿刺失败后沟通不到位引发纠纷 ···················· 172

三、护理服务态度生硬引发矛盾 ························· 173

四、患者输完液无人处理引发矛盾 ······················ 175

五、护士不重视家属病情反映致患者死亡 ················ 176

第九章　临床教学相关案例 ································ 178

一、护生为入院患者佩戴腕带没有核对信息 ············ 178

二、护生备药时未查对药液质量 ······················ 179

三、护生查对不认真给患者备用过期药物 ·············· 181

四、护生输液毕未签字 ······························· 182

五、护生换瓶排气操作不当引发家属不满 ·············· 184

六、护生办理迁床未更改药液瓶床号 ·················· 185

七、护生采集血标本不当导致溶血 ···················· 186

八、护生为新生儿注射卡介苗操作不当 ················ 188

九、护生输液结束撕胶布时致皮肤撕脱伤 ·············· 189

十、护生用错药物剂量引发严重药物反应 ·············· 191

十一、护生在患侧肢体静脉输液致水肿 ················ 192

十二、护生注射操作不当造成药物外溅损失 ············ 194

十三、护生错误调节输液泵速率 ······················ 195

十四、护生加错输液药品 ····························· 196

十五、护生注射后针头不小心刺伤患者家属 ············ 198

十六、护生未查对致口服给药差错 ···················· 199

十七、护生接到危急值未及时向带教老师报告 ·········· 201

十八、护生以床号呼叫患者致患者不满投诉 ············ 202

十九、护生体温测量操作不规范致患者疑似发热 ········ 204

二十、护生饮食健康教育错误导致试验失败 ············ 205

二十一、护生错发输血申请单 ························· 207

第十章　社区护理相关案例 ································ 209

一、社区护士用药剂量错误 ··························· 209

二、社区护理不当导致湿疹、脱皮 ···················· 210

三、社区幼儿输液外渗致肌肉及肌腱挛缩 ·············· 211

四、社区养老院护理不当导致压疮 ···················· 213

五、社区养老院老年人使用热水袋不慎造成皮肤烫伤 ···· 215

六、社区养老院老年人进食不当导致窒息死亡 ·········· 216

七、社区养老院照护不周致老年人跌倒骨折 ············ 218

八、社区养老院瘫痪老人从轮椅跌落擦伤 ·············· 219

九、阿尔茨海默病患者误食肥皂 ······················ 220

第十一章　其他典型护理案例 ··· 222

一、体位不当致肌内注射意外断针 ·· 222

二、输血器插入操作不当致血袋渗漏 ··· 223

三、孕妇意外分娩在病床上 ··· 224

四、会阴缝合针断裂 ··· 226

五、幼儿手指插入病房门缝被挤压受伤 ·· 227

六、输液轨脱落压伤 ··· 228

七、护士分离针头意外被刺伤 ·· 230

八、患者术后自行离院致咯血死亡 ·· 231

九、食物误入气管引起窒息 ··· 232

十、产妇抑郁症跳楼自杀未遂 ·· 234

十一、精神分裂症患者自杀 ··· 235

十二、护士违反医院规定引发火灾致 5 人死亡 ······································· 237

参考文献 ··· 239

附录　课堂提问参考答案 ··· 240

一、一位聋哑老人住进 ICU 里

案例经过

　　聋哑患者来医院看病，如果没有手语翻译与文字交流，不仅无法向医生描述自己的病情，更无法得知治疗方法，又该如何进行沟通？

　　近日，重症医学科收治了一名自小患有先天性聋哑症的八旬单身老人胡大爷。在医护人员与患者从前期的沟通困难到后期的融洽配合这件事上，我们不由感慨，抢救不仅需要高超的医疗技巧与护理能力，同时也需要每一位医护人员的爱心与耐心。

　　80 余岁的胡大爷腹部疼痛剧烈，到难以忍受时才由亲戚紧急送至医院。入院时，胡大爷精神已极度疲乏，意识模糊，生命体征不稳。一检查发现，患者不仅先天性聋哑，还有高血压病、冠心病、心房颤动、脑梗死病史，目前已出现胃十二指肠穿孔、急性胆囊炎、急性胰腺炎、急性弥漫性腹膜炎、重度贫血、脓毒症休克等，可谓是病上加病，危在旦夕。

　　然而就在重症监护室（intensive care unit，ICU）的医护人员对胡大爷进行抢救时，身体上的疼痛和心理上的恐惧让胡大爷无法配合医护。他整个人都躁动不安，下意识地挣扎着，反抗情绪十分强烈。难以顺畅地沟通，亲属又不在身侧，治疗却是一刻也耽误不了，应该如何是好？在医护人员着急、无奈之际，看着老人在空中胡乱摸索探寻的手，护理人员握住他的手，不断地抚摸着，通过肢体语言传递出安抚的信号，缓解老人身体上的疼痛和心理上的恐惧。

　　在患者侄子赶到医院了解并同意手术方案后，医护人员立即对患者行气管插管全身麻醉下的"腹腔镜下探查＋中转开腹十二指肠球部巨大溃疡穿孔修补术"，术程顺利。术后患者生命体征相对平稳，医护人员长舒了一口气后，又再次绷紧了神经。由于胡大爷是聋哑人，不能很好地配合医生评估，为及时拔出气管插管增加了难度。不能通过语言沟通，那么就文字、图片与手势并上，护士们用本子手写汉字，利用图文并茂的沟通卡片或者简单的手势，与胡大爷进行沟通。细心、贴心的举动融化了胡大爷的心，他开始愿意配合护士的治疗、操作，促进了病情康复。护士常说："在 ICU 里工作，要对所有患者负责，从每一件小事做起，从每一个细节着手，让他们感觉到家一样的温暖。只要能帮助患者，我就觉得这一天的班没白上。"为了确保胡大爷得到最稳妥的治疗，ICU 护理团队守护床旁协助医生，成功帮助患者脱机并拔除气管插管。

术后第二天，胡大爷意识有所好转，可自主睁眼，四肢稍可活动。术后第三天，胡大爷意识清醒，四肢也能够自主活动了，腹痛的不适感也没有了，于是转到普外科继续治疗。转出时，胡大爷双手合十，向 ICU 的医护人员表示感谢。

爱无声，细呵护，浓浓医患情。一次无声的抢救，一次沉默的沟通，重症医学科的护理人员始于患者需求，终于患者满意，为患者提供优质的护理服务。

课堂互动

1. 课堂提问

（1）与聋哑病人沟通时护士采用了哪些方法？

（2）昏迷的分级和临床表现各是什么？

（3）病人出现 ICU 综合征的原因是什么？

2. 学生回答（参考答案见附录，后同）

学习启示

医护患关系从来不是寒冬坚冰。太多的医疗纠纷缘于"你的需要我不懂，我的辛苦你不了解"。护理工作不是简单的执行医嘱、给药、注射等。作为护理工作人员，不仅时刻要为工作考虑，更要为患者考虑，以耐心、细心对待每一个患者，注意细节，满足患者需要，减轻患者痛苦。通过对案例的学习，让我们学会关爱、包容和忍耐，学会如何平等、善良、真诚地对待每一个生命。

二、隔离不隔爱

案例经过

84 岁的郑大爷是位退休的职工，退休后在老家安享晚年。郑大爷患有高血压、2 型糖尿病、冠心病、慢性阻塞性肺疾病，腰椎在多年前做过手术，平素吃一大把口服药对郑大爷来说是件常态化的事情。入院 2 天前郑大爷出现咳嗽、咳痰、发热等症状，体温最高达到 39.5℃，并且很快出现呼吸急促、意识模糊。家属急急忙忙送他到医院急诊科抢救。待完善胸部计算机体层成像（computed tomography, CT）检查，发现患者双肺几乎都"白"了。患者被明确诊断为间质性肺炎，Ⅰ型呼吸衰竭，病情危重。由于郑大爷高龄，加上病情危重，很快转入重症医学科救治。

ICU 的门一关上，门内是医护人员分秒必争的救治，门外则是家属无尽的思念与等候，不可见的未知、对疾病的恐慌，让家属的担忧更加强烈。应新冠肺炎疫情防控要求，住院患者探视和陪护制度非常严格，而 ICU 由于其防控和院感要求的特殊性，规定更为严格，病房实行封闭管理，患者家属不能入内探视。

"什么破规矩？还不能探视！我从外地特地回来看望我爷爷，这也不能探视？"

"为什么不让进去探视？我核酸检测阴性还不让进去探视？"

"现在由于疫情防控，不能进来探视，需要大家互相理解与体谅。你们对患者的关心，我会转达给他的。"

家属的焦虑、期盼与紧张，护士都看在眼里，为了缓解家属的焦虑不安，促进患者尽快康复，ICU 特地申请购置了视频设备，但探视患者人数多的时候，每个人视频时间可能只有 15 min，家属都想探视更久一点，陪伴的时间更长一点，所以不解与不满仍然存在。办法总比困难多，ICU 护士急患者及其家属之所急，给 ICU 的每一位病人都建立一个专属医护患微信群，群里发送患者现状，解答家属的疑惑，及时进行沟通和交流。责任护士每天通过微信视频连线的方式让家属了解患者的情况，让家属在无法探视的情况下，见屏如面与患者云相聚，再也不会感到恐慌与无助，即使隔着一扇门，也能时刻了解到患者的病情变化与心理需求。

在一系列治疗方案的精细调整和科室医护人员的共同协作下，郑大爷的病情逐渐得到控制，各项指标呈好转趋势。护理团队积极配合治疗方案，采用俯卧位的护理措施，使患者得到最大限度身心舒适，并精心护理预防肢体血栓形成等并发症。经过有效的治疗及护理，10 天后患者的气促症状明显改善，氧合指数等指标逐渐好转。患者转入普通病房进行下一步康复治疗，家属十分满意，多次当面和在微信群里表示感谢。

护理人员常常说：每当患者家属向我们表示感谢，我的内心除了满满的感动，更多的是对他们的心疼和不忍，我能做的就是尽最大可能帮助他们。

ICU，是一个让人觉得恐慌的地方，这里常常见证着生死，上演许多无奈和悲凉，却也见证了无数的爱与感动，坚持与希望。

课堂互动

1. 课堂提问

（1）疫情防控期间重症患者无法探视，医院采取哪些措施缓解患者家属的焦虑和担忧，同时又不违反疫情防控期间的探视陪伴规定？

（2）如何做好危重病人的心理支持？

（3）如何从患者需求出发，做好优质护理服务？

2. 学生回答

学习启示

以患者为中心，从患者角度出发，关注患者生理和心理方面的需求，并通过专业的护理服务，让患者得到更优质的护理和照顾。此案例让我们深刻感受到，患者往往要面临生死考验，对疾病产生恐惧和焦虑，家人对患者满是担忧和牵挂，这些都离不开医护人员的关心、同情和理解。作为学生，我们更应明白"任何情况下都不要忘记学习"的道理，要以积极主动的学习态度、丰富深厚的理论知识、扎实专业的操作技能，争取做一名优秀的护理人员。

三、动起来，更好地活下去

✍案例经过

黄大爷近期染上重度带状疱疹病毒，全身多处疼痛、瘙痒，寝食难安。这天半夜进食面包，误吸面包导致气道阻塞，突发气喘、气促，呼吸困难，面色、口唇发绀，意识丧失，立即被送医院抢救。心电监护提示经皮动脉血氧饱和度（percutaneous arterial oxygen saturation, SpO_2）75%，病情危重。急诊科给予开放气道，床边气管插管接呼吸机辅助呼吸，吸氧浓度调100%，但病人呼吸仍费力，氧饱和度只能维持在90%左右。情况危急，改善患者呼吸及下调吸氧浓度刻不容缓，立即转 ICU 继续抢救。

凌晨3点多，在值班人员匮乏的情况下，值班护士积极协助医生，经过近一个小时的努力，成功实施纤维支气管镜肺泡灌洗治疗，断断续续从肺中灌洗出大量面包渣残物及黏稠样痰液（因患者脉氧较差不能持续进行肺泡灌洗）。进行肺泡灌洗治疗之前，纤维支气管镜下患者双肺满布食物残渣，甚至有些支气管已被塞满，经过一个多小时的冲洗治疗，患者缺氧情况逐步好转。之后护士积极配合实行俯卧位通气治疗。经过10天多次行纤维支气管镜肺泡灌洗治疗，联合强力抗生素以及俯卧位通气等综合治疗，在 ICU 医护团队努力下，患者病情逐渐好转，各个指标恢复正常，终于成功脱机，拔除气管插管。

ICU 内大部分都是危重患者，全身插满各种管子，靠着机械来提供生命监护和支持。大多数人通常会认为，这样的患者需要卧床休息，尽量不要活动。而长期不活动会导致骨骼肌肉的虚弱和退化，患者极易罹患 ICU 获得性衰弱。为了降低这种概率，医护人员在科主任、护士长及科室骨干的引导下，详细制订个体化治疗方案，予以呼吸功能评估和训练、反复多次纤维支气管镜下肺泡灌洗治疗、振动排痰、咳嗽训练、胸廓关节活动训练、肢体功能锻炼、营养支持等一系列肺康复呼吸治疗措施。同时，ICU 护士们费尽心思，也制订了早期活动的方案——通过有规律的床上翻身、坐轮椅锻炼、协助站立行走等多种方式进行力量训练。

护士每天安排好治疗护理及康复训练时间，耐心细致地照顾黄大爷，根据黄大爷自身情况循序渐进，同一个动作不厌其烦地配合他重复着："大爷，一，二，三，很好，来，我们再来一次。"黄大爷从一开始的意识昏迷，到后来的辅助站立行走，能自主表达、沟通顺畅，生活质量大大改善。偶尔黄大爷也闹情绪："我不干了，今天这个康复我不做了！"护士们耐心安抚，言语充满正能量，说点笑话哄着，上一秒还在闹脾气的黄大爷又被护士逗得哈哈大笑，继续配合做康复训练。每天医生查房时，黄大爷都会在医生面前为护士竖起大拇指，患者家属也多次深表谢意。黄大爷出院时，家属表示当初只是想着能活下来就不错了，没有想到有一天还能看到他站着走出 ICU。

星火点点，足以燎原，护士们只是想尽己所能为患者多做一点，提高患者生活质量，让社会能更美一点。

📖课堂互动

1. 课堂提问

（1）为防止 ICU 患者罹患 ICU 获得性衰弱，医护团队为患者采取了哪些措施？

（2）俯卧位通气的适应证和禁忌证是什么？

（3）护患沟通的技巧有哪些？

2. 学生回答

☑学习启示

良好的沟通和积极的鼓励可以建立有效的护患关系，增进患者与护士之间的信任，改善患者的治疗态度，使得患者对治疗更具有信心，更配合治疗。临床护士在工作中不仅要建立整体观，做好患者的整体护理，还应具备多学科的知识和技能来综合处理病人各方面的健康问题。一个合格的护士，集多方位多角色于一体，须站在专业的角度，担负起临床护理工作，才能为患者提供全方位多角度的护理服务。作为学生，应以此为借鉴，以人为本，敬畏生命，努力学习，培养自尊自信、理性平和、健康向上的心态，为护理事业发展而奉献力量。

四、感谢坚持，挽救一个家庭

✍案例经过

2022 年 7 月 21 日，50 多岁的郑先生在自家院子里突然昏倒在地，家属发现时他已经神志不清、意识模糊，身体摸起来灼热滚烫，家属发现后立即送到医院急诊科，急诊科经对症处理后转入重症医学科进一步抢救治疗。

患者入院时已处于浅昏迷状态，核心体温监测高达 40.7℃，实验室检查各指标显示患者出现多器官功能障碍，意识不清，肝脏、凝血功能均出现障碍。结合病史，初步诊断为热射病。该病为高温引起人体核心温度升高，全身脏器仿佛在沸水里"煮"着，直接损害各器官系统，造成多器官功能障碍，患者很快出现肝肾功能衰竭、少尿、横纹肌溶解综合征等，死亡率极高。

ICU 立即组织抢救：准备冰毯、冰帽，4℃冰盐水静脉输入、灌肠，酒精擦浴，吹电风扇等，通过上述综合降温措施，在患者入科 1 h 内把核心体温快速降到 38℃。因患者出现多器官功能障碍综合征，在积极对症治疗的基础上，立即为患者行连续性肾脏替代治疗（continuous renal replacement therapy, CRRT），同时严密监测各项生命指标，使用药物保护各个脏器，精心护理，预防并发症。在治疗的第三天，患者横纹肌溶解未完全纠正，再次进行了杂合血液净化治疗（CRRT+ 血液灌流），患者家属因治疗费用高无法承受，决定放弃治疗。ICU 医护不忍心放弃，跟医院领导沟通后开通绿色通道，希望家属不要放弃，但是不管怎么劝说，家属仍执意放弃，担心到最后人财两空。

患者出院后，家属在医护患微信群里询问一些护理问题，看到该家属很多问题无法自行解决，喻护士主动联系家属上门进行护理，同时劝说家属不要放弃，针对家属顾虑的问题进行沟通，或许是家属被喻护士的坚持和善良感动，再次将患者送往医院抢救。

住院期间，护士们不时地找家属沟通，尤其是喻护士，和家属像朋友一样谈心，消除家属的担忧情绪。经过护士们坚持不懈的开导和鼓励，家属不再有放弃治疗的想法，也不再觉得是她一个人在战斗，还有那么多的医生和护士与她同在。经过 3 天精心的治疗护理，患者意识转为清醒，各项指标明显好转，遂转普通病房继续后期治疗。患者转出时，家属激动地拉着医护人员说："帮助我们一家的是 ICU 医护人员，特别是你们不放弃的精神，挽救了一条生命，更是挽救了我们一个家庭，非常感谢大家！"

患者和医护没有血缘关系，不是亲人却胜似亲人，ICU 里医护每天和患者待在一起的时间远比家里人多。医护人员希望能拉住每一个在痛苦和死亡边缘挣扎的患者，让患者的生命如春天的花树溢满阳光。

课堂互动

1. 课堂提问
（1）哪些措施可以迅速降低热射病病人的体温？
（2）如何引导患者及其家属积极配合治疗？
（3）夏日炎炎，如何预防热射病？
2. 学生回答

学习启示

护理人员要有情怀，始终保持对生命的敬畏，努力改善病人的境遇，哪怕只有一点点作用也是有意义的。要以病人为中心，用心服务，微笑的面容、亲切的问候会让病人感觉到温暖。选择这份职业，就要勤耕不辍，做出成绩，用炽热的爱温暖每一位患者，感动患者的心。虽只是一份平凡的坚持，却是一束温暖的光。通过案例学习，作为学生，要从不同角度思考生命的意义，体会人文精神的真谛及价值，在潜移默化中提升职业道德素养，树立以人为本的服务理念。

五、患者的感谢信

案例经过

2022年腊月初五，医院曾全力抢救过一名新冠阳性导致急性肺部感染的高龄患者，情况好转后患者于腊月十七出院回家。因患者咳嗽、咳痰能力差，痰多，需时刻注意痰堵窒息可能，家属买了吸痰器，经朋友介绍请肖护士前往家中指导吸痰器的正确使用方法，但家属仍无法掌握使用技巧，肖护士及其同事做了一个让家属震惊且感动的决定：肖护士和同科室的邓护士轮流前往患者家中帮忙吸痰，且不收取任何酬劳。

在两个月的时间里，肖护士和邓护士秉持着无私奉献的精神，日复一日、风雨无阻、不辞劳苦地利用班外时间前往患者家中，并于腊月二十六和除夕夜奋力抢救，将患者一次次从死神手中抢救回来。患者家属感激不已，曾多次以多种方式表示感谢，均被二人拒绝，最后家属写了一封感谢信发给医院领导，纸短情长，字里行间透着患者家属对两位护士的肯定和感激之情。

在收到患者的感谢信时，两位护士异口同声地表示："这是我们的举手之劳。"

赠人玫瑰，手留余香。对于他们而言，这是学以致用，是小事一桩；但对于患者及其家属而言，却是创造了生命奇迹。患者家属再三表示，由衷地感谢肖护士、邓护士二位白衣天使、爱心天使！也感谢医院培养出如此优秀的护士造福百姓。

课堂互动

1. 课堂提问

（1）如何理解医护工作者"大爱无疆、无私奉献"的精神？

（2）如何实施人文关怀护理服务？

（3）延伸护理服务的意义是什么？

2. 学生回答

学习启示

护理工作虽然不是轰轰烈烈、灿烂辉煌的，却写满了简单而又平凡的爱。开展护理延伸服务，用行动温暖患者，每一份来自患者及其家属的肯定，都是对护理人员的褒奖。即使是平凡的日常工作，也能成就生命的辉煌，哪怕是平凡的工作缩影，也都是护理人员用真诚的爱去抚平患者心灵的创伤，用火一样的热情去点燃患者战胜疾病的勇气，为患者减轻伤痛，带来生命的光亮。

六、一份温馨的午餐

案例经过

2023年4月20日上午，一位无家属陪伴的膀胱造瘘老年患者因尿道疼痛焦急地到泌尿外科寻找主管医生，朱护士热情接待。因老人记性不好，忘记医生的名字，朱护士小心扶着老人到医护监督台辨认，老人视力不好，朱护士就把照片拿下来让他一个个辨认，最后确定是颜医生，不巧的是，颜医生正在为其他患者手术。为了让患者尽快就诊，朱护士耐心地告诉老人："爷爷，颜医生正在手术，手术结束时间不确定，我请许主任帮您诊治。"但老人拒绝了，老人表示主管医生对自己的病情会比较清楚。对待七八十岁的老人，要像对待幼儿园孩子一样，要有足够的耐心，在一番苦劝无果后，朱护士邀请老人到医生办公室等待，为老人测量了生命体征，并为他倒了一杯温水。观察到老人的膀胱造瘘引流袋里尿液浑浊，朱护士便询问老人："爷爷，您平常一天水喝多少？上次什么时候换造瘘管？引流袋多久更换一次？"老人略带惆怅与羞愧，耷拉着头说孩子都在外地，自己觉得麻烦就不按时换管，因为不觉得口渴，所以也不怎么喝水。朱护士轻轻拍了拍老人的肩膀安慰说："爷爷，您要听医生的嘱咐，让在外的孩子放心。"朱护士再次交代了膀胱造瘘管注意事项，鼓励老人多饮水。

临近中午，手术还未结束，朱护士担心老人身体，立即到食堂为老人打来了饭菜，当她把饭菜送到老人手上时，老人感动落泪。老人要塞给她买饭钱，她婉言拒绝了，并一直照顾老人直至主管医生回病房，在主管医生开完用药处方后朱护士连忙赶到门诊为老人取药。医生更换造瘘管后，她还手把手指导老人如何更换引流袋，在老人正确完成操作后，朱护士竖起拇指夸道："爷爷，您真棒！"老人激动地对护士说："谢谢你啊！谢谢你啊！你这么忙却还要照顾我，有你这么好的护士，是我们病人的福分。"像这样医护热心帮助患者的事不胜枚举，虽然是不足挂齿的小事，但在不经意间，给患者带去的却是满满的关心。

5天后老人打电话告诉医护人员，尿道疼痛消失，尿液颜色也正常，再次表达对医护的感激之情。

泌尿外科患者大部分为老人，对待老人，特别是家人不在身边的老人，更应该多一点关心和耐心，多一份包容和体谅。医护无微不至的关怀给了患者春天般的温暖，只要带着爱心真诚地去服务每一位患者，就会得到更多的理解和尊重。

课堂互动

1.课堂提问

（1）如果你是患者，你觉得护士做些什么事会令你感动？

（2）膀胱造瘘患者居家护理注意事项有哪些？

（3）针对上述案例，你有何感想呢？

2.学生回答

☑学习启示

护理人员在日常护理的时候，要多听患者讲，多替患者想，用平凡的举动温暖患者，真诚对待每一位患者，用实际行动诠释护理人员的责任与担当，让患者安心，让家属舒心。唯有理解，方可托付；唯有信任，才能共赢。学生应学习这种体察甚微、关爱患者的人文情怀，同时明白护士的仁爱之心能够感化患者，可以让爱走向无限，进而树立牢固的职业价值感。

七、37℃的急诊科

✍案例经过

2023年5月22日，我院急诊科接到"120"急救指挥中心调度电话，在某路段出现交通事故，一老人骑电动车载着小孩过红绿灯时发生车祸，伤情严重。

伤情就是命令，时间就是生命。我院院前急救值班护士小刘等医护人员没有一刻迟疑，迅速整装出车，在第一时间赶往救援地点。老人不幸当场去世，年仅两周岁的孙女则卡在电动车里，面色苍白，精神萎靡，双眼充满恐惧，在轻声地呻吟、哭泣着。庆幸的是孩子的生命体征处于平稳状态，急救团队立即对孩子采取止血、包扎、建立静脉通路等急救措施，后迅速转运回院。

转运途中，急救团队密切观察孩子病情变化，不断安慰，让孩子保持情绪稳定，为孩子做相应处理。到达医院后，急救团队为孩子开启绿色通道，优先治疗，似亲人般陪同孩子检查治疗。CT检查结果显示脑挫裂伤、多根肋骨骨折、肺挫裂伤。急救团队立即为患儿办理住院手续并护送到病房。当急救团队把怀里的孩子交给病房医护人员时，孩子努力地睁开眼看向急救人员，神情让人为之动容。

医护人员用行动和爱心让孩子感受到了37℃般的温暖和安全。37℃——这近乎人体的温度，是诠释生命的温度。护士是行走在临床一线的人员，对于他们来说，如果护理工作有十分，其中有三分是技术，七分是服务。所以，他们是"37℃暖护"，他们用37℃般的温暖给予了患者生命的延续。

急诊科的日常工作，每天都像是在打仗。在急诊科，每位医护人员都用自己的付出，让家属感受到了医护人员对生命的敬畏和对患者的人性关怀。爱在左，呵护在右，在这平凡而又伟大的护理工作中，拥有一份职业情怀，再加上一份亲情，随时撒种，随时开花，便可以使我们的生命之树茂盛长青！

📖 **课堂互动**

1. 课堂提问

（1）在急救护理工作中，经常会遇到各种突发状况，如遇见急危重症患者，同学们该如何第一时间进行处置呢？

（2）根据上述案例，应该立即给予该患儿什么急救护理措施？

（3）遇到上述案例中没有监护人陪伴的情况下，孩子表现极度不安、恐惧、哭闹，同学们觉得该怎么处置？

2. 学生回答

☑ **学习启示**

"恻隐之心，仁之端也。"本着"以患者为中心"的服务理念，护理人员用心温暖患者，做有温度的护士，不畏艰难险阻，不论朝夕晨暮，用尽全力、跑赢时间，为更多患者带来生命的希望，为患者提供更优质、更高效的护理服务。

八、用心工作，把爱传承

✍ **案例经过**

2023 年 2 月 18 日 5：50，我院新生儿病区的门铃突然响了起来，一名弃婴由民警抱送入院，民警焦急地对值班人员陈护士说："护士您好，这名宝宝是环卫工人在垃圾箱里发现的，我感觉宝宝现在情况不好，需要救治，现在交给你们救治，辛苦你们了。"陈护士接过孩子，发现该宝宝裸露的皮肤青紫，四肢冰冷，哭声微弱，脐带断端还残留着血迹。作为常年为孩子治疗和护理的护士，陈护士看到孩子的那一刻，顿觉心疼不已。她对民警说："警察同志，您放心，我们会立即报告领导给予开通绿色通道，立即救治宝宝。"她边说边麻利地给患儿保暖、补液、开奶。患儿入院时体检：体温（temperature，T）35.5 ℃，呼吸（respiration，R）48 次/min，脉搏（pulse，P）98 次/min，血压（blood pressure，BP）54/28 mmHg，意识尚清。经过医护数个小时的共同努力救治，患儿病情终于转危为安。

患儿住院期间，护士姐姐们当起了这名患儿的"临时妈妈"，为患儿买来了纸尿裤等生活用品，给患儿洗澡、配奶、喂奶、换尿裤、抚触和按摩，用语言、表情和宝宝交流，关心呵护着这个可怜而脆弱的小生命。辖区民警通过走访调查，终于找到了弃婴的家人。经过 13 个日夜的精心守护，患儿生命体征稳定，体检：T 36.8 ℃，R 45 次/min，P 130 次/min，SpO_2 为 98%，24 h 喝奶量为 400 mL，意识清楚，吸吮及大小便正常，皮肤黏膜红润，哭声响亮，四肢活动自如。于 3 月 3 日办理出院。

出院时责任护士对患儿的奶奶进行了详细的喂养指导。患儿奶奶心怀愧疚地说："谢谢你们，把孩子照顾得这么好，你们是我孙儿的大恩人，辛苦你们啦！"

用心工作，把爱传承！护理工作不仅是一种态度，更是一份关注，一份付出。

课堂互动

1.课堂提问

（1）在日常临床护理工作当中经常会遇到各种突发状况，如因特殊原因来不及办理入院手续的急危重症患儿，又或者如上述案例当中的弃婴，遇到此种情况应该如何在第一时间进行处置呢？

（2）遇到上述案例当中没有监护人的情况，宝宝没有奶粉、纸尿裤等日常生活用品，你觉得该怎么处理？

（3）随着人们生活水平的逐渐提高，弃婴的事件很少出现，病区收治弃婴的消息能否在微信群及朋友圈进行发布？

2.学生回答

学习启示

孩子犹如羽翼未丰的雏鸟，稍有不慎，稚嫩的生命就会受到伤害。儿科又被称为"哑科"，面对的大多是不会表达的小患者。从事儿科护理的护士们，深感"生命相托，健康所系"的重大责任。俗语道："相由心生"，护士们美好的外表下都有着一颗温暖慈悲的心，为每一个脆弱的生命托起一片蓝天。作为学生，除了理论学习和技能操作，还要具有一颗"仁爱"之心。

九、大人也拥有哭的权利

案例经过

新冠肺炎疫情管控时期，阳性的患者都住在隔离病房内，因大多数转阴患者已出院，未转阴的患者几乎都是一人一室，基本不出病房门。组长小吴检查好自己的防护装备之后，便一间一间地巡视过去，挨间和患者聊天，解答患者的各种疑问。

走进陈女士的房间时，只见她沉默不语，不想说话。陈女士30多岁，是外地人，家人都在老家，在本地朋友不多。小吴看她情绪不对，就在她床边的椅子上坐下，开口道："您今天好像不太开心？是有什么担忧和顾虑吗？愿意说给我听听吗？"

陈女士一脸愁容，艰难地开口："今天又出院了好几个，和我同一天来的基本出院了，但我还在这儿，我……"话未说完，陈女士就哽咽得说不下去了。她强忍着泪水，不让自己的眼泪掉下来。

小吴继续温声道："您是不是很想哭一场？看着大家陆陆续续出院，您为大家的康复高兴，却也为自己的病情焦急，不知道什么时候自己才能出院，回家和家人朋友团聚，您很想念他们，很想哭对吗？"

听了小吴的话，陈女士脸上有动容的神色，却还是不好意思在小吴面前落泪，泪盈于睫，却强忍不落。小吴见她这般模样，便继续开导她："在我压力大的时候，在我觉得无助的时候，在我没有什么特别的理由但情绪却涌上来的时候，我都会放任自己哭一场。因为哭不是懦弱无能的表现，哭是情绪张力达到极限之后的一种宣泄方式。每次我哭之前，我整个心都会被负面情绪胀满，但哭过之后我就会觉得神清气爽，人舒服不少。不是只有小孩儿才可以哭，大人也同样拥有哭的权利。"

听到这儿，陈女士再也忍不住眼泪，酣畅淋漓地哭了一场。小吴一直在旁无声陪伴。陈女士哭过后，情绪明显好了不少，主动开口："谢谢你啊，医生跟我说我体内的病毒量还很大，所以一直转不了阴，我自己倒是都没什么感觉，但看着每天都有人出院，我心理压力好大，觉得自己似乎特别严重，我是不是很难好啊？"

"您刚刚不是说了吗？您自己对疾病都没什么感觉。您自身对疾病毫无感觉，说明您的身体很好呀，您的身体在和病毒抗争，哪怕病毒量很大，您的身体也在竭尽全力地保护您、爱您，让您体验不到痛苦。您应该感谢您的身体呢。"

陈女士听后，眉目舒展，忍不住问道："真的吗？这样就说明我不是非常严重，不会好不了对吧？"

"对呀，您看您这活泼的样子，病毒怎么可能打得过您！加油哦！我们都要好好吃饭、好好睡觉、好好照顾自己，给身体输送更多的能量和补给，身体才能更好更快地打赢这场仗哦！"

"嗯！我相信你，我听你的话！谢谢你小吴，谢谢你陪我，跟我聊这么多，你让我最近几天的坏情绪一扫而空，我现在对战胜病毒很有信心！"陈女士眼里放光，开心地说道。

两天后，陈女士病愈出院，小吴去通知陈女士这个好消息的时候，陈女士兴奋地跳起来，小吴也为陈女士的病愈而感到高兴。出院的时候，陈女士频频回头，不断跟小吴说谢谢。小吴也一直目送着陈女士离院。

在临床护理中，护理人员应及时觉察患者的低落情绪，了解患者的忧虑，帮助患者排解忧虑，这不需要很高超的技术，但需要护理人员真正用心、设身处地地忧患者之所忧，思患者之所思。我们几句温暖的话语，都可能成为患者重燃希望的火炬。

课堂互动

1. 课堂提问

（1）患者焦躁不安的情绪除了受疾病影响，还有其他的相关因素吗？

（2）小吴为什么要跟患者说自己经常哭的事情？

（3）患者最终在小吴面前放下戒心、放声大哭的原因是什么？

2. 学生回答

人类是群居动物，在新冠肺炎疫情防控期间，由于感染病毒，人们被隔离，被迫独居，这个时候人们总会焦灼又无助，想要尽快回归到正常的群居生活。作为与患者接触最多的护士，不仅仅要关注患者的身体症状，为他们解除躯体上的痛苦，更要细致了解他们的心理需求，耐心陪伴他们，为他们的烦恼情绪提供一个可宣泄的出口。患者心安则身安。作为学生，应明白和谐护患关系离不开护患沟通，应学会护患沟通技巧，助人于困难之际，救人于危急之时。

十、寒冬暖粥

案例经过

"护士，我妈妈特别怕痛，封管的时候麻烦你轻点儿啊，谢谢你。"一位肝癌晚期患者的儿子客气地对护士轻声说道。"好的，我会尽量轻一些哦。"护士认真回应，并细致操作。给患者的静脉留置针封管结束，浅寐的患者没有因封管而醒来，家属随护士出了病房，并再次表示感谢："护士，谢谢你。我妈妈现在到了生命末期，对疼痛十分敏感，轻轻触碰她都会觉得疼痛难耐。刚刚你封管她没有醒来，说明一点儿都不疼，也说明你真的很小心很细致了。每天看着你们在病房里忙碌奔波，水都没空喝一口，其实我们也很不好意思再提更多的要求，但还是希望妈妈能尽量舒服一点。"

这位肝癌晚期患者自入院以来，家人请假在身边一直陪伴着，孙子放学后也总会过来看奶奶，家人的孝顺和爱意医护人员都能看到、感受到。对于家属的感谢，护士回应道："你妈妈从入院以来，我看你们兄弟俩和你爸爸就一直陪着她，你们对母亲细致耐心，总是和颜悦色，这些我们都看在眼里，也都被你们的孝心所打动。我们只是做了自己的分内事，您不用觉得是给我们添麻烦了，工作忙碌不影响我们努力用心地把护理工作做得更好、更细致。您如果有什么需求，对我们的工作有什么好建议，我们非常乐意听取并改进。""谢谢你啊护士，你真是太好了，那以后我有什么需求可以随时找你吗？"家属喜悦又不好意思地提出这个要求。

"可以呀，我上班的时候，你都可以找我，我能帮忙的、能解决的一定帮你。"护士把工作牌取下来，递给家属看，"记住哦，这是我的名字，你叫我小吴就好啦，有需要的时候随时叫我，不要客气，更不要不好意思。"

两天后的夜班，小吴在巡视病房的时候，发现这位患者的腹腔引流管处有渗液，于是告知患者儿子："阿姨的引流管切口因为渗液湿了，我给阿姨换一下药吧。"

患者儿子十分感谢："那真是太麻烦你了。我妈妈这个地方渗液特别频繁，换完了没多久就又会湿掉，所以我们都不好意思一直叫你们。"

小吴把患者儿子叫到病房外，告诉他："阿姨现在是生命的终末期，肝恶性肿瘤引发的腹水很多，生命终末期皮肤松弛、肌肉无力，引流管放置时间长，引流管口就会常常渗液。我们会更经常查看引流管口，有发现渗液及时更换，提高阿姨的舒适度。你们发现有渗液及时跟我们说，我们一起努力让阿姨在生命的最后阶段尽量舒适一点儿。"

换好药后，过了两三个小时巡视病房的时候，小吴又发现了渗液，于是小吴再次给阿姨换了药。

冬日的值夜让小吴手脚冰凉，在护士站写护理记录的时候，患者儿子过来，小吴问他："是阿姨哪里不舒服吗？我马上过去看。"患者儿子拦住："没有没有，我妈妈睡得很香。这天气太冷了，我看你值班也都一直在忙，我给你温了个八宝粥，你有空的时候填填肚子。"

听到这儿，小吴反而不好意思了，不断摆手："不用不用，谢谢你们的好意，我心领了，你们自己留着吃就好。"患者儿子忙说："护士，真的不要客气，你的细心和认真让我们全家人都很感动，我妈妈也一直对你心存感念，叮嘱我们一定要好好感谢你们。"

患者及其家属的这份肯定和感谢在这个寒冷的冬夜弥足珍贵，不仅让小吴心里涌起一股暖流，也是护理工作价值的体现。

课堂互动

1. 课堂提问

（1）为什么肿瘤晚期患者进行静脉留置针封管都会有疼痛的感觉？

（2）肿瘤晚期产生腹水的原因有哪些？

（3）腹水的护理要点有哪些？

2. 学生回答

学习启示

癌症晚期患者往往被癌痛折磨得寝食难安，长期的疼痛状态让他们的触觉神经变得敏感，轻微的触摸都可能引起他们剧烈的疼痛。长期的疼痛也使他们变得暴躁易怒。作为护理人员，应了解患者的性格、行为，家属的需求、要求与疾病之间的关系，了解患者的病情，并作出合理的判断，提供最佳的照护方案。作为学生，应认真学习，培养"善而为之"的理念，用温暖的善行实践人文关怀。

十一、温暖输送，方得善终

案例经过

"阿喜，医生说我只剩两周的时间了。"

"怎么会！你别乱想，快好好休息，先睡一觉，别胡思乱想。"

在病室内被患者李先生突然叫住的护士阿喜快步走出病室，在病室门口长舒了一口气。她实在是不知道该如何面对相处了几年，生活一直能完全自理的患者李先生突然要跟这个世界告别。

李先生在阿喜的科室化疗了两年，一直都乐观开朗。他常常和护士聊起化疗间歇期他的饮食情况，包括他最爱吃的和最拿手的菜。提起美食他总是兴致勃勃，滔滔不绝，他应该也是位厨艺精湛的美食家吧。可能是阿喜也性格开朗，也可能是缘分甚深，他非常喜欢跟阿喜聊天，对她有十分坚定的信任。也许反而是太熟悉、关系太密切的缘故，所以当他向阿喜提起他时日无多的时候，阿喜甚至无措到不敢再进他的病室，因为不知道该如何面对他、安慰他。

第二天上午，李先生的儿子过来找护士，说他爸爸决定回家，在家度过自己生命的最后时光。他的儿子问居家照护需要注意哪些事项，如果有自己无法解决的问题又该怎么办。阿喜把居家的注意事项详细告知，并且告诉他："如果你们自己有不能解决的事情，可以打我电话，我下班了可以帮忙处理。我有时间也会去您家里看看他。"

家属非常开心，跟阿喜说："那我爸爸一定会非常开心的，我们全家来医院的时候都想看看阿喜是哪位，因为我爸爸回家的时候总是提起你，总是念叨着你人好。"

两天后，阿喜给李先生打了个电话，问他情况怎么样，并且告诉他会去他家看望他。他很开心。

到了李先生的家门口，他的儿子跟阿喜说："爸爸非常开心你能来，人也快乐起来，他还通知全家人都要过来陪你，看他这么开心，我们全家人都很高兴，真的很感谢你。"

探访李先生，只不过是一个小小的举动，却能让他开心快乐，就算这一趟来，不能为他做任何事，能让他拥有这份开心也值了。阿喜见了李先生，他看起来精神状态很好，阿喜把专门为他定制的小花篮递给他看，他喜出望外，一直说好看。

阿喜陪着他聊天，问他："回来这两天怎么样？有吃东西吗？还是输液维持营养？"他的儿子告诉阿喜："他不爱输液，长时间输液让他不开心且不舒服，所以也就不怎么输液了。东西吃得比较少，他喜欢喝凉茶，所以每天都会喝他自己喜欢的凉茶。"

在生命的最后阶段，李先生不用因输液被绑在床榻上难以活动，也不用被各项指标限制不能吃这个不能喝那个，可以随心所欲地做自己喜欢的事，这真是太好了！阿喜夸赞并肯定了他们的做法，这可能就是他看起来比在医院的时候精神要更好一些的原因吧。

"我觉得你的孩子们都很喜欢待在你身边啊。"

"对啊，别人家孩子都是更喜欢妈妈，因为都是妈妈带大的。但我们家孩子都是我带大的，所以跟我更亲一些。我从来不打骂孩子。我生病这么久拖累他们了。"

"你是一位好爸爸哦，我爸爸也是。我爸爸生病、不舒服的时候，我总想第一时间就陪在他身边。很多时候也没什么能为我爸爸做的，但就是想陪着。所以你的孩子们可能也是和我一样的想法，就只是想陪着你。可能在他们看来，陪你，比工作重要得多。陪你才是最美好最重要的事情。"

李先生的笑容中透着点儿满足和不舍。恰好，他的儿子拿着凉茶来了，阿喜跟他儿子说："你爸爸一直在夸你们呢，他觉得有你们这样的孩子既骄傲又开心。他特别希望你们过得好，担心因为照顾他而影响你们的生活。"

"爸爸您养育我们成人，一路爱护我们，您才是我们生命中最重要最宝贵的部分，我们爱您，能陪着您是我们的福分。"他儿子朴素的话语是这世界上最美丽最动情的表达。

几天后，李先生的儿子给阿喜发信息，告诉阿喜他的爸爸已经安详离世，并转达他爸爸对她的谢意。阿喜欣慰的是，能在李先生居家时看望他一次，于他、于自己而言也算是不留遗憾吧。

📖 课堂互动

1. 课堂提问
（1）怎样才算善终？
（2）什么是缓和医疗？
（3）缓和医疗的原则是什么？
2. 学生回答

☑ 学习启示

死亡一直是很多人比较避忌交谈的一个话题，哪怕已至临终，还是有很多人不知该如何坦然地面对死亡，如何抓住这最后的机会好好地道谢、道爱、道歉、道别。"道谢、道爱、道歉、道别"是安宁疗护前辈提出的"四道人生"，意为人生的最后阶段，将逝者与生者应完成这四个部分的内容。案例中患者与其家属感情虽深，但也由于文化等因素，没有明确直接地表达对对方的爱意。借由护士的介入与引导，晚辈在长辈临终时，大胆地将爱意宣之于口，让晚辈们觉得完成了一直以来想做却不好意思做的事，也减少了长辈逝世之后的遗憾。

善终是一个人生命中非常重要的一部分。也许只有在生命的尽头，我们才能够真正感受到生命的真谛和价值。作为学生，应不断丰富自己的理论知识，学好护理技术，体会患者的痛苦，尽力让患者在生命的最后阶段得到一种平静、满足的状态，让他们感受到生命的美好和价值。

十二、关怀的延续

✑ 案例经过

晚上八点多，一阵电话铃声响起，忙碌了一天下班在家的吴护士疲惫地接起电话："喂，你好。"

"你好，请问是吴护士吗？"电话那端是一位中年阿姨小心翼翼的问询声。

"是的，您好，您是？"吴护士不知道对方身份，语气犹豫地试探着。

"你好你好，我是前几天住在你科室39床的李力（化名）的家属啊。"

吴护士想起来了，李力是原来住在他们科室的一位肝癌晚期的年轻患者，因为骨转移，肿瘤细胞侵犯到腰椎，导致下肢疼痛，无法行走，化疗未见明显改善，最后因气喘、血氧饱和度低转至监护室治疗。于是吴护士问道："您好，前几天李力转到监护室了，现在情况怎么样呢？"

"我们把他接回家了，在监护室也不见好转，我们也希望他不要再承受更多的痛苦了，就把他接回来了。他现在在家吸氧、挂瓶。但是他的留置针不能用了，村里的医生只会挂瓶，不会打留置针。我们想起住院的时候你总是对我们百般照顾，特别有耐心，所以很冒昧地给你打电话，想问问你能不能过来帮忙打个留置针。东西都准备好了，你能来吗？"家属拘谨又客气地询问着。

"谢谢你们对我的信任，我很乐意在我的专业范围内帮助你们。但我家里还有点事，能告诉我您家里的位置吗？一会儿我处理好后到您家。"

"这大晚上麻烦你特地跑一趟，辛苦你了，要不我叫个车接你吧？"家属过意不去地说。

"您不用担心，我自己开车到您家，您先在家安心等候。"吴护士轻声说道。

夜里十点多，吴护士开车至患者家的村口时，就看到患者的妻子和小舅子大老远地站着。看到吴护士，两人一路拿着手电筒打光，兴奋又小心地将吴护士引进家门。

吴护士看到躺在大厅中间的李力，吸着氧气，有点气端，精神状态尚可。吴护士麻利地为李力扎好了静脉留置针。李力很高兴："没想到你愿意到我家里来帮忙打针，不知道该怎么谢你。住院的时候，我的家人都嫌我烦，只有你耐心解答我的各种问题，不厌其烦。今天再见到你真的特别开心！谢谢你！"

吴护士轻轻一笑："你的家人照顾你一直都很无微不至，如果我是他们，我可能都做不到他们那么好呢。你一直都特别希望自己能够好起来，所以你总是不断询问身边人自己会不会好起来，也特别关注自己身体的点点滴滴变化。我能理解你的心情和做法，你家人是因为昼夜不分地精心照护着你，睡眠不足，三餐不定，身心方面都比较累，没有足够的耐心回答你问题，让你误解了，其实他们都很关心你，只是没说出来而已。"

李力有些不好意思地笑笑："他们确实都对我很照顾，我也舍不得他们啊，我两个孩子都还在念大学，家里正是需要我的时候，我就这么突然病倒了，他们以后怎么办啊！"李力因激动而有些气喘气促。

吴护士安抚他别激动，为他调高了氧流量，让他的情绪逐渐平稳下来，对他进行镇痛用药、饮食、休息、呼吸咳痰、心理舒缓、卫生清洁等方面的详细指导。

面对吴护士的悉心指导，李力一脸开心笑容，连说谢谢。

临行前，家属掏出一个红包硬塞给吴护士，作为感谢。吴护士坚决拒绝了，并留话给家属，有需要可随时联系她。

在临床工作中，我们对患者的用心程度没有量表可以测量，没有办法用精准的数据呈现，但真心付出一定能被患者感知到，也能被患者铭记于心。他们可能不善言辞，不会表达他们的感谢与感动，但你总会在很多细微处感受到患者对你的信任。

📖课堂互动

1. 课堂提问

（1）肿瘤患者一般会出现的5个心理阶段是什么？

（2）癌痛分为哪几级？

（3）癌痛患者用药应遵循什么原则？

2.学生回答

☑学习启示

医护与患者从来都不是敌人，他们是站在同病魔对抗的同一战壕里的战士。生命不止，关怀不息。哪里有健康的需求，哪里就有护士的关怀。一个内心真正充满关爱的护士，无论何时何地，不管是生命的降生还是生命的离去，都永远是见证者、陪伴者和照顾者。作为学生，一定要学会细细聆听生命的乐章，感恩生命的馈赠，对生命充满敬意。

十三、优质护理在于点点滴滴

✍案例经过

"阿姐，你去给31床的那位患胃恶性肿瘤的老先生输液好吗？他血管不好，又好凶的，我害怕。"刚工作不到一年的护士妹妹求助地看着叶护士。

"好呀，我去。不过他好像一直都蛮好的呀，很凶吗？"叶护士问道。

"他都不喜欢我们，他只喜欢你，所以他都不凶你，你自然就觉得他很好啦。"护士妹妹嘟着嘴不高兴地说道。

"好了好了，开心点啦，我去打针啦。"叶护士轻轻戳了戳护士妹妹的腰，转身进了病房。刚进房间，就听到老先生开心的声音："阿妹，你来啦！今天有上班呀！"叶护士还没来得及回应，老太太（老先生的爱人）的声音就紧接着传来了："阿妹，你今天有上班啊！好几天没见到你啦！太想你了！"

听到这些，叶护士不禁笑容满溢，语气轻快地跟他们说道："上完夜班休息了两天，所以你们这两天没看到我呀。"又对着老先生说："我先给你重新扎个留置针输液，好吗？"老先生十分配合地把手伸出来："阿妹你这两天没上班，她们给我打针都好疼的！""是啊是啊，她们都没有你打得好，老头子都说很痛，也总是用一天就不能用了。"老太太也赶紧补充道。叶护士轻轻地笑着道："你们就是太喜欢我了，所以我做什么你们都觉得我做得比较好呢。"听叶护士这么一说，老先生突然有点激动地坐了起来："不是呢！你打针就是比较不痛！"叶护士赶紧安抚他躺下，他还在絮絮叨叨地说着："阿妹打针就是不痛。"

叶护士边认真查看老先生的静脉情况，边跟老先生唠嗑："您这血管确实不好打哦，而且输液次数越多，会越来越不好打呢。"老先生轻叹一口气："我知道的呀阿妹，我知道我的血管不好，又经常住院挂瓶，血管就会越来越差。但是我就是喜欢你给我打针，你给我打针的时候总是很认真、很用心，我特别放心。"

在聊天的过程中，老先生的静脉针打好了，叶护士笑着对老先生说："您看，您这么喜欢我、肯定我，给了我好大的鼓励，我一下子就打好了呢！我的同事们也都很用心工作，下次我不上班的时候，她们过来给您打针时，您也要这样地鼓励她们呀，这样她们也能'一针见血'，让您少受一点儿苦。"

老先生开心地笑道："好呀，阿妹，谢谢你呀！"

叶护士返回护士站继续工作，没多久，老太太一脸愁容地来找："阿妹，你能不能帮我劝劝老头子，他都不肯吃东西，人也很疲乏，我看着很担心啊。"

叶护士同老太太一起进了病室，在老先生的床旁坐下，耐心地问道："叔叔，您是不是胃口不好不爱吃东西啊？"老先生有点疲乏地说道："是啊，不饿，端来的饭又都是我不爱吃的，我就不想吃。"老太太急忙道："这些都是有营养的东西，你得吃这些才有力气呢！"老先生脸上不悦，叶护士赶紧安抚老太太："阿姨，您先别着急，我们先了解一下叔叔爱吃什么，好吗？"老太太无奈地点点头。

"叔叔，那您喜欢吃什么呀？"老先生一脸无奈地说："我想吃一点儿地瓜叶，再配一点儿咸菜小粥。但是他们说没有营养，天天给我炖肉汤、骨头汤，我都喝腻了。"

"那如果晚上我们吃青菜小粥，加一点点的咸菜，再加点儿鱼虾，您觉得怎么样？鱼虾可以接受吗？"叶护士问道。

老先生一脸期待："可以，如果能这么吃太好了，我想吃红烧鱼。"

叶护士对老太太说道："阿姨，您看，叔叔不是不爱吃饭，是想吃点儿他爱吃的。我知道您担心他营养不良，希望他多吃点儿好的，但我们吃饭也要注意种类搭配，叔叔爱吃的、不影响叔叔身体健康的食物可以给他吃，再搭配一些有营养的食物，尽量以叔叔喜欢的口味来烹制，这样叔叔才能吃得香，吃得多。"

家属在照护患者的过程中，常常因为过于亲近，关心则乱，且相关知识储备不足，反而会受限于自身的思维方式，不能更好地照顾患者。在患者寻求帮助的时候，护理人员应当及时地做出回应，并根据情况适当地给患者一些合理、可行的建议。

课堂互动

1. 课堂提问

（1）胃癌患者的饮食原则是什么？如何选取适宜的食物？

（2）静脉输液选取静脉的方法是什么？

2. 学生回答

学习启示

患者在生病时，家属往往都想将一切最好的都给患者，不管是药品还是食品，只要是经济承受能力范围内的，都希望能给患者最好的。而在这些时候常常会忽视患者的需求和喜好，在这样的冲突中，双方常常会因沟通不到位而误解对方。护理人员在工作中不仅要照护患者的身体，也需要指导家属如何更好地照护患者，让患者受益更大，让家属的辛苦不白费。通过案例学习，我们明白护理工作不仅仅需要精湛的护理操作技术，还需要发挥自己的主观能动性，更需要良好的沟通能力以便更好地让患者配合治疗及护理工作，博得患者及其家属的信任，让自己在护理工作上有事半功倍的效果。

十四、温情呼唤，唤醒沉睡的生命

案例经过

66 岁的老刘因高血压脑出血急行颅内血肿清除术，术后一直处于昏迷状态。责任护士小陈每天给老刘翻身拍背、做基础护理、监测生命体征时总是微笑着呼唤着他的名字，跟他打招呼，和他聊天，告诉他现在要做什么要注意什么，可老刘始终一动不动没有任何反应。他的老伴看到这种情况总是默默抹眼泪。

护士小陈见状安慰道："阿姨，不要灰心，我们共同努力，争取把他唤醒。"老太太点点头，感激地望着小陈。

护士小陈微笑着说："阿姨，您可以多和刘大爷说些你们日常的行为和深刻的往事，这样可以帮助刘大爷更快恢复意识，还有刘大爷最喜欢小孙子吧？可以让他每周来病房和爷爷说话。"老太太点头称是。

此后的每一天，老太太总是很认真地和刘大爷交谈着，聊着家长里短、过去将来，日复一日，老太太说着老先生听着，也时常让小孙子过来和爷爷说话。工作不忙的时候小陈护士也总是过来，一边给老刘按摩肢体活动关节，一边告诉老太太要怎样配合治疗护理。

一个月后的一个清晨，窗外阳光正好，老刘缓缓地睁开眼睛，并伸出一只颤抖的手摸了摸他儿子的额头。在一旁的老伴喜极而泣："老刘醒啦！"

再一个月后，老刘康复出院了。他紧紧拉着小陈护士的手不放，嘴里一直念叨着"谢谢，谢谢"。

即使是昏迷患者，我们也要尊重他们，给予呼唤式护理是对他们最大的尊重。在日常护理工作中给予温情的呼唤可以促进昏迷患者尽快康复。

课堂互动

1. 课堂提问

（1）什么是呼唤式护理？小陈护士护理老刘时一直呼唤他有什么作用？

（2）请你谈谈格拉斯哥昏迷评分（Glasgow coma scale, GCS）标准。

（3）请谈谈昏迷患者的康复训练有哪些。

2. 学生回答

学习启示

在病房中，我们不仅应关注患者的症状和需求，也需注意家属的心理状态，为家属提供合理的照护指导。对患者的照护和指导需要我们具有专业的护理知识，而对家属的关注和指导则需要我们多留心观察家属的情绪变化。作为学生，应学会理解患者及其家属的情感和行为，并适时让患者及其家属感受到被理解、尊重和支持，从而使他们更加信任护理人员，更愿意接受护理人员的帮助。

十五、别怕，我们陪着您手术

✎案例经过

患者张先生，34岁。因锁骨骨折行钢板内固定术后需行取钢板术，张先生入手术间后一直紧握双拳，突然在手术间护士未防备的情况下下床往手术间外面走去，并一直说："我不手术，我害怕！"巡回护士见状极力劝说："要手术了，赶紧回手术间内。"可是张先生仍然无动于衷，巡回护士立即汇报护士长。

护士长轻声询问："张先生，你为啥不手术了？"

张先生："我害怕，我不做。"

护士长："你怕什么呢？怕痛吗？你不用害怕，术中我们会帮你打好麻醉药，待你不痛了才会给你手术，整个过程不会有痛苦。而且术后还会给你装上镇痛泵继续止痛，所以你完全不用担心害怕。"

张先生："我还是不想做。"

护士长："你有小孩吗？"

张先生："有两个。"

护士长："那你现在在住院，两个小孩是谁照顾的？他们是不是希望你能早日恢复健康回去照顾他们呢？"

张先生默默地不作声，护士长继续说道："为了两个宝贝，我们是不是应该尽快进行手术，争取早点出院？"护士长边说边扶着他又进了手术间，手术顺利进行。

无论手术大小，患者在心理上都需要承受一定的压力，而且医护人员的言行举止会直接影响患者的情绪。患者一个人待在手术间时，因为环境陌生而产生紧张、恐惧的情绪。这时候患者极需医护人员的陪伴，医护人员应给予患者亲切的安慰，耐心地倾听他们的心声，这可以让患者获得安全感和舒适感，能使患者有信心接受手术，同时也能让患者平静地接受麻醉，降低术中危险和术后并发症的发生率。

📖课堂互动

1. 课堂提问

（1）手术患者常见的情绪反应有哪些？

（2）手术中如何做好清醒患者的心理护理？

（3）试述当患者感到精神压力大时应如何指导其缓解压力。

2. 学生回答

☑学习启示

　　每位患者除了患者这一角色之外，还相应地拥有不同的社会角色，他们可能是儿女、是父母、是老师、是职员……他们不会因为生病就放下其他角色的所有责任和义务，而会将自己最在乎的部分记挂于心，这部分的记挂可能更甚于他们对自己的关心。作为学生，要学会耐心、细致地与患者沟通，以更好地开导患者，解除患者的顾虑，使其安心接受治疗，加快恢复的进程。

十六、人文关怀体现在细节

✍案例经过

　　急诊通知有一位手外伤患者要送手术室清创，李护士接到通知后立即备好术中所需的仪器设备及器械物品，此时患者张某正好到达手术室，李护士与病房护士详细交班后，将患者张某接入手术间，嘱其安静地躺在手术床上，并交代他："手术床有点窄，请不要乱动。我在准备东西，麻醉医生来了会马上给你进行麻醉，麻醉好后就开始手术了。"说完李护士就走出手术间去无菌物品室准备清创包。

　　李护士再次推开手术间门时惊呆了，只见患者上半身在手术间窗户外，下半身在手术间内，欲从手术间窗台跳下去。手术室在11楼，可想而知跳下去的后果。

　　李护士急忙奔过去拉住他道："你别乱来啊，有什么事跟我说，我们一起解决，赶紧下来。"

　　张某："我不下来，活着太没意思了，你让我跳。"一边还激动地挥舞着双手，李护士急忙通知护士长。

　　护士长："小张，快下来，为啥想不开呢？你看你手上还流着血呢，快点下来把手上的血止住。""我不听，生活没意思，没钱生活，我要跳。"张某还是激动地嚷嚷。

　　护士长："请告诉我，你在哪儿上班？为啥没钱呢？"

　　张某："我在鞋革厂，我老板不好，这个月突然说要扣我一半工资并把我调整到没钱的岗位上去。"

　　护士长："原来是这样，你先下来，你看你现在需要我们如何帮忙？我们尽量满足。"

　　张某："把我老板叫过来，我跟他谈。"

　　十分钟后张某的老板林先生过来了，林先生："小张，你先下来，有什么事下来我们好好谈谈，都可以商量的，不要想不开，我尽量满足你的要求。"

　　张某："你说真的？你说话算数？"

　　"我说话算数，你有什么要求我能做到的，我都答应你！"林先生斩钉截铁地说道。

　　"好，不准换我岗位，不准降我工资。"张某往外抓的手有所松动，整个身体转向手术间内侧，与此同时在一旁守候多时的民警们一拥而上终于把他拉下窗台。

经过耐心安抚和思想教育后，张某平静顺利地完成了手术，术毕安返病房，并好转出院。

善解人意，了解患者所需，共情体会患者，在每一项细小的护理行为中传递温暖、传递爱，能使患者真切体会到情感的交融和人性的抚慰。每一个患者到医院寻找的不仅是健康，更重要的是希望。作为一名护士，在患者的生命健康受到威胁时，要保护他们，为生命点灯，为健康扬帆，让温暖伴随患者始终。护理工作是平凡的，但护理人员可以尽最大的力量减轻病人的痛苦，用坚持和努力为病人带去温暖和希望。

📖 课堂互动

1.课堂提问

（1）针对上述案例，请谈谈对接入手术间的手术患者应如何做好约束避免意外发生。

（2）试述住院患者中自杀的易发人群。

（3）发现住院患者有自杀倾向时应如何处理？

2.学生回答

☑️ 学习启示

在护理工作中常常会碰到因各种原因而至崩溃边缘的患者，有时候令他们崩溃的理由可能是在我们看来并不是太大的挫折，但每个人的承受能力不同，而我们所知的内容也可能只是冰山一角。秉着"未知全貌，不予置评"的原则，在患者情绪崩溃的时候，我们需要提供的是有效的情绪价值，要共情患者的苦难，稳住患者的情绪，真诚地关爱患者。在护患互动过程中，护士应以真诚的态度对待患者，设身处地为患者着想，理解患者的情感和行为。

十七、用心观察，救人一命

✍️ 案例经过

9:00 王护士给刚入院的29床患者王某打针输液，事后她交代王某："输液给您上好了，请您不要乱动，也不要自己随意调节滴速，我会随时过来巡视。您有什么问题也可以随时按床头铃呼叫我。"说完便要离开病室。王护士经过30床患者陈某病床时顺便看了他一眼，发现他面色、口唇苍白，精神萎靡。王护士探查陈某脉搏，发现其脉象非常弱。她忽然想起这名患者有心脏病史，于是立即呼唤："陈先生，您哪里有不舒服吗？"患者陈某艰难地睁开眼睛，伸手指指胸前说不出话来，王护士立即为其吸氧按床铃并呼叫医生。

王护士守在患者床边观察病情的同时也安抚患者："请您放松，不要紧张，医生会马上过来给您检查处理。"

9:20患者陈某的主管医生和科主任来了，经查体判断后，立即通知心血管内科医生急会诊，进行床边心电图检查，急查心肌酶学和肌钙蛋白、生化全套、凝血全套等，心电图检查结果显示急性心肌梗死，需立即行经皮冠状动脉介入治疗。

王护士立即为患者做好术前准备，由其他护士通知介入手术室准备手术。

因突发急性心肌梗死，患者陈某产生了紧张、恐惧、焦虑的情绪，王护士寸步不离地守在其床旁，不停地安慰他，并告知介入手术的目的、过程及相关注意事项，给予其鼓励和信心，同时让其家属陪伴在侧，不断安抚缓解患者的情绪。

9:50患者陈某被送入介入手术室进行经皮冠状动脉介入治疗，术毕安返病房，后康复出院。

护理的内涵就是专业，专业就是用扎实的理论知识和丰富的临床经验，观察病情，发现病情变化，同时又在临床护理工作中反复学习，不断提升，做一名优秀的专业护理者，才能为生命保驾护航。

课堂互动

1. 课堂提问

（1）针对上述案例，请谈谈巡视病房时如何发现病情。

（2）试述对急诊手术患者如何做好心理护理。

（3）试述经皮冠状动脉介入治疗术后穿刺部位观察要点。

2. 学生回答

学习启示

有人认为，护理人员只要懂得打针发药，观察病情的事交给医生，而事实上，病情观察和巡视患者，对于护理人员来说，是不可或缺的基本功。当患者不舒服但却因为某些原因没有办法主动诉说时，就要求护理人员必须细心观察病人，通过一系列蛛丝马迹去发现问题、处理问题，这样不仅能及时避免有害患者健康的因素，甚至能挽救患者的生命，同时也能使护理人员真正赢得患者的尊重和信任。

十八、肿瘤君的孤独

案例经过

患者林阿姨，女，70岁。患肝癌10余年，反复发作。此次因消化道出血而入院，经检查后发现癌肿已扩散至肺、结肠、直肠等处。腹部包块逐日增大，血红蛋白40 g/L。患者拒绝进食，病情日益恶化，生命极度衰竭，靠输血输液维持，常处于嗜睡状态。患者心情极度伤感，对周围事物漠不关心，不愿与他人交谈。患者家属非常失落，经常陪伴在林某身边。

一天傍晚，责任护士小徐巡视病房，发现林阿姨自己在床边默默地流泪，此时家属应该是外出打饭，不在床边。她径直走到林阿姨床边，询问情况，起初林阿姨对她不理不睬，但小徐不放弃，拿了个凳子顺势坐在旁边。林阿姨哭了几分钟后，停了下来，小徐见缝插针，拿出纸巾，擦了林阿姨眼角的泪水，温声道："阿姨，咱们可以说说话吗？您虽然平时默默不语，但是我知道您一定是个善良亲切的人，您和我父母年龄相近，我很久没有回家，特别想家。"

林阿姨紧紧拉着小徐的手说："小徐，我愿意和你聊聊。"

林阿姨和小徐交谈了一会儿，小徐得知林阿姨是觉得这个病现在也不能根治，不知什么时候就会突然离开，而且花费很大，怕给子女添麻烦，所以才偷偷哭泣。

小徐轻拍着林阿姨的肩膀微笑着说："阿姨您多虑了，其实只要您能配合治疗，每天按时吃饭，补充营养，保持心情愉悦，是可以很快出院的，而且现在国家医保政策很好，可以按比例报销，您不用太担心费用问题。您这种病在我们科室很常见，好多病人最后都是平安出院的。"林阿姨兴奋地说："我一定会好好配合治疗的，争取早日出院。"

自那日后，小徐每次见到林阿姨，都能看到她和其他人愉快交谈，也会主动打招呼。看到林阿姨积极配合治疗，小徐会心地笑了。

护理人员对患者的心理干预，体现了护理人文关怀的重要性，只有与患者共情，感患者所感，让患者自己勇于表达，发泄不良情绪，才能使其更好地战胜疾病。护理的本质是关怀，有效的关怀能提升病人应对压力的能力，促进病人的康复。

课堂互动

1.课堂提问

（1）该患者处于临终状态的哪个心理反应阶段？

（2）从人文关怀的角度出发，护士应如何对其进行护理？

（3）何为共情？共情在护理工作中有何作用？

2.学生回答

学习启示

癌症治疗过程非常漫长、琐碎甚至令人疲惫。护理人员要理解患者的需求和感受，给予患者足够耐心，倾听他们所说的话，让他们知道护理人员在乎和理解他们的感受，听完后给予确认并尽可能提供适当的鼓励。作为学生，要学会换位思考、共勉和支持，让患者知道自己并不孤独，这有助于患者建立自信并与护理人员建立信任关系，可以让治疗过程变得更加稳定。

十九、无声的交流

✍案例经过

患者李某，女，62岁，因"喉癌晚期"收治入院。一周后患者在全麻下接受全喉切除术，术后患者通过人工气道进行呼吸和排痰，不能发声说话，情绪低落，不愿意用其他方式与人沟通。一天，患者出现痰液黏稠、呼吸不畅、表情痛苦、情绪烦躁，林护士立即给予患者吸痰。患者突然呛咳了一下，套管内的分泌物溅了林护士一身，她没有一丝嫌恶，而是拍着患者的手说："我没弄疼您吧？"患者不能说话，眼角却流出一行热泪，紧紧握住林护士的手表达心中的感激。

林护士每次去病房都会和患者进行沟通，耐心询问："今天有没有好一点呀？有没有痰啊？有没有哪里不舒服？"患者虽然不能讲话，心情不佳，但她都会有问有答，点头示意或用文字书写表达。在日复一日的沟通中，患者脸上渐渐有了笑意，病情也逐渐好转。

护理人员对患者需要多一些无微不至的关心问候，即使只是一个微笑，也能让患者感受到温暖。

📖课堂互动

1. 课堂提问

（1）如何与气管切开患者进行有效沟通？

（2）行气道内吸引时应注意什么？

2. 学生回答

☑学习启示

人工气道患者多伴有紧张、焦虑情绪，在无声世界里，护理人员用爱发声，根据患者的具体情况评估患者的病情和心态，以便协助病人选择有效的、能够接受的治疗方案。作为护理人员，要学会多了解患者，少说容易引起病人情绪变化的话语，注意谈话姿势和距离，态度诚恳，才能拉近与患者的心理距离，使患者得到安全感，消除顾虑和焦虑，提高战胜疾病的信心。

二十、主任的床边查房

📝**案例经过**

患者李达，男，68岁。因"糖尿病20年，伴视力障碍2年"收住老年病科治疗。入院第二日，杨主任带领主治医生、住院医生进行查房。

杨主任微笑着和患者打招呼："早上好，您今天感觉怎么样呢？"

患者："早上好，主任，还可以的，就是血糖控制得不是很好，还是有点头晕腿麻。"

住院医师在一旁汇报该患者病史："患者，男性，发现血糖升高20年，餐后2 h血糖高达21 mmol/L，间断伴有头晕、乏力，未能规律服药，既往双眼视力障碍2年，最佳矫正视力小于0.05，视野半径仅为8°，属于三级盲……"

杨主任突然打断住院医师的汇报，右手握着患者的手，左手扶着患者的肩膀微笑着说道："曾医生的病情汇报很详细，关于您的病情在您到门诊就诊的时候，我们已经聊得很详细了。"

患者："主任，您费心了，我的想法就是把血糖控制好，真的不能再给家里人增加负担了。"

杨主任："您放心，关于您的情况，我认真分析了，今天就是想要告诉您，按照降血糖的个体化原则，我们需要为您制订详细的治疗方案。这需要参考您的血脂、血糖等相关辅助检查的结果。"

患者："谢谢您，我也会积极配合您的治疗，一定按要求做，按时服药。"

杨主任微笑着握了握患者的手："您的信任也是我们的动力，过程有点复杂，但是我们一定会取得最后的胜利。"

患者因视力障碍被评定为二级残疾。残疾患者的自尊心很强，过度的同情、怜悯可能会让他们更加意识到自己与众不同，产生被他人居高临下施舍的感觉，激发其内心的自卑感，反而增加了对医护人员的反感。

杨主任正是因为认识到患者身体的特殊性，能深刻理解患者的心理，从维护患者自尊心的角度出发，才果断打断了住院医师的汇报，巧妙地转移了话题，告诉患者查房前已经了解了他的病情，让患者感到被尊重、被关注，从而增强了患者的安全感和治疗的信心，也得到了患者的信任。

马斯洛曾指出，有效的沟通是满足沟通对象的需求，而不是单方面表达自己的想法让对方接受。残疾患者的生理结构或者病理损害缺陷等问题可能引起不良的视觉效应。但是，医护人员要用平等的态度、平和的心态，一视同仁地对待每一个患者，让其自在、舒服，真正感觉到与他人的"平等"。

课堂互动

1. 课堂提问
（1）杨主任为什么打断了住院医师的病情汇报？
（2）与视力残疾患者沟通时应注意什么？
（3）餐后 2 h 的正常血糖值是多少？
2. 学生回答

学习启示

一言可成病，一言可治病。案例里的杨主任了解到患者身体的特殊性，为了保护患者的自尊，在关键时刻阻止了住院医师的汇报，这体现了杨主任爱护患者的"至善至美"之心。作为护理学生，要学会感同身受，无论在学校还是在今后临床护理工作中都要完善自己的人格，提高人文素养，加强语言训练，丰富生活经验，不断提升自己的共情能力。

二十一、小举动大滋养

案例经过

急诊输液室来了一位穿着靓丽的阿姨，头上顶着20世纪80年代"高耸入云"的时髦发型。护士小刘推着治疗车，朝她的方向走去，发现她已经在为输液做准备了，一会儿搓搓手，一会儿拍打手背。见小刘过来，她上下打量了一番，不屑地看了小刘一眼，冷冷地说："昨天那个护士一针就给我扎到了，小姑娘，你可要看准噢。"

当小刘看到阿姨手背的那一刻，她被惊到了，只见肉肉的手背上青一块儿，紫一块儿的，几乎看不到静脉血管，顿时有种无从下手的感觉。于是小刘瞪大了眼睛，仔细地找起血管来。

突然阿姨把手抽了回去，并且不耐烦地说道："是不是找不到，如果你没有把握，就换个资历老一点儿的护士来，我不要你打了。"小刘仍旧耐心地说："阿姨，您让我再找找吧！"征求阿姨的同意后，小刘扎上止血带，轻柔地按压她左手背上的皮肤。阿姨立刻提醒道："这里是昨天刚扎的，不能打。"

"那我看看右手吧。""你看，右手也一样的呀，不好打，这里青，那里紫……"阿姨的语速明显加快，连珠炮似的话语让小刘插不上话。

小刘看得出阿姨顾虑很多，内心很焦虑，因为手背皮肤上有淤青，看不到静脉，担心自己血管难找，又怕一针打不到。"阿姨，昨天给您一针打上了，那么您对一针打不上有什么感觉？"

阿姨说道："担心。昨天那个护士一针就打中了，我心里很开心很满意。今天如果一针没打中，我心里害怕打第二针，又要换个护士来找血管，耽误时间，我有糖尿病，怕来不及赶回家吃药、吃午饭。"

小刘摸着一根若隐若现的血管，恍然大悟说："原来是这样啊，阿姨，您这么一说我就明白了，饭前半小时您要吃降糖药的，饿着肚子确实不舒服，还会低血糖呢。阿姨，您看技术再好的护士也不敢向您保证一针就打上了，为了今天您能早点回家，我尽量给您扎准了，您觉得可以吗？"

她连忙点点头说："好好好，就依你了，我知道，你们工作也挺不容易的。"

小刘瞅准机会，趁着阿姨在和她聊天的同时，快速进针，看到有回血，小刘心中悬着的大石头放下来了。

"阿姨，给您扎上了，滴得通畅，您痛不痛？"小刘说道。

阿姨的脸上立刻露出满意的笑容："没想到你还真是可以的，有耐心，看得仔细，也不怎么痛，技术真好！"

"阿姨，药液滴得挺顺畅的，那您知道要怎么做才能把药液顺利滴完吗？"小刘边固定边问她。阿姨回应说："这个我知道，手不能动来动去，不能使劲，万一针滑出来，血管就被破坏了呀。"

中午，阿姨输液结束了，特地来到护士台笑眯眯地跟小刘打招呼，感谢小刘的"一针见血"，表示明天还会找她打针。看着阿姨离去的背影，小刘发现阿姨的脚步特别轻盈，内心涌起一股被信任的感动。

其实，在临床工作或生活中，有时候一句真诚的问候，一个小小的帮助，就能形成一种有效的沟通，就会使患者感受到人与人之间的关爱。

📖 课堂互动

1. 课堂提问
（1）这个案例讲的是哪个护理操作的内容？
（2）这个案例讲述了什么故事？
（3）看完这个案例，同学们有哪些护理体会？
2. 学生回答

☑ 学习启示

很多时候护理人员总是会用惯性思维模式工作，在严格的护理操作过程中，往往会忽略患者的真实感受。虽然护理人员不能代替患者承受病痛，但是他们的每一次驻足倾听、每一句鼓励、每一个微笑都可以让患者获得慰藉，这才是对"做有温度护理人"最好的诠释。作为学生，要学会了解才能理解，学会换位思考才能交心，只有深入体验患者处境，感受患者的痛苦和背景，才能在护理工作中真正地为患者着想，获得患者信任。

二十二、被耽误已成定局了吗？

案例经过

62 岁的王叔叔是一位脑梗死导致左侧肢体活动障碍的患者，虽然在家人的搀扶下能勉强走几步，但他感觉自己走路的姿势非常难为情而不愿下床，情绪也非常消极。

这天又见他呆坐在床上，一声不吭，眼眶中满含泪水，作为责任护士的小黄立即上前试探性地问："王叔叔，我能和您聊一聊吗？"

王叔叔摇了摇头说："我知道你要对我说什么，活动对我一点好处也没有。"

小黄："叔叔您为什么会认为活动对您没有好处呢？"

王叔叔："这种病恢复时间长，我的身体吃不消，也没精神做治疗，我又不能坚持下床活动，反正恢复不好已成定局。其实陈医生已经和我说了，只要坚持活动会慢慢恢复的，而且脑梗病情稳定后 3～6 个月是康复的最佳时间。"

小黄："是啊，王叔叔，您道理都懂，为啥还放弃呢？您认为脑梗恢复不好已成定局了吗？"

王叔叔被小黄问愣住了，若有所思地问道："那我还有机会吗？"

小黄："有啊，只要坚持还不算晚，能不能赶上康复最佳时间，获得更好的康复效果，全在于您呀。您看，之前您自己觉得想吐就赶紧量了血压，见血压高又自己吃了降压药，之后发觉手脚不听使唤，就告知家里人送您住院，您这一系列动作做得多棒啊！试想如果您不去量血压、不吃降压药、不告知家人送您入院，后果可想而知。所以呀，主动权握在您的手里，您愿意不愿意抓住接下来的治疗和康复机会呢？"

王叔叔急忙说道："当然愿意。现在我已经住院接受正规治疗，还有 3～6 个月的康复最佳时间，当然要抓住机会。不过，我还能恢复到以前那样吗？"

小黄："王叔叔，我和您分享咱科之前的一个患者吧。他 40 多岁，来住院时与您症状差不多，一开始也是又自责又无助，经过正规治疗和康复，已经出院啦。有一次我在门诊碰到他，他已经独立行走得很好了。我相信，您一定行的！"

王叔叔眼中满是憧憬："好的，听你们医生护士的话，我积极配合就有希望。再说了，家人和朋友那么关心支持我，他们都是我坚强的后盾！"说着他动情地看向身旁的张阿姨，四目相望的那一刻，张阿姨眼里泛出了欣慰的泪花。

后来，在医院走廊上时常能看到张阿姨搀扶着王叔叔行走的身影，虽然脚步有些艰难，但是王叔叔很有信心，他告诉小黄自己的左脚比之前听话多了。

小黄由衷地祝贺王叔叔："就说嘛，啥时候都不晚。您瞧，进步越来越大啦！只要坚持做康复训练不放弃，这场硬仗就能打赢！"

王叔叔激动地说："我有决心坚持，我相信我能行。"

1. 课堂提问
（1）这个案例讲述了什么故事？
（2）这个案例中，护士采用什么方法让患者转变态度？
2. 学生回答

学习启示

　　案例里的患者在现实中有很多，他们一旦有了消极情绪，内心就会陷入黑暗、孤寂、悲观，而且越陷越深，这容易导致很多极端的行为，对治疗和康复是非常不利的。每一位护理人员都要怀着一颗尊重和仁爱之心来陪伴患者，听患者讲述他们生命的故事，更重要的是应真正理解"尊重"和"聆听"的内涵，深刻理解护理的职责所在。

二十三、把"混乱"的生活理得明明白白

案例经过

　　65岁的李叔因"心绞痛"入住心血管内科两天了，有一天护士小陈去查房，看见他的睡姿"卧如弓"。小陈觉得很奇怪，就问他："李叔，您胸口很痛吗？"
　　李叔："没有呀！这两天，打了疏通血管的针，感觉好多了。"
　　小陈好奇地问："您平时也喜欢弯着腰睡觉吗？"
　　李叔叹了一口气说："因为我入院前喝多了酒，现在胃又疼了，睡觉时弯着身体，胃多少舒服一点。"
　　小陈微笑着说："李叔，如果您方便，我们聊聊天或许会让您的胃舒服一点。"
　　李叔诧异地看了小陈一眼说："平时我很少和别人聊天，有事就闷在心里胡思乱想，我感觉自己特别焦虑不安。"
　　小陈问李叔："您能不能用一个词来形容您现在的生活状态呢？"
　　李叔思索了一下说："用'混乱'吧。"
　　小陈："您能具体说说吗？"
　　李叔："我平常习惯每天喝点小酒，这次是因为比平时多喝了二两酒，才喝到了医院。我84岁的岳母本就在你们医院骨科住院。现在，我老婆就更忙了，两头跑，这使我压力很大，也很后悔。所以感觉生活很混乱，像一团乱麻，理不清。"
　　小陈："李叔，您儿子呢？"
　　李叔说："儿子在外地，半年都见不到一面，孙子由亲家带。生活没有添加剂，就只能加点酒了。"

小陈继续问道："李叔，那这个'混乱'给您带来了什么烦恼？"

李叔想了想说："因为现在是新冠肺炎疫情防控期间，我住在这里，自由被限制了。虽然你们都很关心我，但是我不能抽烟、不能喝酒、不能请假回家，我去一楼散步，你们都不允许，所以真的很闷。平时我在家，早晚都会在小区里散散步，而在这里，只能在这一层楼活动。"

小陈抱歉地说："真是对不起，我们实施闭环管理。"

李叔笑道："我就说说而已，大家都是为了工作嘛，疫情让你们更忙，我们更应该体谅你们，配合你们的工作。"

小陈感激地看着李叔说："真是太感谢您了！李叔，那'混乱'有给您带来什么收获吗？"

李叔愣了一愣："'混乱'还有收获？"

小陈微笑地看着李叔："李叔，事情都有两面性，看您如何看待，有好就有坏，就像人一样，有优缺点。"

李叔点了点头："确实。如果硬要说'混乱'给我带来了什么收获，我只能说，自从我住院了，我的疾病得到了及时的救治，睡眠质量好了，我老婆更关心我了。真是太感谢你了，你很会聊天，好像把我整个人都聊明白了，人也感觉轻松了很多。"

护理不是一个方程式，更不是机械操作，它需要共情、需要换位思考，需要我们用耐心、细心、责任心，帮助患者打开心中的焦虑和担忧的阀门，减轻他们心中的负担和恐惧。

课堂互动

1.课堂提问

（1）这个案例中，患者出现了什么问题？

（2）这个案例中，护士采用什么方法让患者转变态度？

2.学生回答

学习启示

案例中护理人员引导患者以自身讲述的方式，通过交流来将心中的不良情绪、困惑等表达出来。护理人员对患者故事叙述中的各类因素进行深入挖掘，并对其作出重点解读，共同探讨相关的问题，以尊重、同理的态度，给予患者一定的鼓励与支持，引导患者从负面情绪走向正向情绪，使其在探讨中逐渐接纳自我，缓解患者焦虑、抑郁的情绪，同时也能在很大程度上提升患者的生活质量。作为学生，要学会用爱心感化的力量，升华护理的专业价值，学会与患者进行有效沟通，打开患者的内心世界，建立和谐护患关系。

二十四、见义勇为，及时施救

✍案例经过

2023 年 5 月 2 日上午 11 点多，一位老人在南湖公园散步时突发眩晕，摔倒在地，下巴重重地撞在地上，直接裂开一道口子，顿时血流如注，左手示指也摔伤且骨折，整个人瘫倒在路面，不能自救。

这一幕恰巧被某医院感染性疾病科正在休假的许医生遇见，危急关头，他见义勇为，及时施救，在拨打"120"急救电话后，立即检查老人受伤情况，安慰老人稳定其情绪，并完成了伤口的止血处理，有效防止了因失血导致的伤情恶化。在救护车到达现场后，许医生全程陪护患者转运至医院急诊科并协助急诊医生为患者进行伤口清创，直至伤情全部处置结束才悄然离开。

得益于许医生的紧急妥善处置，老人目前已无大碍。为表示感谢，老人安排儿子专程送去锦旗和感谢信，对许医生医者仁心、见义勇为的精神表示诚挚的敬意。

许医生是一名医生，也是千千万万白衣天使的缩影。他们坚守自身的初心与使命，不负人民健康所系、性命相托，他们用毕生所学在每一个日日夜夜里奋斗，守护人民幸福、生命健康。

📖课堂互动

1. 课堂提问

（1）针对上述案例，你觉得许医生有必要全程陪护患者转运至医院急诊科吗？

（2）社会上好心人帮扶倒地的老年人反被讹诈的事件时有发生，你认为老人倒地该不该扶？

（3）如果你在场，你该如何救助摔倒在地的老人？

2. 学生回答

☑学习启示

通过对案例的学习，我们看到了"人间自有真情在"。许医生一个举动体现了"医者仁心"的职业信仰，更是一种对于生命的尊重。面对生命，作为学生没有理由不努力学习，人民的健康需要我们，患者的苦痛需要我们，我们要以扎实的理论知识和娴熟的护理技术为患者解除痛苦、恢复健康。

二十五、因为爱

✍案例经过

王女士，56岁，一位肺癌待查入院的患者。记得刚入院没确诊之前，王阿姨看起来非常乐观积极，她所在那间病房，总是充满欢声笑语。但是没过几天，护士小孙发现王阿姨满脸愁容，也不愿与人交谈，总是一个人躺在病床上。

有一天下午，小孙巡视病房时，看见王阿姨在默默独自流泪，便走到她身旁，轻声问道："阿姨，您最近有什么心事吗？为啥总是一个人默默不语，您可以和我说说吗？说出来心里或许会好受些。"王阿姨迟疑了一会儿对小孙说道："我本来生活挺幸福，有爱我的丈夫和孩子，还有父母，但是谁知道会患这种病，简直是晴天霹雳啊！我们家以后可该怎么办，我要是突然离开了，他们以后可怎么办呀，老天爷为啥要惩罚我啊！"小孙安慰道："阿姨，您的病发现得比较早，我们主任是这方面的专家，他会根据您的情况给出一个合适的治疗方案，只要您好好配合，相信您很快可以出院的，给自己一点信心好吗？这样您才能早日回家，他们每个人都需要您。您这回病了，也许是上天对您的考验和磨炼，您可不能禁不住困难被打倒呢。"听完这话，王阿姨的眼神渐渐变得坚定了。

过了几天，医生为王阿姨做了肝癌根治术，术程顺利，术后治疗王阿姨十分配合，即使伤口疼痛折磨，她依然表现得很坚强，还不忘安慰丈夫和她的父母。

小孙问王阿姨，是什么东西支撑着她让她变得如此坚强，她回答说："是因为爱。世间如此温暖，有这么多爱我的家人和朋友，还有许多我爱的人，我必须坚强，这样才能早日康复出院，我不能让大家失望。"

经过两周的术后治疗，王阿姨平安出院。

护患关系不是简单的"1+1"，要多与患者进行沟通，打开彼此的心门，让爱如阳光雨露浇灌患者的生命之树，如和煦的春风吹散患者心中的愁云，让患者的生命之树更加茁壮。

📖课堂互动

1. 课堂提问

（1）从护理角度来说，"爱"到底是什么？请说说你对"爱"的理解。

（2）你觉得护患之间应该怎么做才能和谐相处？

（3）如果你是护士，对案例中的王阿姨会是什么态度呢？

2. 学生回答

求生是人的天性，生存是每个癌症病人强烈的愿望。通过交谈可以较好地了解患者的个性特征，因势利导，使患者配合治疗护理，增强战胜疾病的信心，增强生存欲望，树立乐观的生活态度。作为学生，须具备多学科知识以及专业的职业素养，深刻理解人文关怀内涵，做到心中有爱、手中有活，构建良好护患关系。

二十六、沟通，是信任的桥梁

✎案例经过

早上刚进科室，护士小张便听到了同事的抱怨："昨晚转来了一个股骨大转子骨折的患者，病情还比较重，但是患者及其家属都特别难沟通，一会儿不满我们的治疗和护理，一会儿又嫌弃病房吵，吵着闹着要换房间。可昨晚实在是调不出病房给她，就只能先安抚住她。"

一旁的护士长听到了，嘱咐一定要多关注这位患者及其家属的情况。

小张早上床边交接班时看到：阿姨80岁高龄，体形十分瘦弱，脸色暗淡，可能是因为疼痛或是其他原因，精神不太好。患者女儿坐在一旁的椅子上陪着她。

对护士的到来，患者家属有些反感地皱起了眉头："你们小点声，我妈需要休息呢。"小张对患者家属说："您好，我姓张，您可以叫我小张，今天由我负责护理阿姨，您有事可以找我。我们现在在交班，需要给阿姨翻身拍背，查看皮肤情况，我们会尽量动作轻柔，希望你们能配合下。"

小张准备给阿姨翻身，但阿姨却说："我腿很疼，动不了。"小张说："阿姨，您放心，我们会很轻的，不会有事的，您相信我们。"说罢开始给阿姨翻身，刚要动手，阿姨就大叫起来，吓了小张一大跳。患者女儿大声叱喝道："你们到底行不行呀，都弄疼我妈了，不是你们的家人，你们不心疼。"

护士长闻声赶到，轻声说道："阿姨，我是护士长，有事您向我反映，我们也很理解你们的心情，前几天您在自己家中还可以走路，现在却只能躺在病床上，这反差可能让您有点接受不了，但是医生会根据您的各项指标对症治疗的，请您放心，护理方面我们也会格外关注您的。您本身身体虚弱又很瘦，长期躺床很容易出现压疮、呼吸道感染等一系列并发症，所以翻身很重要，而且我们也会轻柔给您翻身的，只要您配合，相信您一定可以很快康复出院的，您的家属一看就知道特别地关心您，一直守在您床边。"

家属听到这话，瞬间脸红，急忙道歉："我刚才态度不好，希望你们理解，我也是关心则乱，失去分寸，请你们谅解，谢谢你们。"

护士长："我能理解，其实我们的目标是一致的，那就是患者都能早日康复出院。"

在护士长的有效沟通下，矛盾瞬间化解，小张也顺利为阿姨翻身拍背，并教会家属拍背技巧，后续住院期间的治疗和护理，患者及其家属都很配合。

医院是一个让人感慨的地方，不可避免地会遇到各种各样的患者，只有沟通，才能在护患之间搭建彼此信任的桥梁，用专心、精心、爱心换取病人的安心、放心、舒心，守护着患者的健康与幸福。

📖课堂互动

1. 课堂提问

（1）高龄老人及其家属难沟通的原因是什么？

（2）本案例中，家属不让护士给老人翻身是为什么？

（3）人与人相处，信任是基础，你觉得护患之间的信任应该如何建立？

2. 学生回答

☑学习启示

护士和患者，就是一段旅程中的伙伴。在这段旅程中充满了疾病带来的痛苦和对死亡的恐惧，还有患者对健康的渴望和"走过去"的希望。医护人员的天职就是救死扶伤，所以，在患者心里，他们认为"把自己的生命交给医院"是最大的安全和保障，其中的信任、依赖和期待是沉甸甸的。作为学生，须学好理论知识，练好基本功，为患者提供满意的服务。但是满意的服务不一定能带来满意的效果，因为医学护理本身就有局限性，面对患者的信任，我们不能藏着掖着，必要的时候告诉患者，我们会尽己所能，虽然医学不是万能的，但我们的陪伴和支持一直都在。

二十七、"倾听"拉近心的距离

✎案例经过

春节临近，儿科病房里张贴着各式春节吉祥物，寓意着和谐、健康、平安的祝福。

突然，从病房走廊上传来的吵闹声打破了这份祥和。正在护士站核对医嘱的小周，连忙上前查看，原来是35床瑶瑶家，只见瑶瑶父亲单手抱着一岁大的女儿，另一只手用力拉扯着想要奋力挣脱的瑶瑶母亲。小女孩哭得很大声，一脸的不知所措。这一幕瞬间吸引了病房众人的围观。

小周："瑶瑶爸爸，有话好好说，这样会吓到孩子的。"

瑶瑶爸爸："孩子她妈妈要走！"说完这句话他便不再言语，只笨拙地拽着妻子的衣袖，就是不希望她离开。瑶瑶妈妈则一脸冷漠，似乎对眼前这个男人充满了失望。

小周："瑶瑶妈妈我帮你留，孩子太小，你先抱她回病房吧。"此时瑶瑶边哭喊边往妈妈身上扑。

瑶瑶妈妈的眼眶也红了，但态度坚决："你让我走，我跟他过不下去了，怎么会有这样的男人！"

感受到孩子妈妈并没有抗拒我的"掺和"，我把瑶瑶妈带到护士站坐了下来，递给她一杯开水，开启了我的倾听模式："来，瑶瑶妈，冷静一下，有什么不愉快说给我听听。"

瑶瑶妈妈："我嫁给了瑶瑶她爸，生两个孩子。现如今家里的大宝天天盼着我们回家，但哪怕是医生给瑶瑶用上更高级的药，她的炎症指标还是没降下来。而且瑶瑶血管不好，每天输液，留置针都没地方再扎了。再加上她好动，力气又大，给她扎针的护士们也很头疼。都这么难了，她爸爸关心的却不是小宝针扎进去没，反而天天盯着手机不晓得在研究什么。最可气的是一轮到瑶瑶扎针，他就跑不见了，把孩子丢给我一个人，真是太让人失望了。"

小周："瑶瑶妈妈，你确实很辛苦，我们都看到了。天下做母亲的没有不心疼孩子的。悄悄告诉你，其实我刚刚还看见瑶瑶爸爸在医生办公室找主管医生询问复查结果，跟医生聊瑶瑶病情聊了好一会儿呢。其实他也和你一样心疼孩子，只是表达的方式不一样。"

瑶瑶妈妈："你知道吗，眼看春节就要到了，家里里里外外都是我一个人操持，待在这里10来天了，因为新冠肺炎疫情防控，我又不能离开病区，大宝天天在视频里哭着找我，我心里特别难受，有时候也感觉要崩溃了。今天瑶瑶打针哭得特别凶，我有点招架不住她了，关键时刻却不见她爸的人影，我愤怒的情绪一下子就冲到了顶点，真的想逃离这个地方，让他也体会一下一个人带孩子的辛苦。"瑶瑶妈妈禁不住哭出声来。

小周："瑶瑶妈妈，你愿意向我倾诉你的经历和此刻的心情，也是对我的信任。你和瑶瑶爸爸真的很不容易，孩子的病情一时没有好转，每天扎针又这么受罪，你们肯定很忧心，我能体谅你们的心情，要哭就痛痛快快地哭出来吧，我会一直陪着你。哭出来，发泄出来，就再坚持一下。瑶瑶的身体恢复，还需要你和她爸与我们医护人员共同努力，相信胜利的曙光就在前方！"

半个小时过去了，瑶瑶妈妈慢慢平静下来："谢谢你小周，和你聊过以后，我感觉好多了，孩子还没有好，我不能丢下她的！"她擦干眼泪，小周陪着她一起朝病房走去。

成年人的崩溃很多时候只在黑暗的一瞬间，而倾听是一缕阳光照进人的心房。聆听患者背后的家庭故事，适时送上支持和陪伴，也许你的一次倾听，就能挽救一个崩溃的灵魂，让一个家庭重新变成安全、温暖的港湾。

课堂互动

1. 课堂提问

（1）作为一名儿科护士，除了知晓患儿的病情，在沟通互动过程中还要注意什么？

（2）瑶瑶妈妈出现消极情绪都是源于某种需求没有被满足，那么患者有哪几种合理的心理需求？

（3）人性都是渴望被认同和理解的，那么护理人员该从哪几个方面与患者及其家属共情呢？

2. 学生回答

☑学习启示

儿科护理工作对护士要求较高，需要护士以人文关怀服务理念来要求自己，给予每一个患儿照护和关怀，用自己娴熟扎实的护理技术、文明关爱的言行来调适患儿及其家属的心理。作为学生，必须认真学习，掌握患儿的生理和心理特点，懂得尊重患儿的人格尊严和情感意志，具有耐心和爱心，才能在今后的护理工作中为患儿提供人文关怀护理和服务。

二十八、门有距离，爱无边界

✍案例经过

6岁男孩球球因腺样体肥大拟在全麻下行腺样体切除术。

8:00护士小江要将球球接入手术间时，球球哭喊着大叫："妈妈我害怕，我不要进去，我想回家！"面对陌生的环境和人，孩子产生了恐惧。

看到孩子如此恐惧，球球的爸妈跟着紧张起来，拽着孩子的手不放松。小江既心疼又着急，孩子不配合，接下来的静脉穿刺、麻醉如果不能顺利完成，就会耽误今天的手术。

小江微笑着对球球说："球球是不是很喜欢奥特曼啊，那我们要不要一起扮演奥特曼打怪兽呢？"

球球停止了哭叫，一脸委屈地说："姐姐你陪我玩好吗？我害怕。"

小江："球球不怕，有姐姐在呢，你当勇敢的奥特曼，姐姐陪你一起打超级怪兽，但你要听姐姐的话可以吗？"

球球咧嘴笑了，迟疑着跟着小江进入手术间，还不忘转头和爸妈说再见。

小江把球球抱上手术台，戴上手术帽，并一直陪在他身边，和他一起构想打怪兽的过程，麻醉医师则在一旁附和着逗孩子笑，一边悄悄做着麻醉的准备。

小江："球球，你肚子饿了吧？阿姨要在你手上粘一条管子，然后给你输入一些营养液，这样你就有力气打怪兽，有一点点儿疼，你害怕不？我们相信球球是最勇敢的奥特曼。"

球球："老师都表扬我很勇敢，我长大后还要当警察呢。"

就这样，球球慢慢地放松了情绪，不再戒备、恐惧，小眼睛里满是对小江和麻醉医生的亲近和信任。球球的爸爸妈妈听到护士对球球情况的描述，也放下心来安心等待孩子术后出来。

手术医生动作麻利地给球球做手术，格外仔细，动作轻柔，一直到手术顺利结束。

手术后，球球被送到恢复室，小江护士不放心，不时过去看着。恢复室护士也对球球细心照护，不时给球球一个温暖的怀抱，还轻声地给他唱起了儿歌，给球球妈妈般的温暖和安全感，球球始终不哭不闹，安全返回病房。

球球的爸妈看到宝贝儿子如此平静听话，非常感动，连声向医护人员说谢谢。

医院是个特殊的地方，尤其是手术室，总是给人冷冰冰的感觉。面对陌生的人和环境，产生恐惧是我们的本能，患儿害怕，患儿家属更是担心焦虑。所以，当护士看到即将手术的患者慌张的眼神时，可以轻轻地握住他的手，告诉他："担心和害怕是难免的，我们会一直陪着你。"

📖课堂互动

1. 课堂提问

（1）针对小儿心理特点，请谈谈对小儿手术患者可采取哪些暖心措施来缓解他们的恐惧、紧张心理？

（2）小儿手术中应注意什么？

（3）小儿缺氧时用氧浓度是多少？

2. 学生回答

☑学习启示

儿童是手术患者中一个特殊的群体，当感应门关上的那一刻，他们就面对着同父母的分离，焦虑和恐惧以及随之而来的哭声，更加重了父母的担心。冷冰冰的手术室里有一群温暖的人，他们让原本充满恐惧的孩子不再害怕，并在短时间内和孩子建立起亲密关系，取得信任，使手术得以顺利开展。作为学生，要认真学习儿童的心理特点，树立关爱意识，热爱儿童护理事业，理解家属，正确处理好护患关系，做好解释与安慰。

二十九、关爱，让手术不再冰冷

✍案例经过

患者李某，33岁，因发现乳房肿物半月余入院，术前诊断乳房肿物：左侧疑似乳腺癌，右侧乳房结节。

患者入手术室环顾四周后紧张地问："许主任呢？手术不是他做的吗？"

巡回护士小花见状连忙回答说："是许主任做的啊，您别紧张，我们要先准备麻醉，摆体位等，许主任马上就到。"

小花一边准备静脉输液操作一边同李某聊天："昨晚睡得好吗？"

李某："护士我等下是不是要把乳房全切了？伤口会很大吗？"

小花："不会的呀，乳房要不要全切，一会儿要看病理结果，请您放心，许主任对这方面的手术有经验。手术后会有一个小伤口和疤痕，时间长了会慢慢恢复的，个别疤痕体质的人会有一点点疤。"

李某叹了口气说："护士，乳房切除后是不是会变得难看啊？"

小花心里触动了一下，是啊，每一个女性都希望有一对丰满而富有弹性的乳房，乳房也是孕育后代的重要器官。生活节奏不断加快，许多女性每天忙忙碌碌，几乎顾不上身体的保健，更是忽略了乳房的保健。

没多久，许主任来了，看到患者特别紧张，连忙安慰道："小李，你不要紧张，放心，我们会尽力为你做好手术。手术马上开始，昨天已经和你说了，我会亲自切除肿物，经术中冰冻病理检查确认后再决定手术方式，也会尽量根据你的病情选择理想的保乳手术方式，你不要太担心，睡一觉手术就做好了！相信我们，也相信自己。"

李某慢慢平静下来，配合着完成一些术前操作，麻醉成功后，取患侧上肢外展平仰卧位，常规消毒、铺巾，取其左侧乳房肿物上方做活检切口，切取肿物及部分周围正常组织标本送术中冰冻病理检查，冰冻病理检查回报显示"左乳腺肿物浸润性癌"。术中继续切取肿物上、下、内、外、基底5个面的组织送术中冰冻病理检查，回报示上切缘、下切缘、内切缘、外切缘、基底切缘均未见肿瘤，给予保乳手术，术程顺利，患者生命体征平稳，在麻醉状态下睡得很安稳。

患者麻醉苏醒后，当听到许主任告知保乳成功时，竟激动地哭了起来，原本的担忧、纠结一扫而空，紧紧拉住许主任的手连声道谢。

爱美是女人的天性，于女人而言，乳腺手术是无奈难言的隐痛。

手术室，在很多人眼中无疑是一个陌生的地方。在患者及其家属的眼中，手术室是一个神秘的地方，是完全陌生的环境。其实，手术室并不是你看到的那样冰冷，很多细节都能体现出医护人员对患者满满的爱。因为有爱，让冰冷的手术不再那么疼痛，让患者倍感温暖。

课堂互动

1. 课堂提问

（1）对乳腺癌术后自我形象紊乱的患者如何做好心理护理？

（2）乳腺癌术后功能锻炼护理应注意哪些？

（3）试述本案例中体现的人文关怀内涵。

2. 学生回答

学习启示

医护人员用他们灿烂的笑容、温暖的双手、娴熟的技能为患者提供最暖心的就医环境。创优无止境，服务无终止。作为学生，学习上要认真刻苦，培养慎独精神，在将来的临床工作上，要以患者为中心，注重细节，全心全意为患者服务。

三十、不中用了，活着没意思

✎案例经过

李先生，58岁。因直肠癌入院接受手术治疗。入院初，在手术前的准备阶段，李先生的配合依从性非常好，无论是各种检查、病情沟通，还是手术签字都十分顺利，饮食睡眠活动如常，在病房，还会帮着护士做义务健康教育宣传。

手术后，李先生被送进ICU进行监护治疗，却成了令ICU护士头痛的患者。给他吸氧，他一抬手就拔掉氧气管；给他做口腔护理，他却"闭唇不露齿"；给他进行皮肤擦洗，他就是不肯配合……

医生和护士询问原因，李先生不说，就这样他在ICU住了两天，医生查房后认为他术后恢复不错，经评估给他拔了导尿管，并指导他在床上使用尿壶和便盆。到了下午，护士记录出入量时发现，自他拔了尿管后没排过一次尿，况且他有静脉输液和进食流食，液体量是足够的，不可能没尿。看他一声不吭的样子，护士观察到他表情有点痛苦，遂检查了他的膀胱，膀胱高度充盈，无法自行排尿，立即给他再次插导尿管。也许是憋尿太痛苦，李先生居然很配合。

经过护士的再三询问，李先生告诉护士："我在这儿刷牙、洗脸、吃喝拉撒都要靠你们帮忙，我真的老了，生个病就不中用了，活着还有啥意思？早知道手术后是这种情况，还不如不手术，好吃好喝等死算了。"

听说，李先生是一家单位的领导，里里外外一把手；听说，李先生从来不生病，偶尔有个小病，在家休息两天就好；听说，李先生从来不喜欢有人说他老……

护士明白了李先生是因术后生活不能自理而产生了自卑感，安慰道："李先生，每个人都会经历生老病死，但是我们可以选择怎么去面对它，保持积极心态，主动配合治疗，还是有很大概率能够恢复正常生活的。况且，您的家人一直在盼着您能康复回家呢！"李先生听后，若有所思。

护士精心护理着李先生，小心翼翼地照顾着他的情绪和心理状态，李先生也渐渐转变了态度，成了ICU最听话、恢复最快的患者。

📖课堂互动

1. 课堂提问

（1）李先生为什么在手术前后判若两人？

（2）请分析李先生不配合护士护理的原因。

（3）如何在患者和护士之间建立关怀式确认？

2. 学生回答

☑学习启示

在人们的观念中，总觉得新生是美好的，死亡是可怕的，疾病是残缺的，老去是无用的。当我们出生的时候，需要依赖他人。当我们生病或衰老的时候，更需要依赖他人，而这种依赖对一个自理能力缺陷的患者来说，是令人失落和无奈的，甚至是可耻的。所以，在护理工作中，要学会倾听，时常关注患者的心理状态，关注患者的需求，了解患者的感受、观点、期待和渴望。如果可以透过患者的行为，去探索患者内在的需求，就能从中找出解决之道。作为学生，需要学习人文关怀理论和心理学理论知识，始终秉承"仁爱为怀，济世救人"的思想，践行人文关怀精神。

三十一、一颦一笑总关情

70多岁的林大爷第一次来医院进行透析治疗，他满脸愁云，眉头紧蹙。

血透室李护士柔声问道："大爷您好，您是第一次来这儿吧，是不是不太适应？有什么需要随时告诉我们。"

林大爷面无表情地看了李护士一眼，一言不发地盯着窗户往外看。

李护士："大爷，麻烦伸出您的手，让我检查下您的血管。"

林大爷木然地伸出手，任由李护士查看，好像周围一切都和他毫无关系。

李护士看他一脸忧戚，恻隐之情油然而生："大爷，有什么困难不妨告诉我们，或许我们能帮到您。您这样憋在心里解决不了，对您病情也不利。您这个年纪，见过的世面经历的事多得多了，还有什么坎跨不过去呢？"

林大爷表情缓和下来，似乎有点动容，目光也渐渐柔和起来。

李护士顺势微笑道："大爷，我家爷爷与您一般大呢，高血压、糖尿病常年困扰着他，去年他还中风，可他挺乐观的，不但积极配合治疗，还整天笑呵呵，说是在和病魔打一场硬仗呢。"

"老了，不中用了。"林大爷突然冒出一句话。

"大爷您一点都不显老，看起来比我爷爷年轻多了，身体也比我爷爷硬朗，您要是和我爷爷一样每天笑呵呵的，没准还更年轻呢。"李护士边操作边和他聊着，"我爷爷每天除了按时服药积极锻炼，还能与朋友一起聊天下棋，帮奶奶做家务，根本不把自己当病人，还调侃只是生活方式多样化了。"

"那你们不嫌弃他吗？"林大爷问。

李护士："哪会嫌弃啊，谁都有老去的一天，我想您的家人也一样不会嫌弃您，只不过一家人经常在一起，有时候不善于或不好意思把爱您、关心您的话说出来。现在年轻人工作生活压力大，更没时间陪在您身边，其实他们是很关心您的，要不，他们也不会亲自送您过来做透析。"

也许是李护士的一席话打开了林大爷的心锁，他开始主动配合接受透析治疗，对李护士敞开心扉述说自己的人生经历，同时也把他的顾虑说了出来：他得尿毒症10多年了，一直靠透析维持生命，时间长了，家里人也没把他当病人，他担心自己的病会拖累家人，以为大家嫌弃他、不在乎他。

李护士终于明白了林大爷的心结，给予林大爷安抚疏导的同时，也和他的家人进行交谈沟通，鼓励他的家人把对林大爷的关心大胆用语言表达出来。接下来的每次透析治疗，林大爷都是笑容可掬，脸上洋溢着生动的光芒。

像林大爷这样的老年"肾友"，基本上都会存在类似的情况。鉴于此，血透室护士开展了共情学习，彼此交流心得。在每次透析前，与患者拉家常，缓解其心理压力，询问透析后感受、体重增长情况；透析中，依靠娴熟的技术和轻言细语化解患者的忧心和疑虑；透析后，对患者进行健康教育，详细交代相关注意事项。

林大爷不愧是退休老干部，有一天参加科室肾友座谈会时动情地吟了两句诗："病魔无情人有情，阴霾散去天见晴。"

课堂互动

1. 课题提问

（1）林大爷第一次透析时为什么缄默无言？

（2）李护士为什么要讲自己爷爷的故事？

（3）林大爷最终为什么主动配合维持性透析？

2. 学生回答

学习启示

关怀，根植于中国传统文化之中，儒家的"仁爱"和佛家的"慈悲"，皆体现着中国传统文化中人文关怀的独特性、深刻性和广泛性。当今医护患关系紧张，并非不关怀对方，而是因为没能用对方认可并理解的方式来表达关怀。作为学生，应通过护理专业化学习和实践，提高自我人文素养，扩展多维度的视角，提升人文情怀，树立科学精神和人文关怀的意识，成为一个"厚理论、硬技术、善关怀、强胜任"的有温度和情感的护理人。

警示性案例

第一章　护士行为相关案例

一、护士看错化验单致门诊胃镜检查预约错误

✍ 案例经过

患者邱某，男，58岁。2018年9月10日到某三级医院预约胃镜检查。窗口护士杨某将患者乙肝化验阳性错看成阴性，为患者预约周三（9月19日）胃镜检查，而胃镜室乙肝阳性患者检查全部集中在每周四。19日，在患者进行胃镜检查前，护士徐某进行身份核对时发现患者乙肝表面抗原为阳性，立即在预约单上更正为乙肝阳性，同时与患者及其家属沟通，将患者放在最后一个进行检查，避免了交叉感染。

📖 原因分析

1. 护士因素

（1）护士责任心不强，看化验单时不认真，工作具有盲目性。

（2）窗口预约护士缺乏慎独精神，未严格执行查对制度。

2. 管理因素

预约服务台管理不到位，无排队叫号系统，预约时多人同时围挤在窗口，分散护士注意力。

3. 环境因素

预约现场未设置叫号系统，现场秩序较乱。预约结束后，护士未再次核对预约者各项检查资料。

📋 整改措施

（1）定期组织护士学习查对制度并落实到位。

（2）从患者角度出发，持续改善体检就医环境。胃镜检查人数持续攀升，门诊胃镜室门口应安装预约叫号系统，使患者拥有高效、便捷、安全的就医体验，避免人群过度集中，引发各种矛盾。

（3）护士长应定期到检查预约窗口查看护士工作情况，调研患者满意度，了解预约设计是否合理，不断改进工作流程，为患者提供全方位的服务。

（4）加强对年轻护士的培养及心理素质培训，使其做到忙中不乱，遇事沉稳。

🔒 经验教训

（1）通过此事，可以看出团队协作的重要性，一个优秀的团队可以互相帮助，把很多隐患消灭在萌芽状态，避免护理差错的发生。

（2）对徐护士进行表扬，鼓励年轻护士学习其认真负责的态度。

（3）坚持以患者为中心的护理服务模式，不断改善医疗环境，提供优质护理服务。

📱 课堂互动

1. 课堂提问

同学们知道体检胃镜检查的工作流程吗？

2. 学生回答

☑ 学习启示

（1）学生应具有良好的职业道德、严谨的工作态度和爱岗敬业的精神，具有爱心、耐心和责任心，尊重、爱护、关心患者，减轻患者的痛苦，促进患者康复和提高其生活质量。

（2）护士应具有严谨认真的工作态度，能够独立完成体检预约。发单前认真核对体检者的各项信息，了解体检者的健康史，耐心细致，能够为患者提供满意的服务。

二、孕妇门诊检查化验单粘贴错误

✍ 案例经过

某妇产医院产科病房，27床吴某，27岁，G2P1（怀孕2次，生产1次），孕39周准备入院待产。产科护士徐某接待孕妇入院，翻阅产前检查单时发现孕妇门诊建卡的血型、血常规、乙肝两对半、生化全套检验等各项检查单上的名字与产妇名字不符，询问产妇，产妇不知情。徐护士立即打电话与产科门诊护士长沟通，经了解是产科门诊李护士将另一产妇的化验检查单粘贴到吴某的孕妇系统保健管理卡上，产科门诊护士长立即重新打印正确的检验单交给徐护士更换。

📖 原因分析

（1）产科门诊护士责任心不强，粘贴化验检查单时注意力不集中，张冠李戴，导致错误发生。

（2）产科门诊护士粘贴化验单后没有第二人再次核对产妇门诊检查单的信息。

📋 整改措施

（1）产科门诊当月召开质控会议讨论、分析该不良事件原因，并提出整改措施。

（2）产科门诊各类检验单由护士粘贴在孕妇保健管理卡上，再经另一工作人员核对，两人核对无误后方可交予孕妇。

（3）护士长定期督查，落实查对制度执行情况。

🔖 经验教训

孕产妇的各项化验检查与分娩的选择有直接关系。门诊护士进行各项操作时应具有严谨、慎独的精神，严格执行"三查七对"步骤，避免出现张冠李戴现象，保证患者各项诊疗、护理措施的准确性，保障患者生命安全。

📖 课堂互动

1. 课堂提问

同学们了解门诊产前孕妇学校健康教育的内容吗？

2. 学生回答

☑ 学习启示

（1）学生应树立良好的职业道德情操，培养严谨、慎独的工作态度和爱岗敬业的精神。

（2）学生应熟练掌握查对制度的内容，在临床实践活动中能够规范执行各项护理措施，保障患者生命安全。

三、入院风险评估不到位致压疮发生

✍案例经过

患者蔡某，男，64岁，诊断：右下肢开放性损伤、颈椎损伤。2019年8月28日11：45急诊入住重症监护室。患者入院时意识呈嗜睡状态，双侧瞳孔等大等圆，直径2.0 mm，对光反射灵敏。因颈椎骨折，予颈托应用，右下肢开放性损伤予负压封闭引流（vacuum sealing drainage, VSD）吸引。2019年8月31日8:30，责任护士为患者翻身检查皮肤时发现颈背部出现两处水疱，面积分别为4 cm×2 cm、2 cm×0.5 cm，即予局部减压处理，同时报告护士长及医生，按规定上报院内压疮护理不良事件。

📖原因分析

1. 患者因素

患者颈椎损伤使用颈托固定，意识障碍处于强迫体位，局部长期受压。

2. 护士因素

（1）护士责任心不强，对入院压疮风险评估不到位，未能预见和识别发生压疮的风险和高危因素。

（2）护理工作不到位，未定时翻身更换体位，没有检查患者颈托固定处皮肤情况，未能及时发现压疮。

3. 管理因素

护士长及压疮质控组长督查不到位。

📋整改措施

（1）制订压疮部位治疗、护理计划，积极处理压疮部位水疱。

（2）采取相应预防措施，给予气垫床，定时翻身，使用减压贴保护受压部位。

（3）严格落实交接班制度，责任护士及时对患者病情进行动态评估，观察颈部等受压皮肤情况并记录。

（4）对于形成的水疱，严格消毒后用空针抽掉水疱中的水，敷料覆盖并加压包扎，勤观察、勤换药。

（5）将使用颈托固定、骨折牵引、夹板固定的患者列入压疮高危人群，护士交接班时应重点交接，认真检查皮肤情况。

（6）加强与患者及其家属的沟通，取得其谅解。

经验教训

该患者右下肢开放性损伤、颈椎损伤，病情重，自理能力缺陷，躯体移动障碍，是发生压疮的高危人群。责任护士未全面评估患者，对患者易形成压疮的部位不注意观察，交接班没有认真观察，没有积极采取预防措施。

课堂互动

1. 课堂提问

针对上述案例，请同学们谈谈压力性损伤的高危人群有哪些。

2. 学生回答

学习启示

（1）加强对学生责任心和人文修养的教育，使学生具有以"患者为中心"的服务理念，爱岗敬业，具有护理风险意识，能够正确认识护理安全的重要性。

（2）学生应了解压疮产生的原因、临床表现、预防及护理措施，掌握床头交接班的工作内容、压疮评估内容、压疮发生高危因素，能够为入院的高危人群进行防压疮的健康教育。

四、错误医嘱未核对清楚

案例经过

某医院普外科 3 床患者王某，女，52 岁，胆囊切除术后 3 h，心率 42 次/min，医生开具医嘱予阿托品肌内注射。责任护士遵照执行单抽吸阿托品 10 mg，进病房注射前再次核对，认为阿托品使用剂量过大，存在疑问。即返回治疗室查看病历，发现纸质医嘱上开出阿托品 1 mg 肌内注射，医生录入电子医嘱时录成 10 mg 肌内注射，主班护士核对医嘱时没有认真查阅，未发现纸质医嘱与电子医嘱阿托品开具的剂量不同。责任护士立即报告医生更改电子医嘱，并重新按正确剂量抽吸给患者注射，同时密切观察患者生命体征，30 min 后患者心率 56 次/min，恢复正常。

原因分析

1. 护士因素

（1）主班护士未认真执行落实查对制度，没有发现纸质医嘱与电子医嘱内容不相符。

（2）主班护士业务水平低，对阿托品使用剂量及使用方法不熟悉。

2. 医生因素

医生责任心不强，电脑录入时没有认真选择剂量、规格。

3. 管理因素

电子医嘱中有两种备选规格的阿托品 10 mg/支、1 mg/支，很容易混淆，医生录入时不认真察看，很容易选错。

📋 整改措施

（1）科室质控会议讨论、整改，要求护士执行医嘱要认真核对，遇有疑问的医嘱要及时与医生沟通。纸质医嘱和电子医嘱完全相符才能签字执行。不合格的医嘱可以拒绝执行。

（2）组织护士学习给药护理相关知识，新护士使用特殊药物时，发现异常应及时向其他护士请教。

（3）落实"以患者为中心"服务理念，重视患者生命安全，遵守给药原则，及时准确给药，保证患者给药安全。

（4）加强药品管理，提醒医生医嘱录入要准确选择不同规格和剂量的药物。

💧 经验教训

纸质病历上开的是阿托品 1 mg 肌内注射，而电脑医嘱录成 10 mg 肌内注射。主班护士没有认真执行核对医嘱工作，没有发现电子医嘱药物剂量与纸质医嘱不符，差点造成不良后果。护理工作是严谨的，给药必须准确无误，责任护士执行医嘱时应结合患者动态病情变化，不能凭主观经验行事。

📖 课堂互动

1. 课堂提问

针对上述案例，请同学们谈谈阿托品中毒的临床表现。

2. 学生回答

☑ 学习启示

（1）学生在临床实践时，进行给药护理必须严格落实查对制度，对有疑问的用药应及时请教带教老师，确认无误后方可给药，切忌盲目给药。

（2）学生应认真学习给药护理理论知识，掌握常用药物的剂量、浓度、使用方法、作用与副作用等。掌握给药的原则，保证给药的准确性，保障患者用药安全。

五、医嘱漏执行

案例经过

某日上午，外科病房入院一位急诊腹痛待查患者，医生检查后匆忙开好医嘱，嘱患者暂禁食，然后赶去手术室做手术。下午15：20该患者输液完毕，护士林某检查治疗台及执行单后确认患者输液结束，准备拔针。正好被高年资护士柯某看见，柯某知道该患者是一级护理、禁食，不能停止输液，当即制止拔针行为。翻阅病历，发现中午医生手术结束返回病房后又开了几组输液，午班护士执行后未打印执行单、未备药。护士林某赶紧再给患者接上液体，避免患者因摄入量不足而发生低血糖或脱水导致病情加重。

原因分析

1. 护士因素

（1）午班护士责任心不强，没有及时完成医嘱。未完成的工作没有形成备忘录事后补上，也没有交接给下一班护士。

（2）低年资护士缺乏临床经验，未全面掌握患者病情，没有评判性思维，机械性完成各项护理措施。

2. 环境因素

午班工作量大，护士忙于换瓶，执行医嘱后连续有患者摁铃表示需要换瓶，护士先给病区患者换瓶，医嘱执行突然中断，事后忘记打印执行单、备药，造成遗漏。

3. 管理因素

特殊患者交接班制度没有落实到位，午班护士未与接班护士认真交接患者病情及药物使用情况。

整改措施

（1）加强护理人员护理安全教育，树立以患者为中心的服务理念，提高护士的责任心，为患者提供优质护理服务。

（2）护士应全面了解患者病情，按分级护理要求定时巡视病房，密切观察患者病情变化，各项护理措施要结合病情执行，不能凭主观印象盲目行事。

（3）落实医嘱执行制度，医嘱执行后立即打印执行单，核对无误后再行备药。

（4）定期组织护理人员进行专科护理常规业务学习，掌握禁食患者补液原则。

（5）养成良好的工作习惯，遇到紧急情况时，应将无法立刻完成的工作形成备忘录，事后及时补上或交由下一班护士执行。

经验教训

（1）定期组织学习，加强低年资护士的理论与技能培训，提高专科护理水平。

（2）护理管理者应根据护理工作量，弹性、合理排班，减轻护士工作压力。

（3）落实分级护理制度，加强病房巡视，动态观察病情。

课堂互动

1.课堂提问

请同学们说说什么是分级护理，以及一级护理的内容有哪些。

2.学生回答

学习启示

（1）掌握分级护理的内容，能够按要求正确观察病情，规范临床护理行为，提高护理服务质量，保障患者安全。

（2）掌握禁食患者补液原则，合理为禁食状态下的患者提供代谢所需的全部营养物质。在非手术治疗的基础上，加强病情观察并做好术前准备。

六、隐患重重的口头医嘱

案例经过

患者郭某，男，66岁。入院诊断"肝癌晚期、腹水、极度衰竭、高热、恶病质"，收住肿瘤科。2018年3月26日19:18患者开始烦躁不安，值班护士李某报告值班医生许某，许医生口头嘱规培医生予盐酸氯丙嗪肌内注射，未说明使用剂量。规培医生方某当时在写病历，打电话让值班护士李某给患者肌内注射氯丙嗪1支。值班护士李某拒绝执行规培医生口头医嘱。规培医生很生气地说："你是医生还是我是医生，让你打你就打，不打出事了你自己负责。"护士李某听完没有坚持拒绝执行不合格医嘱，随后拿了一支50 mg的氯丙嗪给患者肌内注射。结果患者病情突变，血压下降，昏迷，最终抢救无效死亡。

原因分析

1.医生因素

（1）值班医生责任心不强，依赖规培医生，在没有查看患者病情的情况下，仅口头交代规培医生予氯丙嗪肌内注射，未正确指导用法和剂量，事后未追踪开嘱签名情况。

（2）规培医生临床经验不足，用药知识不扎实，不了解氯丙嗪药物性质和不良反应，没有交代护士观察病情。

（3）规培医生违反口头医嘱执行原则，仅凭上级医师口头交代私下行口头医嘱，并威胁要求护士执行口头医嘱。

2.护士因素

（1）护士未遵守非特殊情况不能执行口头医嘱的原则。

（2）受到规培医生威胁时，护士李某未坚持立场，没有及时汇报值班医生或护士长。

（3）护士对患者使用氯丙嗪后未加强巡视，没有密切观察病情变化。

3.患者因素

患者病情为恶性肿瘤晚期，恶病质，体质虚弱，病情变化快。

整改措施

（1）按规定流程上报不良事件，组织讨论、分析，吸取教训。

（2）组织护理人员学习护理核心制度，掌握护士执业基本准则。

（3）严格把关，无资质医师不得开具医嘱，须在上级医师指导下开具医嘱并签名确认。

（4）严格执行落实口头医嘱制度，非特殊情况或抢救不得执行口头医嘱。

（5）护士不得执行有问题的医嘱，医嘱有疑问时应及时向医生反馈，核实无误后方可执行。

（6）护士应高度重视患者用药后的病情观察，了解药效反应，为患者提供及时、准确、有效的给药服务，保障患者生命健康安全。

经验教训

值班护士没有坚持护士执业准则，在非特殊情况下执行口头医嘱，工作缺乏原则性，法律知识欠缺，未按规范流程工作，违反了医嘱执行制度，给患者和自己带来无法弥补的后果。

课堂互动

1.课堂提问

针对上述案例，请同学们说说应如何执行口头医嘱。

2.学生回答

学习启示

（1）学生应具有严谨慎独的精神和周密细致的工作态度，树立良好的职业道德情操，能够为患者提供安全、周到、准确的护理服务。

（2）学习执行医嘱制度及依法执业相关知识，了解《护士条例》内容，掌握护士执业原则和相关要求。

七、护士未核对交叉配血单致配血错误

案例经过

　　某医院神经外科病房，2014年12月25日18:40值班护士陈某为2床患者张某采集交叉配血标本，配制"A"型浓缩红细胞时，没有携带交叉配血申请单，错误地抽取1床患者王某"B"型血的血标本送到化验室配血。化验室很快将配制好的血液送到病房，该护士与输血科送血护士核对交叉配血单时发现配血信息错误，立刻报告医生，停止输血。并按交叉配备单重新采集2床患者张某血标本做交叉配血试验。此次不良案例未造成严重的护理差错事故。

原因分析

　　1. 护士因素

　　（1）护士责任心不强，违反输血操作原则，未携带交叉配血单去采集血标本，造成不良事件发生。

　　（2）护士违反"三查八对"原则，没认真查对交叉配血单上的信息。未落实输血查对制度，凭印象行事。

　　2. 检验室因素

　　化验室值班人员责任心不强，未认真核对交叉配血申请单上的各项信息。配制出来的血是"B"型血，而患者交叉配血申请单上已注明2床患者血型为"A"型，未与病房护士核实，仍将血液送至病房。

　　3. 管理因素

　　管理者督查不到位，护士输血安全意识薄弱。

整改措施

　　（1）定期组织护理人员学习安全输血相关知识，规范护理人员输血操作流程，提高临床输血安全性。

　　（2）提高护理人员输血风险意识，注重患者输血安全护理。交叉配血、输血前后必须由2名执业护士进行"三查八对"，核对交叉配血单、输血者的各项信息，以及血液的质量，保证患者用血安全。

　　（3）加强与患者的沟通交流，输血前向患者详细解释输血的目的、注意事项，询问患者的血型、输血史。交叉配备时由2名执业护士到床边核对，确保各项信息准确无误后方可采集血标本。

（4）按输血流程规范进行操作。输血后加强巡视，观察输血反应，询问患者输血的感受，是否有发热、腰部酸痛等不适。若发现异常立即按护理操作流程处理。

（5）定期组织护理人员学习法律知识，提高法制观念。

经验教训

（1）组织护理人员定期学习查对制度及安全输血相关知识，规范输血流程，落实输血的各项操作原则。

（2）责任护士应全面掌握分管患者的病情，了解患者各项护理措施落实情况。

（3）输血前评估患者病情，做好输血健康教育，告知输血的目的及注意事项。

（4）强化法制观念，严格遵守规章制度。

课堂互动

1. 课堂提问

针对上述案例，请同学们谈谈配血前查对制度。

2. 学生回答

学习启示

（1）护士应具有良好的心理素质、高尚的职业道德情操。熟练掌握输血目的、原则，以及血液制品的种类及适应证，掌握输血的操作流程及注意事项，进行输血操作前能与患者进行良好沟通，做好输血健康教育。

（2）输血是临床上常用的急救和治疗的重要措施之一，输血前须认真评估患者病情，根据医嘱抽血做交叉配血试验和血型鉴定。护士在临床实践时应熟练掌握交叉配血标本采集的流程，认真核对患者身份信息，采血时禁止同时采集2名及以上患者的血标本，以免发生错误。

八、护士血标本采集错误

案例经过

患者康某，28岁，因"阴道出血10余天，下腹闷痛2天"求诊，门诊查人绒毛膜促性腺激素（human chorionic gonadotropin, HCG），水平呈阳性，结合病史，拟"宫外孕待排"，于2018年12月3日住院治疗。入院后患者要求保守治疗，12月4日医生开出医嘱明早复查HCG、生化全套、免疫等检查项目。12月5日中午检查结果显示45床康某血HCG水平呈阴性，与入院检查结果不同。医生怀疑标本采集或检验过程有问题，遂给患者康某开单复查血 HCG，结果显示阳性。护士长追查当班抽血护士李某，李护士无法回忆当初抽血细节，承认抽血时无核对患者信息。

原因分析

1. 护士因素

护士查对工作不落实，抽血前后没有认真核对床号、姓名和抽血项目，可能错给别的患者采血，造成检验结果前后不符。

2. 管理因素

（1）标本采集执行双人核对，标本采集制度没有落实。

（2）标本采集管放置杂乱，易混淆。

整改措施

（1）严格落实查对制度、标本采集管理制度，抽血前中后均须核对到人、到物。

（2）改进标本采集流程，使用标本采集袋，专人专用，分开放置。标明患者床号、姓名、抽血项目等，使用个人数字助理（personal digital assistant, PDA）识别患者信息，避免差错。

（3）改进标本采集环节管理，从备管、抽血、签发、送检进行层层核对把关。

经验教训

（1）定期组织护士进行相关护理核心制度的培训和考核，注重工作流程改进。

（2）各种复杂性疾病的诊断需要结合多种临床检查、化验和检验的数据，其中化验的结果对疾病诊疗起到至关重要的支持作用，要认真执行标本采集工作。

（3）护士长应根据病人数和工作量科学合理排班，护士工作繁忙时要做到有条不紊、沉稳冷静。

课堂互动

1. 课堂提问

请同学们谈谈什么是 HCG 值，它可为哪些疾病的诊断、治疗提供依据？

2. 学生回答

学习启示

（1）学生应具有爱岗敬业、仁爱关怀的职业精神，努力学习护理专业知识和技术。

（2）学习标本采集相关理论知识，掌握各种临床标本的采集方法、采集目的，熟悉抽血的注意事项，具有对患者进行抽血前健康教育的能力，能够正确为患者采集各类标本。

九、护士标本采集错误

✎案例经过

患者李某，男，33岁。入院诊断"上呼吸道感染伴发热"收住呼吸内科。2019年7月24日9:00医生查房后开出医嘱：尿培养st（statim，立即）。主班护士执行医嘱后将尿培养申请单交给责任护士，嘱其立即采集标本，没有告知采集项目。9:30责任护士未认真核对申请单上标本采集项目，按护理常规留取了痰标本，将尿培养申请单与痰标本一起送检前未再次核对签名。10:50检验科电话告知科室，该床患者所采集标本与申请项目不相符。追查发现，责任护士误将尿培养当成痰培养采集送检，立即报告医生，向患者解释，重新采集尿培养标本送检。

📖原因分析

1. 护士原因

（1）护士违反标本采集操作流程，未认真执行"三查七对"。尿培养申请单和痰培养申请单使用的是同样的空白单，护士操作前未认真核对申请单上标本采集的各项内容。

（2）护士责任心不强，缺乏严谨认真的工作态度，盲目认为上呼吸道感染患者的培养项目是痰培养。

（3）主班护士将尿培养申请单交予责任护士时未进行双人核对。

2. 医生原因

检验申请单上的字迹过于潦草，不易辨认。

📋整改措施

（1）严格落实查对制度、标本采集规范要求。操作前、中、后均需认真核对，避免标本采集错误。

（2）加强护理信息化建设，应用PDA系统，提高核对效能。

（3）各项操作执行后，护士必须及时核对、确认、签名。

（4）医生开具的医嘱和申请单字迹应清晰易辨认。

（5）护士长加强护理环节质量监控，防范护理差错事故的发生。

🛢经验教训

标本采集须根据患者病情和检验项目要求进行，标本检验结果在一定程度上反映患者生理、病理变化，直接影响疾病的诊断。护士没有认真核对患者信息和检验单采集项目，盲目执行，护理安全意识薄弱。

1. 课堂提问

针对上述案例，结合标本采集操作规范要求，请同学们谈谈在临床实习中进行标本采集时应注意什么。

2. 学生回答

☑ 学习启示

（1）将人文关怀融入护理实践全过程，培养严谨的工作作风，严格遵守护理核心制度。

（2）学生应了解标本采集的意义，掌握各种标本采集的目的、采集原则和注意事项，同时采集前、中、后做好健康宣教，能够为患者实施正确的标本采集工作。

十、新护士尿培养采集方法错误

✎ 案例经过

患者杨某，63 岁。2016 年 4 月 19 日 11:03 因突发性晕厥入住神经内科。护士遵医嘱予心电监护、氧气吸入 2 L/min、留置尿管。16:05 患者出现发热，查尿液浑浊，可见絮状物，医生开具医嘱立即留取中段尿培养。护士王某备好尿培养管交予新护士宋某去采集，新护士宋某以为尿培养和尿常规的采集方法是一样的，直接从尿袋中抽取 10 mL。采集后，王某与宋某再次核对确认尿培养采集方法时，发现宋某采集方法错误，立即指导其重新按规范流程再次采集送检。

📖 原因分析

1. 护士因素

（1）王护士带教时责任心不强，在没有了解新护士是否会操作的情况下，独自让其完成尿培养采集，导致采集错误。

（2）新护士未正确掌握尿培养操作流程，采集方法不对，盲目自信造成工作失误。

2. 管理因素

未严格落实岗前培训制度，未安排专人带教，指导专科护理操作。

📋 整改措施

（1）组织新护士学习标本采集相关知识，学会正确的采集方法。

（2）以老带新，新护士入科时安排岗前轮转培训 3 个月。考核合格后方可独立上岗。

（3）采集标本前要评估患者病情动态，掌握正确的采集方法后方可为患者实施操作。

（4）提高新护士无菌操作观念，各项操作严格执行无菌操作技术原则。

（5）规范新护士岗前培训，未独立之前各项操作须在老师指导下完成。切忌盲目操作。

（6）提高新护士法律保护意识，遵守规章制度、操作规程及标准要求。

经验教训

（1）新护士理论知识不扎实，以为尿培养和尿常规的采集方法是一样的。

（2）带教护士责任心不强，没有确认新护士是否掌握正确的尿培养采集方法，未予指导，未尽到监督的职责，有失察之责。

课堂互动

1. 课堂提问

针对上述案例，请同学们谈谈尿标本采集的注意事项。

2. 学生回答

学习启示

（1）临床上常采集尿标本做物理、化学、细菌学等检查，以了解病情、协助诊断，观察疗效。学生须加强理论学习，了解不同的疾病尿标本采集的方法，掌握各种尿标本采集方法。了解各项检查结果，分析阳性体征及化验异常结果的临床意义，进行各项护理操作必须与病情相吻合。

（2）学生应具有认真、虚心、刻苦的学习态度，扎实的理论知识和熟练的操作技术。认识到学无止境、学海无涯，医护人员的一举一动皆关乎着患者的生命安全。

十一、新护士静脉微量泵输注速度调节错误

案例经过

患儿杨某，男，出生后 10 天，于 2015 年 10 月 31 日 14:20 因新生儿黄疸入住新生儿无陪护监护病房。入院后护士遵医嘱予补液、蓝光照射 24 h。当日 17:30 监护室护士李某交接班时发现，患儿微量泵滴注 5% 葡萄糖注射液速度应为 14 mL/h，责任护士接泵时不小心设置成 140 mL/h，本应 24 h 用完的药液仅 2 h 就输完。立即报告医生及护士长，密切观察病情，患儿心率加快，高达 142 次/min，呼吸快、浅、促。经及时抢救，对症处理，逐渐康复。

📖 原因分析

1. 护士因素

（1）责任心不强，对微量泵输液速度设定操作不熟练。

（2）责任护士没有按规范进行输液巡视，未及时发现问题。

2. 管理因素

护士长没有组织学习，护士护理技能操作不熟练，未掌握静脉微量泵的使用方法，不了解药液安全使用的速率。

📋 整改措施

（1）定期组织护理人员学习护理安全警示教育。

（2）每个月对护理人员进行常用仪器泵、监护仪等的集中培训。

（3）使用微量泵输液时，应正确设置速率。告知患者及其家属相关注意事项，密切观察患者用药反应。

（4）责任护士全面掌握患者病情，按输液规范进行巡视，巡视时密切观察输液速率、穿刺皮肤情况，保证输液安全。

（5）落实床边交接班制度，做好输液交接班工作。交接班时由 2 位护理人员共同到床边进行交接，观察患者病情及输液情况。

🕯 经验教训

（1）提高护理人员的专业知识水平和业务技术水平。

（2）落实交接班制度，严格遵守规章制度。

（3）护士熟练掌握专科常用药物的作用、使用方法和注意事项。

📖 课堂互动

1. 课堂提问

针对上述案例，请同学们谈谈静脉微量泵使用注意事项及报警原因。

2. 学生回答

☑ 学习启示

（1）微量泵是控制输液滴数或输液流速，保证药物能够匀速、药量准确并且安全地进入患者体内发挥作用的一种仪器，常用于需要严格控制输液量和药量的情况。使用过程中应加强巡视，发现异常及时处理。

（2）学生在学习静脉输液时，须了解输液延伸新技术、新知识，掌握微量泵的使用方法、速度调节、报警处理和注意事项。具有严谨认真、精益求精的学习态度，热爱本职工作，能够为患者正确实施微量泵静脉输注。

十二、新护士灌肠操作不当致肠穿孔

案例经过

患者张某，女，56 岁。2018 年 11 月 6 日拟行"胃大部分切除术"，医生开出医嘱手术前一天晚上予清洁灌肠。11 月 5 日晚，新护士何某第一次独立值夜班为患者进行术前清洁灌肠。在操作过程中患者突然出现腹痛难忍、面色苍白、出冷汗等症状。护士连忙拔出灌肠管，见管前端有鲜血，患者腹痛加剧，报告值班医生，疑似肠穿孔，急行剖腹探查手术。

原因分析

1. 患者因素

患者胃部肿瘤，身体比较虚弱，胃肠道本身存在病变，易导致肠穿孔。

2. 护士原因

（1）新护士灌肠操作技能不熟练，临床经验不足。第一次独立值班过于紧张，操作过程动作不到位，插入的力度、角度和深度不正确导致肠穿孔。

（2）护士操作前健康宣教不到位，未及时评估患者的感受。患者过于紧张，肛管插入时不能很好地配合护士操作。

3. 管理因素

护士长对新护士岗前培训不到位，新护士没有熟练掌握各项护理操作技能。

整改措施

（1）加强新护士岗前培训，使其掌握各项护理操作技能，提高专业服务水平。

（2）护士进行灌肠操作前应认真评估患者的病情、耐受度和配合程度，严格掌握灌肠的适应证和禁忌证。

（3）灌肠前做好健康宣教，解释灌肠目的、操作方法及注意事项，解除患者的思想顾虑和紧张情绪，使患者的肛提肌放松，避免外括约肌痉挛导致插管困难。

（4）选择合适的肛管，操作时动作轻柔，灌肠液温度适宜。遇到阻力时不能强行插入，可稍稍旋转肛管，再试行插入。

经验教训

（1）严格执行岗前培训制度，要求新护士熟练掌握各项专科操作技能，培训合格后方可独立值班。

（2）护士熟练掌握灌肠操作流程，操作时严密观察患者灌肠反应，发现患者面色苍白、腹痛、出冷汗、脉搏细速等异常情况时立即停止操作，并报告医生。

（3）新护士独立上岗前，应与高年资护士搭配上班，以老带新，保证护理操作安全。

（4）定期组织护理人员学习护理安全相关知识，提高护理风险意识，为患者提供安全、满意的护理服务。

📖 课堂互动

1. 课堂提问

针对上述案例，请同学们谈谈患者灌肠如何避免此类不良事件发生。

2. 学生回答

☑ 学习启示

（1）学生应具备良好的职业道德素养、沟通交流能力和专业技能，能够认真观察患者病情，做好患者的心理护理及健康教育工作。

（2）掌握灌肠的目的、操作方法、适应证、禁忌证及操作中的注意事项，能够为患者正确实施灌肠操作，并提供健康教育。

十三、转科患者被护士送错科室

🖊 案例经过

患者陈某，男，77 岁。于 2018 年 3 月 19 日 15:20 行"全脑血管造影 + 取检术"，术程顺利，术后转入 ICU 观察。3 月 20 日 16:00 患者神志清楚，病情稳定，医生开具医嘱转神经内科继续治疗，由责任护士 A 负责护送陈某转科。在此之前责任护士 A 刚护送转运一名患者去神经外科，回来路上遇到神经外科主班护士 B，护士 B 告诉她刚接到重症监护室电话，说还有一位患者要转到神经外科，让护士 A 赶快回去，尽量赶在下班之前转过来。护士 A 回到重症监护室，9 床患者陈某正准备行颅脑 CT 平扫后直接转科，护士 A 以为陈某要转到神经外科，没有认真核对医嘱与病历，护送患者行 CT 检查后直接转至神经外科。17:10 到达神经外科后与病区护士交接时双方均无认真核对医嘱。17:30 神经内科护士打电话到 ICU 询问 9 床患者陈某转科情况，追查发现该患者转错科室。立即报告医生、护士长，经过协调沟通最终将患者转回神经内科治疗。

📖 原因分析

1. 患者及其家属因素

重症患者及其家属缺乏相关医学知识。

2. 护士因素

（1）重症监护室护士工作强度高，常处于工作疲乏状态，加上工作繁忙，会不自觉地简化工作流程。

（2）医护与家属沟通不良。转科告知不明确，仅告知患者及其家属要转科，没有具体说明要转哪个科室。

（3）转出和转入两科护士交接班制度流于形式，未执行患者身体识别制度，工作形式简单。

3. 管理因素

管理者没有组织培训核心制度，质控督查不力，转科护送制度、交接班制度及患者身份识别制度执行落实不到位。

整改措施

（1）积极与患者及其家属沟通解释，安抚患者，真诚道歉，取得谅解。

（2）组织护士学习患者转科护送制度、交接班制度及身份识别制度，结合此案例反思改进，引起全院护理人员重视，及时改进工作。

（3）制定完善患者转科流程，细化交接内容，采用表格式填写，简单易行，同时交予科室护士，双方签署交接记录单并存档。

（4）对于转科患者，医护要告知患者及其家属并做好转科注意事项指导，确认患者及其家属明确知晓。

（5）加强患者转运环节质量督查，提高护士转科转运、交接安全意识，做到警钟长鸣，常抓不懈。

经验教训

重症监护室工作量大，护士在繁忙繁重的护理工作中往往会因疲惫而忽略工作细节，注意力分散、思维定式，凭主观臆断做事。长期的特殊护理工作模式，核对患者身份流程被简化。管理者对核心制度培训不重视，督查不力，未能及时发现问题。

课堂互动

1. 课堂提问

针对上述案例，结合患者转科转运流程，请同学们谈谈将来在临床实习中进行转运患者应注意什么。

2. 学生回答

学习启示

（1）护理安全是护理质量的前提和最基本的要求，护理人员应增强防范意识。

（2）学生须了解护理核心制度的内容，熟悉患者转科交接流程以及如何应对转科途中可能发生的意外，并能配合医护实施抢救措施。

十四、护士不慎泄露患者病情致使病情恶化

案例经过

患者郑某，女，40岁。因"胃癌"住院待手术。责任护士对郑女士无微不至的护理、关怀，深得患者信任和依赖。通过聊天得知患者与丈夫离异独自带一孩子，儿子今年要高考，患者怕影响儿子高考故隐瞒病情。作为单亲妈妈，她承担家庭重任和疾病痛苦，经常心事重重，闷闷不乐。手术日子快到了，儿子经常跑到医院看望母亲。患者担心儿子的学习成绩，嘱咐责任护士不要向别人讲述她的家庭状况，尤其不要对她儿子讲病情，只说是"胃炎"住院治疗。责任护士有次与其他护士聊天，谈到郑女士的病情和家庭背景，恰好被郑女士儿子听到。儿子从此无心学习并打算放弃高考赚钱为母亲治病。为此患者非常伤心，致使病情迅速恶化。

原因分析

1. 患者及其家属因素

患者爱子心切，不愿意因她的疾病而影响儿子的高考学习。母子情深但沟通不够，儿子不了解母亲的心愿，擅自放弃高考，致使患者病情恶化。

2. 护士因素

没有恪守医护人员职业操守，缺乏对患者隐私的尊重及保护意识。未遵守与患者之间的约定，辜负患者的嘱托。

整改措施

（1）护士诚挚向患者道歉，取得谅解。并积极与其儿子沟通，说明患者的心愿，劝其儿子努力学习，给母亲以宽慰。

（2）定期组织护理人员学习护理伦理及法律法规相关知识，增强法律意识，恪守医务人员职业操守，尊重患者，保护隐私。

（3）护士应理解、关心、尊重患者，为其提供便利、舒适的生活护理和基础护理。

（4）科室组织发动社会志愿者伸手援助患者母子渡过难关。

经验教训

患者离异，单亲家庭的所有重担皆为其一人承担，适逢患重病，可谓雪上加霜。其儿子面临高考，母亲患病势必影响其情绪和学习。责任护士对患者无微不至的关怀，使其深得患者信任和依赖，然而护士言语不慎有负患者嘱托，未能遵守与患者之间的约定，致使患者儿子放弃高考，患者知道后心理负担加重导致病情恶化。

课堂互动

1. 课堂提问
（1）在本案例中，责任护士在进行整体护理时犯了什么错误？
（2）本案例中责任护士的整体护理工作应遵循哪些伦理规范？
2. 学生回答

学习启示

（1）在临床实践过程中应遵循"以人为本"的理念，树立以患者为中心的服务理念。一切从患者的利益出发，为其提供全方位的优质护理服务，体现现代护理思想、价值与信念。

（2）学生应学习护士职业义务在护理实践中的应用，掌握相关法律法规与伦理原则，树立谨言慎行的工作作风。护理过程中应认真观察患者病情，仔细分析影响患者健康的各种生理、心理、社会因素，根据个体差异，制订出有针对性的、个性化的护理计划。

十五、长期使用呼吸机致压疮

案例经过

患者周某，女，81 岁，入院诊断：急性有机磷杀虫剂中毒。于 2016 年 7 月 15 日入住重症监护室。入院时处于深昏迷，护理查体示：T 38.6℃，P 121 次/min，BP 107/60 mmHg，SpO_2 91%。使用呼吸机及亚低温治疗仪治疗，周某患有低蛋白血症，消瘦体质。2016 年 7 月 19 日常规床边交接班发现，患者脊柱（胸段位）皮肤出现大面积紫红，右侧腋后线肩胛骨外侧缘有两个黄豆大小的水疱，即按压疮护理。

原因分析

1. 护士因素
未真正落实对患者的皮肤护理措施，未定时给予翻身，观察患者皮肤情况。
2. 患者因素
意识障碍，躯体移动障碍，低蛋白血症，消瘦体质，容易发生皮肤压力性损伤。

整改措施

（1）责任护士应注重皮肤护理细节，重视安全隐患排除，加强健康教育。
（2）做好床边交接班，每日评估皮肤压疮风险，建立翻身登记卡，做好护理记录。

（3）加强压疮高危患者皮肤的观察及护理，予气垫床应用，对受压未破损皮肤予爱立敷贴膜应用。

（4）对压疮高危患者认真做好交接班，观察局部皮肤受压情况。

（5）密切观察病情变化，定时协助患者翻身、拍背，促进血液循环，指导并协助家属做好健康教育。

（6）对压疮高危患者，责任护士要做好压疮相关护理措施的宣教。

经验教训

（1）患者为压疮高危人群，护士工作责任心不强，未定时给予翻身。

（2）责任护士对压疮高危的患者不重视，没有做好班班交接，以致发生院内压疮。

课堂互动

1. 课堂提问

结合上述案例，请同学们说说压力性损伤风险评估工具、对象。

2. 学生回答

学习启示

（1）学生应树立精心护理的工作作风，注重细节护理，恪守职业道德，遵循护理常规和标准规范。熟悉掌握卧床患者的皮肤护理，并能提供正确有效的护理措施。

（2）学生须能够运用专业知识和沟通技巧，对长期卧床的患者进行健康教育。

十六、术后护理不到位致压疮发生

案例经过

患者陈某，男，72岁，因"胆囊坏疽、感染性休克、多器官功能障碍综合征（multiple organ dysfunction syndrome，MODS）"于2016年4月20日由外院转入ICU治疗，入院时神志模糊，双下肢及背部皮肤呈花斑样改变，全身皮肤黄染，脑梗后右侧肢体活动障碍，予呼吸机辅助呼吸。4月21日4:55急诊胆囊探查术后带气管插管呼吸机辅助呼吸返回ICU，4月25日脱机拔管，4月28日22:00责任护士常规巡视病房，检查皮肤发现患者臀裂靠左侧5 cm处有一处1.5 cm×1 cm小水疱，立即予严格消毒下细针抽取水疱、水胶体敷料保护等处理，5月1日患者出院，与家属沟通并告知出院后更换水胶体敷料等护理方法，家属无异议。

原因分析

1. 患者因素

（1）患者右侧肢体活动障碍、术后使用呼吸机，长期卧床，活动受限，局部受压。

（2）患者术前因胆囊坏疽，营养失调，身体机能下降。

2. 护士因素

（1）责任护士对压疮风险防范意识不强，交接班制度落实不到位。

（2）责任护士对高危患者防压疮风险不重视，对高危患者评估不到位，没有制订高危患者预防压疮护理计划。

（3）患者脱机拔管后，护士忽略了患者的皮肤护理，未指导协助患者更换体位。

（4）护士交接班制度落实不到位，未对高危患者进行动态评估。

3. 管理因素

护士长及压疮质控组长督查不到位。

整改措施

（1）安抚患者及其家属，解释压疮发生的原因及治疗、护理措施，取得谅解和配合。

（2）护士严格执行交接班制度，认真落实交接班的内容。

（3）强化护士责任心及高危患者可能发生压疮的风险意识，做好健康教育和风险告知。

（4）高危患者动态评估，及时制订个性化的护理措施，指导协助患者定时翻身，保持皮肤及床单清洁干燥，给予气垫床、减压凝胶垫使用等。

（5）加强患者营养支持，增强机体抵抗力，减少压疮发生概率。

（6）护士长和压疮质控员加强督查指导，落实预防压疮护理措施，减少理化因素对皮肤的刺激，确保患者安全。

经验教训

护士对患者评估不足，脱机拔管后未重视患者皮肤护理，没有定期检查、更换患者体位。引起压疮的原因主要有持续垂直压力、摩擦力、剪切力等力学因素，还有营养不良、潮湿、感觉功能障碍，以及病情的危重程度、年龄、体温、精神心理因素等。患者现存在活动受限、营养不良、高龄、长时间卧床等多种危险因素，是压疮的高危患者。护士对患者评估、检查、观察及护理不到位，导致患者发生压疮。

课堂互动

1. 课堂提问

针对上述案例，结合压疮护理知识，请同学们说说，压疮的预防措施有哪些？

2. 学生回答

（1）护理人员应具有职业责任感、人文素养及评判性思维。从患者入院到出院，动态评估患者的需求，并将健康教育贯穿护理全过程，真正践行以人为本的优质护理服务观。

（2）在面对繁多的护理工作时，应按轻重缓急的处理原则，时刻保持清醒的头脑以及有条不紊的工作作风，严守各项护理操作规范要求，严格执行护理核心制度。

十七、术后患者身份识别错误

✎ 案例经过

患者李某辉，男，46 岁，因"鼻中隔偏曲"收住耳鼻喉科 6 室 6 床，2016 年 2 月 20 日在全麻下行鼻中隔矫正术，术后医嘱：一级护理，冷流食。同室 9 床患者张某辉（与 6 床患者同名不同姓），男，39 岁，入院诊断：慢性鼻窦炎鼻息肉。张某辉于 2016 年 2 月 21 日上午在全麻下行鼻息肉切除鼻窦开放术，10:25 术毕回病房，术后医嘱：一级护理，禁食。2016 年 2 月 21 日 16:30，患者家属询问责任护士：张某辉术后回病房已经半天了，是否可以进食。护士误认为是昨日手术 6 床李某辉，未经核对即告知家属可以给患者进冷流食。该家属协助患者进食小米汤时出现呛咳，导致鼻腔止血海绵脱出。护士检查后立即报告医师，给予重置止血海绵予鼻腔止血，引发家属不满。

📖 原因分析

1. 患者因素

两名患者同名不同姓，手术部位雷同，且同住一室，虽属巧合，但存在安全隐患。

2. 护士因素

（1）责任护士对患者及其家属健康宣教不到位，对患者术后具体的进食时间、饮食种类、进食量及注意事项没有详细告知。

（2）护士没有执行身份识别制度和查对制度，没有全面了解手术患者的病情，未认真核对家属提供的信息，健康指导带有盲目性。

📋 整改措施

（1）严格执行、落实患者身份识别制度和查对制度。

（2）责任护士必须全面掌握患者病情变化，将家属健康宣教纳入日常工作之中。为患者提供准确的饮食指导。

（3）病区出现姓名容易混淆的患者，应妥善安置床位，并在晨会上反复强调提醒。

（4）术前、术后认真核对患者身份，尤其是手术日要加强防范，增加护理人员，避免因治疗、护理相近造成差错事故。

经验教训

（1）任何治疗、护理操作前后均须核对患者身份，确认无误后方可执行。至少同时使用两种以上的患者身份识别方法，不得仅以床号或病室号作为身份识别的依据。

（2）同名同姓或姓名相近的患者应尽量分开安置床位，避免混淆。

（3）患者身份错误往往发生在治疗比较集中的时间段，上午治疗工作繁忙，中午值班人员较少，工作量较大，同时有多项护理操作需实施，护理人员注意力分散，易导致患者身份识别错误。

课堂互动

1. 课堂提问

针对上述案例，请同学们谈谈将来在临床实习中该如何对手术患者进行身份识别。

2. 学生回答

学习启示

（1）学生应养成严谨、慎独的工作态度，具有良好的职业道德素养、强烈的责任心和使命感，树立以患者为中心的服务理念，为患者提供满意的服务。

（2）学生须熟练掌握患者身份识别制度和识别流程，临床实践中进行各项护理操作前均应严格落实"三查七对"制度，能准确规范地为患者实施各项护理措施。

十八、术后忘记清点纱布致遗留腹腔

案例经过

患者丁某，女，68岁。以"转移性右下腹疼痛伴恶心1天"入住某医院外科病房。入院查体示：T 38.5℃，P 118次/min，R 22次/min，BP 140/98 mmHg。急性痛苦病容，右下腹压痛及反跳痛明显。诊断：急性阑尾炎。立即在硬膜外麻醉下行阑尾切除术，术中见阑尾呈坏疽型，中段有小穿孔，切除阑尾。术后7天切口感染，逐渐形成瘘管，反复换药3个月未愈。再次行剖腹探查及瘘管切除术，术中见回盲部有一处10 cm×10 cm炎性包块，其内包绕大纱布一块，瘘管与肠腔相通，取出纱布块后行回盲部切除及回结肠吻合术，术后切口乙级愈合。

📖 原因分析

1. 医生因素

责任心不强，手术结束没有落实器械清点手术制度，未认真与护士清点纱布。

2. 护士因素

（1）护士责任心不强，手术结束时器械护士没有与医生清点纱布或清点不认真造成纱布遗留腹腔。

（2）手术过程中需要临时增加纱布导致清点过程变得复杂和混乱。

3. 管理因素

（1）手术物品清点制度未落实到位，清点内容不全或计数方式未统一。

（2）护士长对制度落实情况督查不严，导致护理人员对物品清点流于形式。

📋 整改措施

（1）严格落实手术物品清点检查制度，护士应有慎独精神，手术结束时提醒医生及时清点物品。

（2）手术前器械护士与手术助手应对所需器械及敷料作全面分类、整理，准确清点数量并详细记录。

（3）在手术过程中，对所增减的敷料及器械，巡回护士应准确记录。

（4）手术填入纱布垫或手术过程中增减纱布块，手术者应及时告知助手和器械护士，以便清点，防止遗留。

（5）腹腔内所用纱布垫，必须留有尾带，并放在创口外，避免遗漏。

（6）手术结束前，巡回护士及器械护士应认真清点所有物品，核对无误后再关腹。

🔖 经验教训

（1）提高护理人员护理风险意识，定期组织护理人员培训学习。

（2）手术医护应严格执行、落实手术相关制度，保证患者手术过程安全、正确、有效。

（3）减少手术交接环节，加强对清点制度执行依从性的检查，发现问题及时寻找原因并处理。

（4）完善手术物品清点制度并建立标准操作程序。

📖 课堂互动

1. 课堂问答

针对上述案例，结合手术室物品清点规范流程要求，请同学们谈谈将来在临床实习中进行手术室物品清点时应注意什么。

2. 学生回答

☑ 学习启示

（1）学生应提高护理风险意识，从案例中吸取教训，避免差错事故的发生。

（2）各项操作须严格执行无菌制度，做好"三查七对"。掌握手术室工作流程和原则、手术间布置和仪器设备使用，正确认识认真清点手术物品的重要性，能在手术室带教老师指导下做好台下巡回护士和台上洗手护士工作。

十九、产妇会阴侧切伤口愈合不良

✍ 案例经过

产妇翁某，2019 年 7 月 9 日 2:30 在当地医院进行会阴侧切顺娩一女婴，体重 3700 g，阿普加评分（Apgar score）9 分。产时失血约 100 mL，助产士检查阴道裂伤情况，给予常规缝合，术后肛诊无异常。出院 10 天后会阴伤口处仍感不适返院检查，行外阴检查见会阴切口处皮层裂开约 2 cm，检查发现羊肠线吸收不良。医生告知产妇保持会阴清洁干燥，每日三次用红外线烤灯照射 20 min，指导使用 1：5000 高锰酸钾溶液坐浴。20 天后会阴部切口逐渐愈合。

📖 原因分析

1. 护士因素

（1）助产人员专业技术水平不扎实，会阴缝合技术不过关，对自身业务技术要求不够严格。

（2）责任护士会阴护理不到位，出院健康教育不到位。

2. 产妇因素

产妇本身可能存对羊肠线过敏导致吸收不良，或过度活动导致会阴切口缝合处撕裂。

3. 管理因素

专业技能培训考核力度不够，健康教育环节质控不重视。

📋 整改措施

（1）安抚患者，细心告知产后护理相关注意事项，指导产妇做好会阴部护理。

（2）指导产妇合理营养，满足母婴营养需求，增强抵抗力，促进伤口愈合。

（3）指导产妇正确配制高锰酸钾溶液及坐浴方法，学会自我观察和护理。

（4）加强出院指导宣教，开展产后延伸服务，做好产妇随访工作。

（5）组织全科护理人员进行会阴消毒及会阴缝合技术培训，掌握会阴侧切缝合技术，缩短切口暴露时间，减少会阴切口感染发生率。

🧪 经验教训

（1）产妇伤口感染后身心两方面均会遭受巨大痛苦，护理人员应积极主动为患者提供专业帮助，给予心理疏导，使其有信心配合治疗，促进伤口早日愈合。

（2）严格落实产房院感管理制度，合理分区，定期通风消毒，保持产房清洁、干净，进入产房的工作人员必须更换产房专用衣裤及鞋子，戴好口罩、帽子。

（3）提高助产护士院感意识，严格执行无菌操作原则，重视手卫生消毒，接生用物执行一物一用一消毒。

（4）重视在职护士业务持续培训发展，采取"送出去学习、请进来指导"培养模式，提高助产人员业务能力。

课堂互动

1. 课堂提问

针对上述案例，结合会阴缝合操作规范流程要求，请同学们谈谈在临床实习中进行会阴缝合时应注意什么。

2. 学生回答

学习启示

（1）助产护士的基本职责是协助母亲安全娩出新生儿，保证母婴安全，具有很高的专业性和实践性。要求具备良好的职业道德，具有扎实的理论知识和娴熟的专业技术。

（2）现代助产工作已从单一的"助产"向全方位的医疗卫生保健服务方向发展，学生应把理论与实践联系起来，掌握过硬的助产专业技能及良好的沟通技巧，提供优质分娩服务。

二十、产后阴道血肿未发现

案例经过

产妇王某，初产妇，2019年2月20日13:47在当地妇幼保健院自然分娩一男婴，体重3850 g，Apgar评分9分。产时失血不多，会阴Ⅰ度裂伤，立即给予间断缝合，术后肛诊无异常。15:00产妇自感便意，护士行肛诊无异常。16:10患者仍感便意要求医生检查，值班医生行阴道检查发现右侧阴道壁血肿，于16:50送回产房，在常规消毒下探查阴道，阴道右侧近穹窿处见6 cm×7 cm紫蓝色包块（阴道血肿处无破口）。医生给予血肿清除后观察2 h无异常，将产妇送回病房并解释病因，产妇及其家属表示理解。

原因分析

1. 护士因素

（1）产妇自感便意，护士临床经验不足，没有认真检查，未及时汇报医生。

（2）护士接生及会阴缝合技术不过关，接生时胎头娩出过快易引起阴道壁血肿，缝合前未认真检查阴道裂伤情况。

（3）产后病情观察不细致，会阴伤口缝合完毕没有再次检查阴道情况，未能及早发现阴道壁血肿。

2. 产妇因素

（1）产妇分娩时未正确使用腹压，易导致阴道血肿发生。

（2）新生儿出生体重3850 g，胎头偏大，分娩过程中若产道未充分扩张容易造成阴道壁血肿。

（3）第二产程时间延长，胎头压迫阴道壁致淤血，增加阴道壁血肿的概率。

整改措施

（1）术后定时观察会阴部情况，询问产妇感受，做好会阴部护理。

（2）规范产妇接生流程，会阴缝合结束后护士常规行阴道及肛门检查。

（3）重视患者主诉，产妇分娩后有便意、肛门坠胀感，肛检无特殊情况者应行阴道检查，发现异常及时报告医生。

（4）做好围产期评估，结合孕妇妊娠情况进行综合分析，制订分娩计划，应对意外情况发生。

（5）定期组织助产人员业务学习，提高助产接生技术，做到安全接生。

经验教训

（1）助产护士的一言一行直接关系母婴健康，责任重大，应具备高度的责任心和严谨的工作态度，关心、爱护产妇，及时提供专业帮助，保证母婴健康平安。

（2）加强第四产程的观察，重视产妇的主观感受，对于她们提出的异常情况应认真对待，及时检查寻找原因，以期早期发现、早期干预，避免发展成为严重的并发症。

（3）分娩中正确指导产妇用力，避免用力过快、过猛造成会阴严重撕裂伤。

课堂互动

1. 课堂提问

针对上述案例，请同学们说说第四产程需要观察哪些内容。

2. 学生回答

学习启示

（1）学生应树立严谨、细致的工作作风，具有敏锐的观察力和爱岗敬业的奉献精神，将人文修养内化于心、外化于行，为孕产妇提供连续、全面、优质的产前产后护理服务。

（2）学生应加强理论学习并联系实践，强化专科技能训练，提高助产技能。熟练掌握各产程观察要点及分娩接生技术、会阴侧切缝合技术等，保证助产安全。

二十一、产后阴道填塞纱布滞留未取出

案例经过

产妇杜某，28 岁。2012 年 12 月 1 日 18:10 在当地妇幼保健院自然分娩一男婴，3800 g，Apgar 评分 10 分。产时失血约 280 mL，会阴缝合时予纱条一块置于阴道内压迫止血，会阴缝合完毕助产护士未取出纱条，交接班过程中未提醒下一班护士。20:00 左右产妇自行小便时自觉阴道内有异物感，报告护士检查发现纱条滞留在阴道内未取出，护士立即将纱条取出，同时给产妇及其家属做好解释工作，取得谅解。

原因分析

（1）助产护士工作不够细致，会阴缝合后没有常规进行阴道检查，将压迫止血纱条滞留在产妇阴道内。

（2）产妇分娩时，助产护士未指导产妇正确用力，致会阴裂伤较大，产时出血较多，会阴缝合后仍有少量出血。

（3）交接班不认真，查体观察不全面，交班者心中无患者致交接不到位。

（4）助产护士护理安全意识薄弱，漠视母婴生命安全。

整改措施

（1）提高助产人员风险意识教育，树立以产妇为中心的服务理念。

（2）产后常规检查产妇软产道损伤情况，置纱条压迫止血，待会阴缝合后常规阴道检查和肛门指检，观察阴道出血情况，及时取出纱条避免遗留。若纱条需继续保留，应做好记录和交接。

（3）落实交接班制度，重点交接产妇分娩情况、产后出血量、会阴缝合情况及新生儿情况。必要时以书面形式提醒下一班人员及时取出阴道纱条。

经验教训

（1）产科护理管理者，必须树立"以人为本，以产妇为中心"的管理思想，要善于分析在医疗活动中与护理相关纠纷产生的原因，探究其根源，制订可行的防范对策。

（2）助产护士须具有高度的工作责任心，严谨的工作作风，关心、爱护产妇，按规范进行接生服务，为产妇提供安全、舒适的分娩环境。

📖课堂互动

1. 课堂提问

针对上述案例，请同学们谈谈当产妇回病房时，产房护士与病房护士交接内容有哪些？

2. 学生回答

☑学习启示

（1）学生应具有慎独和认真负责的态度，主动关心、爱护产妇，在产妇分娩前后提供各种帮助和精神支持，促进自然分娩。

（2）学生须熟练掌握产房助产各项技术，遵循接生规范程序，熟悉产后出血应急预案，能在带教老师指导下完成产后出血常规护理，保障母婴健康。

二十二、新生儿脐带水肿渗血

✒案例经过

某医院产科病房，3床产妇汪某，因头盆不称行剖宫产术，术程顺利，13:15娩出一男婴，为巨大儿，体重4100 g，脐带水肿约3 cm，无法用气门芯结扎，手术医生当场改用传统的粗线结扎，在距离脐带0.5 cm处用粗线第一道结扎，在第一道结扎线0.5 cm处行第二道结扎，结扎完毕检查无渗血。接生护士遂将新生儿抱回病房交接。病房护士给新生儿常规喂养5%葡萄糖温水20 mL，以防巨大儿低血糖。14:20产妇术毕返回病房，14:40护士进行床旁交接，在交接过程中检查新生儿脐带情况，发现新生儿脐带渗血，血液外渗沾满纸尿裤，立即报告手术医生。手术医生二次结扎脐带后仍不能止血，行脐带血管缝扎术，术毕新生儿面色苍白，四肢活力较之前有所下降，反应正常，立即转新生儿重症监护病房（neonatal intensive care unit, NICU）住院治疗，一周后新生儿正常出院。

📖原因分析

1. 新生儿因素

（1）新生儿脐带水肿，不好用棉线或气门芯结扎，太过用力容易发生脐带断裂引起断裂处大出血，不够用力则达不到结扎目的，造成创面缓慢渗血。

（2）脐带结扎后血流中断，水肿的脐带经过数小时后开始萎缩变小，结扎的粗线没有弹性，造成松动引起脐部出血。

2. 护士因素

（1）新生儿娩出后，值班护士没有按新生儿护理常规每30 min巡视一次，未能及早发现异常情况。

（2）护士健康教育不到位，未认真指导家属更换尿布时注意观察新生儿脐带情况。

整改措施

（1）组织助产人员学习传统的棉线脐带结扎法，碰到新生儿脐带水肿气门芯无法使用时，可以联合使用棉线结扎法＋高锰酸钾烧灼脐带创面。使用联合方法比单用棉线法安全，可减少出血的概率。

（2）新生儿出生后 2 h 内，责任护士每 30 min 巡视、观察新生儿情况，包括面色、呼吸、四肢活动能力、大小便情况及脐部敷料有无渗血、渗液并记录。

（3）做好健康教育，新生儿娩出后，应指导产妇及其家属每次更换纸尿裤时观察脐部敷料有无渗血、渗液，发现异常及时报告医生、护士。

（4）加强新生儿脐部护理，每日沐浴认真、细致，观察新生儿脐部情况并消毒，保持脐部清洁干燥，避免脐部感染。

（5）新生儿出生后遵医嘱予维生素 K_1 5 mg 肌内注射，预防出血。

（6）产房及手术室剖腹间应常规配备 20% 的高锰酸钾溶液，用于新生儿脐带水肿残端烧灼止血。

经验教训

（1）有些传统的技能操作比较复杂难学，在新的技术冲击下已逐渐被时代摒弃，如棉线脐带结扎法已被气门芯、脐带夹代替，很多医院已经不再使用。

（2）一些特殊情况，如新生儿脐带水肿必须使用传统的棉线结扎＋烧灼才能达到止血目的，每个助产人员都要掌握传统脐带结扎技能，将传统技术与新技术结合起来，才能更好地服务于患者。

学习启示

1. 课堂提问
请同学们说说新生儿断脐的方法。
2. 学生回答

学习启示

（1）目前，产科分娩技术提倡晚断脐。新生儿娩出后先擦干身体，放在母亲身上进行早接触，脐血流中断后再行断脐。

（2）学生在学习助产技术时不能只注重新技术、新知识的学习，还应掌握传统操作技能，刻苦钻研，将传统技能与现代新技术结合，更好地为患者服务。

（3）新生儿的生理调节和适应能力尚不够成熟，需要特别加强护理，认真评估，细心观察，保证生命健康成长。

二十三、早产儿长期吸氧致失明

案例经过

2017 年 9 月 28 日，产妇赵某因先兆早产入 A 医院待产。当天下午 17:56，顺产一女婴，体重 1500 g，Apgar 评分 8 分，19:05 女婴因早产活力低下转入 NICU 暖箱监护。医嘱：给氧 prn［pro re nata，必要时（长期备用）］，护士遵医嘱给予持续低流量吸氧至 10 月 7 日。给氧期间没有进行血氧饱和度监测和眼底检查。10 月 29 日女婴出院。该女婴 3 个月大时，赵某发现孩子经常哭闹遂带去 A 医院检查，医生告诉她孩子眼睛发炎，回去滴眼药水即可。半个月后，该女婴因便秘到某儿童医院就诊时，该院医生意外发现女婴双眼系早产儿视网膜病变，因贻误治疗时间，复明希望已很渺茫。赵某当天就带着女婴请专家会诊，结果与儿童医院诊断结果相同。随着女婴长大，眼疾越来越严重。其母亲以 A 医院氧疗护理措施不当，未对女婴进行相应的眼科检查和会诊，出院时亦未告知眼底复查和注意事项，致延误诊治最佳时机，造成双目失明为缘由，将 A 医院告上法庭，要求赔偿。

原因分析

1. 患儿因素

早产儿全身各脏器尚未发育成熟，容易发生呼吸功能障碍，出现缺氧症状，越小的早产儿表现越明显，需要氧疗提高血氧浓度。但早产儿氧疗存在一定风险，易发生视网膜病变。

2. 医护因素

（1）护士在早产儿氧疗过程中没有监测患儿血氧饱和度，医生没有检查眼底，未根据病情及时调整或停止用氧。

（2）氧疗过程中医护未能动态评估患儿病情及氧疗效果，导致患儿用氧时间过长，给患儿造成一生无可弥补的伤害。

（3）出院健康指导不到位，未告知患儿家长氧疗的副作用，没有嘱咐定期进行眼部检查，了解患儿视力发育情况，早期发现异常及早治疗。

（4）患儿因眼疾就诊，接诊医生未告知患儿家长定期眼部复查，以致贻误治疗时机。

整改措施

（1）氧疗过程应密切观察患儿病情变化，注意观察患儿皮肤颜色、唇色、呼吸频率和类型。加强对动脉血氧分压（PaO_2）、动脉血氧饱和度（SaO_2）和动脉血二氧化碳分压（$PaCO_2$）的监测，同时应考虑早产儿视网膜病变发生的可能性，检查视网膜血管反应，必要时根据病情采取间断性给氧，发现异常及时调整氧浓度，避免长期吸氧导致氧中毒。

（2）护士须熟练掌握氧疗的操作方法、注意事项、副作用、给氧浓度、给氧时间和停氧的指标。

（3）氧疗过程中应动态评估氧疗效果，根据病情和患儿生理特点调整氧浓度，及时停氧，避免发生不良后果。

（4）氧疗前后应主动与患儿家长沟通，告知氧疗的目的、作用、可能发生的并发症等。

（5）做好出院健康教育，交代出院注意事项和复查内容、时间，必要时使用书面告知。

（6）做好出院随访，了解患儿出院康复情况，提醒家长带患儿定期到医院复查，以便尽早发现异常，及时处理。

经验教训

（1）护士应树立一切以患者为中心的服务理念，为患儿进行各项护理服务应本着精益求精、高度负责的态度，保障患儿安全。

（2）定期组织护理人员学习氧疗操作方法，掌握氧疗相关知识，评价氧疗效果指标。

（3）重视早产儿出院健康教育。指导家长出院后定期携带患儿回院复查眼底功能，关注患儿视力、了解患儿身体生长发育情况。

（4）早产儿用氧时应随时观察氧疗效果，结合血氧饱和度、氧分压和二氧化碳分压，及时调整氧浓度。

课堂互动

1.课堂提问

针对上述案例，请同学们说说新生儿长期给氧应注意什么。

2.学生回答

学习启示

（1）学生应具有关爱、博爱的人性关怀情感，给新生儿最细致的护理服务，让他们健康快乐成长。

（2）学生须掌握氧疗的方法，了解氧疗的副作用。新生儿、早产儿应控制吸氧浓度和吸氧时间，避免浓度过高、时间过长造成晶状体后纤维组织增生，出现不可逆的失明。

二十四、消炎药未皮试致患者死亡

✍ 案例经过

2020 年 3 月，一患者因"肺部感染"入院，入院后护士遵医嘱给予患者静脉推注 0.9% 氯化钠溶液（生理盐水，normal saline, NS）20 mL + 头孢曲松钠 1 g。护士在推药前向患者及其家属解释说明消炎药的作用。当时患者及其家属没有异议，但在执行注射过程中患者突然出现大汗淋漓、四肢湿冷、脸色苍白、口唇发绀的症状，护士立即停止推注，通知医生，并配合医生进行一系列抢救措施。最终患者因过敏性休克经抢救无效死亡，引起医疗纠纷。

📖 原因分析

1. 患者因素

患者对头孢曲松过敏，使用时发生过敏性休克引发死亡。

2. 护士因素

（1）违反护理操作规程，使用消炎药前，没有详细询问用药史，未做过敏试验，盲目用药。

（2）护士责任心不强，用药健康教育不到位，未向患者介绍药物不良反应。

（3）护士风险防范意识比较差，法律意识薄弱。

3. 管理因素

科室给药制度未落实到位，患者使用消炎药没有做过敏试验。

📋 整改措施

（1）护士用药前详细询问病史，特别是抗生素类药物。给药前应详细询问过敏史、用药史、家族史和药物不良反应史。对青霉素过敏者，慎用头孢类药物。

（2）使用头孢曲松前必须做过敏试验，阴性者方可使用。使用需皮试的抗生素类药物时，须备好抢救药品（如肾上腺素等）并观察患者是否出现不良反应。

（3）用药前做好给药健康教育，向患者解释用药目的、方法、注意事项及不良反应。

（4）给药过程中应密切观察患者用药反应，出现异常及时报告医生。

⚗ 经验教训

（1）患者使用消炎药，必须询问过敏史，遵医嘱进行过敏试验，按规范给药。

（2）给药中、给药后严密观察病情变化，做好药物疗效和不良反应的观察和记录。一旦出现药物不良反应，立即停药，报告医生处理。

（3）药物静脉注射速度宜慢，特别是静注抗生素类药物时应慎重。

（4）加强健康教育，做好患者给药告知，保障患者用药知情权。

（5）加强培训，提高护士风险意识，提升意外抢救能力。

课堂互动

1. 课堂提问

针对上面的案例，请同学们谈谈你是怎么看待案例中护士的做法，将来你们在临床工作中应注意一些什么？

2. 学生回答

学习启示

（1）结合临床案例，提高警惕性，提升护理风险意识。学生应具有高度的责任感、沉稳冷静的处事风格及良好的心理素质，热爱护理专业，树立救死扶伤的高尚职业情操。

（2）由于患者个人体质、遗传等因素，即使是安全药物也有可能出现过敏反应。学生须掌握护理急救技能，遇突发不良事件能够配合医生进行抢救，挽回患者生命。

二十五、护士忘记解开止血带致患者死亡

案例经过

患者于某，男，80岁。咳嗽、憋气及发热1个月，入院诊断"慢性支气管炎并发感染、肺心病及肺气肿"收住呼吸内科。入院后遵医嘱予静脉输液，上午11:35护士A为其进行静脉留置针穿刺，穿刺成功后患者衣袖自行下滑，盖住右臂肘上方的止血带，护士A固定好留置针连接输液器后忘记解下止血带，随后离开病房。在输液过程中，患者曾多次提出"手臂疼痛、输液速度太慢"等问题，护士B认为疼痛是由于四环素刺激静脉所致，并解释说："因你有肺心病，输液速度不宜过快"。

下午18:50患者输液结束后护士C取下输液针头，发现穿刺部位皮肤轻度肿胀，以为是少量液体外渗所致，未予处理。20:10患者右前臂穿刺部位疼痛加剧，家属自行予热毛巾湿热敷，拉开袖子发现止血带还扎在右臂肘上，立即解下来并报告值班护士D，护士D查看后嘱其继续予热毛巾湿热敷，未报告医生。23:00护士D检查发现患者右前臂掌侧有一个1 cm×2 cm的水疱，误认为是热敷引起的烫伤，仍未报告医生和处理。1:00护士E与护士D床旁交接班发现患者右前臂高度肿胀，多处水疱形成且手背发紫，立即报告医生。两天后，患者右前臂远端2/3已呈紫色，医院组织专家会诊决定转上一级医院继续治疗。

转院后第三天患者行右上臂中下 1/3 截肢术。因患者年老体弱加上中毒感染引起心、肾功能衰竭，术后一周死亡。

📖 原因分析

1. 患者因素

患者高龄，合并多种疾病，因止血带结扎过久导致四肢末梢血液循环不良，肢端坏死引起中毒性感染。

2. 护士因素

（1）护士 A 违反静脉输液操作流程，静脉留置针穿刺完毕未及时解开止血带，造成患者肢端坏死、中毒性感染致死。

（2）护士 B、C、D 工作不够认真细致，未真正落实"以患者为中心"的服务理念。患者及其家属多次反映手臂疼痛、滴速太慢，没有积极查找原因、检查穿刺部位及肢体情况，仅依靠主观判断是由四环素刺激所致。

（3）护士发现长时间忘记解开止血带，患者右前臂出现红肿、水疱等不良反应后，未立即报告医生及时处理，敷衍了事，盲目指导患者持续热敷，加重病情。

3. 管理因素

护士护理风险意识差，未认真观察患者病情，交接班制度落实不到位。

📋 整改措施

（1）立即上报护理部、医务部，协调全院各科专家进行会诊，制订治疗方案。

（2）护理部及科室组织讨论，剖析根源，深刻反思。并对当事者进行相应惩罚。

（3）将该护理不良案例进行通告，引起各医疗机构的重视，起到防微杜渐的作用。

（4）该院护理部组织全院护士开展案例分析大会，针对此案例产生的严重后果进行讨论分析，让每一位护士都能深刻地感受到护理规范操作的重要性，同时引以为戒，从错误中学习，警钟长鸣，杜绝此类不良案例再次发生。

（5）组织全院护理人员进行护理安全培训，提高护士风险防范意识。

（6）定期组织护理人员进行操作技能培训，掌握静脉留置针操作方法及注意事项。

🔖 经验教训

（1）护理无小事，护士的责任心、细心、爱心和耐心是最基本的职业道德。缺乏这些精神，即使小事也会引发严重的后果。

（2）认真对待患者及其家属反映的各种问题，积极寻找原因。发现异常及早报告医生。有些不良事件如果能得到及时的处理，也许可以避免引发严重的后果，甚至挽救生命。

（3）积极倡导非惩罚性上报原则，鼓励护理人员主动报告护理不良事件，完善护理安全管理措施，建立安全的医疗护理环境。

（4）加强对老年人、急危重症患者的巡视，密切观察其病情变化。及时给予关心和支持，提供有效治疗和护理措施，尽量满足患者的需求。

（5）从患者的利益出发，时刻为患者着想。对患者或家属提出的疑问，认真对待，积极寻找原因，及时解决，不能敷衍了事。

📖课堂互动

1. 课堂提问
针对上述案例，请同学们谈谈你们的想法。
2. 学生回答

☑学习启示

学生应熟练掌握各项操作技能，在临床实习中遇到不懂的或有疑问的操作不能自作主张，要及时请教带教老师或资深护士，以免发生严重的后果。

二十六、护士责任心不强致患儿死亡

✎案例经过

患儿，女，3岁。因吃西瓜时边吃边玩，发生呛咳，呼吸困难，于当日 22:05 到某院急诊科就诊。医生询问病史后，没发现患儿呼吸困难症状，嘱留院观察。护士观察 30 min 后告诉患儿家属："现在没什么问题，如果再有异常，明天上午来专科门诊就诊。"次日凌晨 2:00 左右，患儿又出现呼吸困难，并有四肢抽搐，其父母于 2:30 携带患儿再次来院就诊，经值班医生检查，患儿呼吸、心跳已停止，双侧瞳孔扩大，抢救无效死亡。死亡诊断：支气管异物阻塞并窒息。

📖原因分析

1. 患儿因素
患儿年纪小，无法准确表达其主观感受，导致诊断困难。
2. 客观因素
西瓜籽较小，进入气管、支气管后形成活动性异物。患儿回家过程中因气流冲击、体位改变、活动振动等致西瓜籽移动，最终导致窒息。
3. 护士因素
（1）护士职业责任心不足，未做到以患儿为中心，缺乏对患儿高度负责的态度，自作主张让患儿回家观察。
（2）经验不足，没有认真观察患者病情，未掌握气管异物护理常规。
4. 管理因素
急诊护理常规和急救安全知识培训不足。

整改措施

（1）组织护理人员学习留观制度和急诊护理工作规范要求，提高急诊护理安全意识。

（2）接收此类患儿护士应做好健康宣教，取得家属配合与支持，嘱咐家长安抚患儿，使其保持安静，避免哭闹。

（3）护士应遵循医嘱，认真观察病情，指导家属正确照护患儿，发现异常，立即报告及时处理。

（4）加强急诊护士应急预案和安全护理培训，提高应急防变能力。

经验教训

呼吸道异物常发生在 5 岁以下幼儿，对呼吸道黏膜产生强烈刺激，如不及时抢救可能会危及患儿生命。该患儿 3 岁，尚不能准确描述其不适感，且西瓜籽较小，短时间内可能不会造成患儿生命危险，各项症状体征表现不明显，容易漏诊。护士经验不足，未意识到小儿气管异物阻塞可能发生的后果，让其自行回家，以致发现和抢救不及时导致患儿死亡。

课堂互动

1. 课堂提问

结合上述案例，请同学们说说急诊护理工作的特点，并分析该护理人员的行为。

2. 学生回答

学习启示

（1）学生应吸取本案例教训，提高警惕性，拓宽知识面，提高自身职业素质。

（2）急诊工作涉及多学科、多病种，学生应树立探索求知精神，牢固掌握急危重症护理理论和操作技能，遵循以人为本原则，积极学习心理学、社会学、法律法规等相关知识。

第二章　药物相关案例

一、注射胰岛素后未按时进餐引发低血糖

案例经过

患者于某，女，65 岁。糖尿病史 5 年余，近日因血糖不稳定入住内分泌科。2019 年 2 月 25 日 11:30，护士林某按常规给患者注射餐前普通胰岛素 8 单位。12:18 患者突发大汗淋漓，感觉头晕、乏力、恶心，立即按铃呼叫护士，护士林某赶到病房后查看患者，并立即报告值班医生，遵医嘱按低血糖予 50% 葡萄糖注射液 40 mL 静脉推注，约 10 min 后患者低血糖症状逐渐好转。事发后了解到，家属原定 11:30 前送餐到病房，因家里临时有急事耽搁未能送到，导致患者注射普通胰岛素后没能按时进餐引起低血糖。经过数小时严密观察和处理，患者病情稳定无不良反应，未引起护理纠纷。

原因分析

1. 家属因素

家属因家里临时有事无法准时送餐，未及早通知患者及责任护士。

2. 护士因素

（1）护士缺乏评判性思维，认为患者长期使用胰岛素，注射前应该会备好食物，无须反复提醒，故注射时未再次确认送餐情况。

（2）责任护士违反胰岛素给药原则，注射后未督促患者按时进餐，未能及早发现家属没有送餐，导致患者发生低血糖。

（3）责任护士给患者注射胰岛素后，未认真与午班护士进行交接。

（4）注射后护士没有按时巡视病房，观察患者用药后是否有低血糖反应。

3. 管理因素

护士交接班制度落实不到位，胰岛素用药风险防范意识薄弱。

整改措施

（1）低血糖纠正后，积极与患者及其家属解释沟通，关心、安慰患者，消除其不良情绪。

（2）严格执行、落实胰岛素注射流程及用药原则，杜绝用药安全隐患。

（3）做好胰岛素用药健康教育，告知患者及家属饮食治疗对糖尿病患者的重要性，合理安排三餐进食。

（4）胰岛素注射前护士应关心患者、询问其饮食情况，注射后勤于巡视患者确认其按时进餐。

（5）胰岛素注射后应密切观察病情，观察患者用药反应，遵医嘱监测餐后血糖水平。

（6）护患沟通及时，嘱患者注射胰岛素后若有特殊情况不能按时进餐时应随时告知护士。

经验教训

患者及其家属对注射胰岛素后未按时进餐的风险认知不足，说明健康教育落实不到位，医护用药告知不全面，没有评估患者及其家属对糖尿病治疗的认识程度和依从性。护士用药后巡视观察未落实。

课堂互动

1. 课堂提问

针对上述案例，请同学们说说短效胰岛素为什么必须在饭前 30 min 注射？

2. 学生回答

学习启示

（1）护理人员应具有严谨、细致的工作作风，具有爱心、耐心和责任心，理解、关心患者及其家属，能够提供专业化、人性化的护理服务。

（2）学生应掌握糖尿病的饮食护理，在临床能够运用所学知识做好糖尿病患者的健康教育，指导患者关注用药安全。

（3）学生须掌握胰岛素的种类、使用方法、注射流程及注意事项，熟悉注射胰岛素后发生低血糖反应的应急处理措施。

二、执行单打印不清致给药错误

案例经过

2016 年 2 月 26 日，值班护士贾某因执行单上床号打印不清，错把 10 床李某的餐前胰岛素给 16 床张某注射，发现错误后立即报告值班医生，并向护士长、科主任汇报了这件事。事后严密观察患者情况，做好解释工作，经过几小时的严密观察和处理，患者的病情稳定，未造成不良影响，没有引起护理纠纷。

📖 原因分析

1. 护士因素

（1）护士违反护理操作原则，注射前未严格执行查对制度。

（2）责任护士工作缺乏责任心，执行单上床号打印不清可以查对病历，而不是凭主观臆断行事。

（3）责任护士未全面掌握患者病情，对分管床位患者的用药情况不了解。

2. 管理因素

（1）仪器、设备维护不及时，打印机不能正常运作，字迹打印不清晰。

（2）护士业务培训不到位，护理安全防范意识差。

📋 整改措施

（1）加强护士责任心教育，执行单打印字迹不清晰可以找病历或电脑核对，写清楚后再执行，不能拿患者生命开玩笑，随意行事。

（2）主班护士定期检查、维护打印机，出现故障及时联系设备科进行维修，保障各项护理工作顺利进行，避免因执行单打印字迹不清晰造成工作失误。

（3）责任护士每日上、下午进行护理查房，全面了解分管患者的病情，动态观察病情变化、用药情况、检查化验结果等。根据病情变化落实各项护理措施。

（4）严格落实"三查七对"制度，使用胰岛素前应评估患者进餐情况，做好饮食宣教，确认无误之后再执行，避免发生低血糖。

（5）定期组织护理人员学习护理安全知识，提高护理风险意识。

🔖 经验教训

（1）组织护理人员学习护理规范制度及操作规程，落实各项操作制度。

（2）责任护士掌握分管患者的病情和用药情况。

（3）病区的各种仪器、设备每日检查，定期维护，保障正常运作。

（4）定期组织护理人员学习护理安全知识，认识到安全护理的重要性，防微杜渐，杜绝给药错误。

📖 课堂互动

1. 课堂提问

针对上述案例，请同学们谈谈注射胰岛素的注意事项。

2. 学生回答

☑️ 学习启示

（1）护理人员应具有评判性思维和严谨、认真的工作态度，学会认真观察病情动态变化，掌握分管患者用药情况，能够独立完成给药健康教育。

（2）掌握胰岛素常用制剂、药理作用、临床应用、不良反应和注意事项，能正确使用胰岛素。

三、药物浓度使用错误

案例经过

2016年7月9日上午，消化内科新护士邱某遵医嘱备药：5%葡萄糖注射液500 mL+10%氯化钾注射液15 mL。当时500 mL规格的5%葡萄糖注射液刚好已用完，主班护士未开单到药库领取。护士邱某自作主张用2瓶250 mL的5%葡萄糖注射液代替一瓶500 mL的5%葡萄糖注射液，并将15 mL10%氯化钾注射液全部加入其中一瓶250 mL的5%葡萄糖注射液中，致该瓶溶液中的氯化钾注射液浓度高达0.6%，超过正常使用范围。输液结束后患者出现胸闷、气促、恶心、呕吐、心搏骤停等症状，于当天抢救无效死亡。

1. 护士因素

（1）新护士经验不足、药理知识不扎实，没有掌握氯化钾用药浓度，未遵循氯化钾用药原则。

（2）护士工作作风粗疏、急躁，操作违规，未严格执行查对制度。

（3）护士未落实用药巡视观察，未及时观察用药反应，未能早期发现异常，及时处理。

2. 管理因素

（1）科室药品管理不善，药品用完后没有及时补充，影响护理工作。

（2）10%氯化钾为高危药品，无使用警示标识。

（3）护士长对新护士用药相关知识培训不足，使其用药安全意识薄弱。

原因分析

（1）抢救后积极与家属沟通，给予安慰，做好解释，承认错误，争取家属的谅解。

（2）组织护理人员讨论、分析，认识错误，吸取教训。

（3）加强新护士培训考核，提高业务水平，提升服务理念和安全意识。

（4）严格执行、落实高危药品管理制度，定期组织护理人员学习，提高用药的安全性和有效性。

（5）加强药品清点、检查、补充管理，满足日常工作需求，避免用药安全隐患。

（6）严格执行、落实查对制度和给药制度，加强高危药品使用核对，及时观察用药反应，发现异常及时报告医生。

经验教训

科室药品管理存在漏洞，日常工作中未能做到药品清点到位、补充及时，影响护理工作。高危药品无提示，没有组织培训学习，护士对使用氯化钾的风险性不了解，缺乏安全用药意识，未执行用药规范要求和给药原则。

课堂互动

1. 课堂提问

针对上述案例，请同学们谈谈静脉滴注氯化钾注射液的注意事项。

2. 学生回答

学习启示

（1）课堂上引入本案例，分析问题原因，让学生了解护理差错事故发生的经过，从中吸取经验教训。

（1）学生须掌握氯化钾的使用方法、浓度、输注速度和注意事项，能够根据药物浓度进行正确换算加药，能够正确为患者实施氯化钾给药操作，保证给药安全性和有效性。

（2）学生应树立"以人为本"的护理服务理念，要敬畏生命、爱护生命，奉行"人命至重，有贵千金"的传统人文文化思想。

四、静脉给药剂量错误

案例经过

某医院消化内科患者李某，男，67岁，诊断：急性食道静脉曲张出血、肝硬化。于2018年1月8日16:40住院。入院后医生开具医嘱 NS 50 mL+ 生长抑素 3 mg 静脉注射，速率 8.8 mL/h。护士张某备药时看错给药剂量，配制成 NS 50 mL+ 生长抑素 9 mg，静脉注射速率 8.8 mL/h。注射约 20 min 后责任组长许某巡视病房发现给药剂量错误，立即停止用药，报告值班医生及护士长，重新配制正确剂量药物予静脉注射，并密切观察患者病情变化。

原因分析

（1）护士配制药物时注意力不集中，未认真核对药物剂量，未严格落实"三查七对"制度。

（2）护士配药时违反操作流程，未进行双人核对。

（3）护士理论知识不扎实，未掌握常用药物使用剂量，给药操作具有盲目性。

整改措施

（1）组织护理人员学习给药相关知识，掌握专科常用药物的作用、规格、使用剂量、浓度及注意事项。

（2）严格落实"三查七对"制度，各项给药操作必须做到给药前查对、给药中查对、给药后查对；认真核对药物名称、剂量、浓度、床号、姓名、时间、给药途径，无误后方可使用。

（3）护士严格遵循各项护理操作规程。备药时双人核对，避免惯性思维导致差错发生。

（4）责任护士加强巡视病房，了解分管患者的病情动态变化、给药情况和用药疗效。

经验教训

静脉给药具有迅速、刺激小、疗效快的特点。是治疗疾病和抢救患者生命的重要措施，也是临床护理的重要内容。但是静脉给药过程中发生差错也最危险，它可直接导致患者的死亡和纠纷的发生。护士应严格按照规章制度、诊疗规范及操作规程进行操作，遵守给药制度，是临床工作中不可逾越的底线。

课堂互动

1. 课堂提问

针对上面的案例，请同学们谈谈给药差错的报告及处理流程。

2. 学生回答

学习启示

（1）给药护理关系着患者的生命安全，学生应保持警惕心理和严谨、认真的工作作风，防止类似不良案例发生。

（2）学生应掌握静脉给药的原则、目的，了解常用的静脉注射部位，熟悉操作流程和操作步骤；能够有计划地对患者实施静脉给药，保护患者血管；正确处理静脉给药过程中出现的异常情况，为患者提供安全的给药服务。

五、微量泵注射给药错误

案例经过

某医院妇科病区，5床张某平，女，52岁，子宫全切术后2 h，血压波动在201/128 mmHg，医嘱予5%葡萄糖49 mL+硝酸甘油5 mg微量泵静脉推注，速度3 mL/h，5床责任护士王某将备好的药液放入无菌盘内（未做标识），离开治疗室去拿微量泵。15床患者张某芳，女，45岁，子宫肌瘤切除术后，医嘱予5%葡萄糖48 mL+缩宫素20 mg，责任护士备好药放入另一个盘内（未做标识），临时有事离开治疗室。王护士备好微量泵返回治疗室，凭印象拿起其中一个治疗盘内的药液给5床患者张某平使用，操作过程中均未核对床号、姓名。李护士返回治疗室后，拿起治疗盘内药液核对时发现，剩余的药液为5床患者张某平的，立即询问王护士。王护士核对后发现药液拿错，立即停止操作（未启动微量泵，未将药液输入患者体内），互换药液后两人再次核对患者及药液信息，准确无误后给患者使用。

📖 原因分析

1. 护士因素

（1）王护士责任心不强，没有严格执行查对制度，给药前未核对药液信息，凭印象做事造成给药错误。

（2）护士备好药后未标注床号、姓名，以及药物的名称、用法和剂量，相同相近的治疗盘容易混淆引起差错事故。

2. 管理因素

微量注射泵属于仪器设备，一般不在治疗室内，造成护士工作脱节不连续。

📋 整改措施

（1）督促护士在进行治疗、护理操作时严格执行"三查七对"制度，将查对制度落在实处。

（2）落实给药制度，严格要求护士备药时做好药物标识，标明患者的床号、姓名及药物的名称、用法和剂量等信息，避免使用中引起混淆发生差错。

（3）改进工作流程，改进设备存放区域，方便护士取放，缩短耗时，保证护理工作的连续性。

🖊 经验教训

（1）查对制度、给药制度是保障护理工作安全的重要制度，要真正落实在各项治疗、护理全过程中。

（2）各层面质量环节管理须加强督查内容和力度，注重工作流程改进，规范操作程序，在不违反工作原则的情况下简化工作程序，把时间还给护士、还给患者。

（3）实施人性化护理和管理，既关注患者，同时又关注护士的身心健康。任何不良事件的发生皆有根源，管理者多与护士沟通，听取意见，改进工作，给予护士帮助，避免护士在工作时思想不集中，造成护理差错发生。

（4）加强业务学习，培养护理人员慎独的精神。

📖 课堂互动

1. 课堂提问

针对上述案例，请同学们说说给药查对制度的内容。

2. 学生回答

☑ 学习启示

（1）学生应具有严谨、慎独的职业精神，以及扎实的专业理论知识和娴熟的操作技能，主动提升人文素质修养，内化于心，自觉为患者提供人性化护理。

（2）学生应加强法律法规相关知识的学习，提高护理风险意识。在临床护理实践中要坚守原则，遵守规定制度，严格执行"三查七对"制度，为患者提供安全、高效的护理服务。

六、输注配伍禁忌药物

案例经过

患者张某，女，36 岁，因"发热、急性盆腔炎"住院治疗。2018 年 3 月 19 日 12:18 患者第一组头孢噻肟输液结束，责任护士许某予第二组甲硝唑更换接瓶。输注约 2 min 后，家属发现输液管内药液颜色变混浊，出现白色沉淀物，立即呼叫护士。护士立即停止输液，报告医生。经调查发现头孢噻肟与甲硝唑存在配伍禁忌，产生理化反应致药液颜色变混浊。

原因分析

1. 护士因素
（1）护士不了解头孢噻肟钠与甲硝唑存在配伍禁忌。
（2）护士学习态度不端正，使用新药物前未认真阅读说明书。
2. 管理因素
护士长未组织护士学习药物配伍禁忌相关知识。

整改措施

（1）护士长应定期组织护士学习药物配伍禁忌相关知识，提高护理业务水平。
（2）护士使用新药物前应认真阅读说明书，了解药物的性质、用法方法、使用注意事项及配伍禁忌。
（3）使用具有配伍禁忌的药液，药液输注前后应使用 0.9% 氯化钠溶液冲管，避免配伍禁忌药物直接接触，产生不良反应。
（4）护士应经常巡视病房，观察患者用药反应和用药疗效，做好给药健康教育。

经验教训

临床用药几乎不存在一次只用一种药物的情况，合并用药的目的是增强药效，减少用量以及不良反应。但多种药物合用也存在配伍禁忌问题，配伍变化问题也更为突出。临床护士在配制药物、输液过程中应熟悉药物配伍禁忌，安全、有效地为患者进行给药护理。

课堂互动

1. 课堂提问
针对上述案例，请同学们谈谈药物配伍禁忌定义和分类。
2. 学生回答

（1）学生应提升自主学习能力，刻苦钻研，不断拓展知识面，提高专业理论知识水平。

（2）学生应掌握各种常用药的药理作用、给药途径、浓度、不良反应及配伍禁忌，能够正确给药，保障患者安全。

七、使用青霉素前未皮试

✍案例经过

患者苏某，男，58岁。因"上呼吸道感染"入住呼吸内科。入院第二天，医生开具医嘱予0.9%氯化钠注射液250 mL + 青霉素800万单位静脉滴注，一日两次（bis in die, bid），同时开出青霉素皮试医嘱。主班护士执行医嘱时未认真核对，没有看到皮试医嘱，直接打印输液单交由责任护士执行。患者输液完毕未发生过敏反应。下午医嘱查对时发现该患者青霉素皮试医嘱未打印、未执行。

📖原因分析

（1）主班护士责任心不强，查对制度没有落实到位，没有认真核对当日医嘱的各项内容，造成遗漏。

（2）未严格落实青霉素给药查对制度，使用青霉素前未认真查阅病历上的皮试结果，未询问患者用药史。

（3）责任护士药物使用前评估不到位，没有认真落实安全用药健康宣教，未向患者解释青霉素使用的目的、方法和注意事项。

📋整改措施

（1）加强护理人员安全教育，增强护理风险意识，提高护士安全用药责任心。

（2）严格落实医嘱制度，主班护士处理医嘱结束后应组织对整病区医嘱进行总核对，避免医嘱遗漏未执行。

（3）责任护士应动态观察患者病情，观察青霉素用药后是否出现不良反应。用药前应确认无药物过敏史且青霉素试验阴性后再给患者用药，保证用药准确性、安全性。

（4）青霉素皮试时需使用同一品种、同一厂家、同一批号的药物，现配现用。

（5）护士长和质控组长应定期督查。

💊经验教训

（1）使用青霉素发生过敏反应（特别是过敏性休克）会危及患者生命。因此，积极采取预防措施是避免发生过敏反应的关键所在。用药前做过敏试验，试验结果阴性方可使用。

（2）严格执行医嘱查对制度、给药制度，避免给药差错发生。

📖 课堂互动

1. 课堂提问

针对上述案例，请同学们谈谈青霉素引发过敏性休克的应急预案。

2. 学生回答

☑ 学习启示

（1）护理工作直接为人的生命和健康服务，护士的职业道德水平直接影响护理行为。应加强职业道德修养，培养严谨认真的工作态度，提高责任心，提升护理服务水平。

（2）学生应掌握药物过敏试验的方法、青霉素过敏的临床表现、使用青霉素引发过敏性休克的应急预案，能够落实青霉素过敏反应的预防措施，为患者实施安全给药护理。

八、化疗药外渗致静脉炎

✎ 案例经过

患者胡某，女，80岁。诊断"肺癌"入住某医院肿瘤外科。入院后第三天 10:30 护士遵医嘱予奥沙利铂 150 mg 单药化疗。输注过程中责任护士定时巡视病房，规范检查患者右侧手背静脉留置针，回血良好无不适。13:30 药液输注完毕。14:50 患者诉穿刺处疼痛不适，护士查看穿刺处皮肤红肿、压痛，立即报告医生，给予抬高患肢制动，外敷马铃薯片，测量结果显示：T 36.2℃，P 72 次/min，R 20 次/min，BP 140/90 mmHg。医嘱继续严密观察。20:00 患者仍觉右手背部及前臂疼痛，自行予热毛巾局部热敷致疼痛明显、皮肤呈暗红色，局部出现约 8 cm×6 cm 肿胀，症状加重。值班护士立即嘱患者停止热敷，并报告医生，遵医嘱给予 50% 硫酸镁溶液局部冷湿敷。次日查房巡视，患者诉疼痛明显减轻，肿胀逐渐消退，患者局部皮肤继续给予对症处理。

📖 原因分析

1. 患者因素

（1）患者高龄、体弱、行动不便、感觉迟钝，血管弹性差，化疗药物刺激性强，易损伤血管引起静脉炎。

（2）家属在未告知、征询医护人员同意的情况下擅自给患者行局部热敷，致使症状加重。

2.护士因素

（1）患者穿刺处皮肤红肿，护士给予相应处理后，未对患者及其家属进行风险告知及详细指导，未说明化疗药物外渗可能造成的损害及相关注意事项。

（2）化疗前对患者血管情况评估不全面，防范措施落实不到位。

（3）患者高龄，血管弹性差，输注化疗药物不应使用外周静脉，以免刺激血管造成药物外渗。

整改措施

（1）化疗前要对患者进行全面评估，包括年龄、病情、治疗、血管状况、肢体活动情况、心理状态及配合程度等，识别风险因素，及时制订护理计划和措施。

（2）注意化疗药物的输注速度，定时巡视，观察患者病情，检查穿刺部位皮肤情况，发现异常及时处理。

（3）加强与患者沟通，做好健康教育指导，告知相关注意事项，指导患者出现任何不适应及时寻求医务人员专业帮助。

（4）化疗药物刺激性大，宜选中心静脉输注。医护共同评估患者，为患者建立适宜的药物输注途径。

（5）安抚患者及其家属，减轻其心理负担，加强巡视，提供专业化的护理。

经验教训

（1）完善化疗风险评估，细化评估内容及操作标准。

（2）定期组织护理人员学习化疗药物护理常规，熟悉掌握化疗药物外渗处理预案并正确实施。

（3）加强与患者及其家属的沟通，做好健康教育，提高化疗用药的安全性。

（4）对长期化疗的患者合理选择输注血管，尽量选择中心静脉，避免使用外周静脉。

课堂互动

1.课堂提问

针对上述案例，请同学们谈谈，在临床实习中遇到患者发生化疗药物外渗应如何处理？

2.学生回答

学习启示

（1）学生应具有耐心、爱心、同理心，激发内在的情感共鸣，能够体会患者的感受。

（2）学生应熟悉常用抗恶性肿瘤药的常见不良反应和注意事项，了解抗恶性肿瘤药的分类及临床应用，掌握常用化疗药的作用、疗效、使用方法和不良反应，能够正确为患者输注化疗药物。

九、硫酸镁药液外渗引起皮炎

案例经过

孕妇林某，26岁，G3P1（怀孕3次，生产1次），孕32周，以"下腹闷痛，阴道少许出血1天"为主诉，于2016年3月10日14:40拟"先兆流产"住院治疗，入院检查阴道少许出血，不规则宫缩，宫口未开，胎膜存。15:30医嘱予5%葡萄糖30 mL+25%硫酸镁30 mL微量泵静脉推注，速度6.7 mL/h，bid。次日凌晨1:10护士床边交接班发现患者右侧手背穿刺处皮肤红肿、触痛，约8 cm×6 cm。立即停止右侧输液，改为左侧手背重新静脉穿刺微量泵泵注，同时报告值班医生，予马铃薯片外敷。上午查房查看患者局部皮肤红肿稍减轻、触痛不明显。两天后红肿消退，肤色正常。

原因分析

1. 患者因素

（1）硫酸镁本身具有镇静、解痉的作用，泵入速度缓慢，药液外渗后孕妇没有异常不适感觉。

（2）孕妇及其家属白天精神过于紧张、焦虑，症状缓解后入睡较沉，未感觉手部皮肤异常不适。

2. 护士因素

（1）硫酸镁注射液静脉推注时间长，护士未使用静脉留置针，以减少药液外渗损害。

（2）护士床边交接工作到位，但巡视不及时，观察不细致，长达10 h的输注过程均未发现药液外渗。

（3）健康教育不到位，未认真指导孕妇及其家属查看穿刺部位皮肤情况。

整改措施

（1）孕妇使用硫酸镁保胎时应告知用药的目的及注意事项，说明硫酸镁具有镇静、解痉作用，使用时间较长，翻身或活动时需保护穿刺侧手臂，观察穿刺部位的皮肤，如有不适及时呼叫护士。

（2）落实交接班制度和输液巡视制度，观察输液侧手部皮肤情况，发现异常及时处理。

（3）特殊药物使用过程中应随时观察药物疗效，询问患者感受，及时了解患者用药反应。

（4）床边交接查看药液泵入速度、量、患者病情及穿刺部位皮肤情况，及时发现问题。

经验教训

（1）特殊药物、高危药物使用前要做好评估，了解药物性质、不良反应及可能发生的后果，了解患者病情、心理反应及配合程度，选择合适的给药方式。

（2）患者使用特殊药物、高危药物时，护士应经常巡视，观察穿刺部位皮肤情况，观察患者用药后反应。

（3）值班护士班班交接应执行到位，对于长时间输液的患者，认真查看，仔细询问，保证用药安全。

课堂互动

1. 课堂提问

针对上述案例，请同学们说说硫酸镁注射液外渗用马铃薯外敷的药理依据。

2. 学生回答

学习启示

（1）护理工作环节多、操作多、技术性强。学生在临床实践中应严格要求自己规范操作，关心、爱护患者，重点环节、重点患者、特殊用药应勤于巡视、多加观察，把护理人文关怀内化于心，外化于行。

（2）硫酸镁在妇产科应用广泛，是妊娠高血压综合征抗惊厥首选用药，同时也用于先兆流产镇静、解痉的作用。学生在临床实习中应掌握硫酸镁静脉滴注护理注意事项、中毒抢救措施。

十、药液外渗致皮肤肿胀淤紫

案例经过

患者林某，男，65岁。以"腹痛、腹胀4天，呕吐1天"为主诉入住胃肠二区。诊断：感染性休克。2018年12月21日3:50在全麻下行"剖腹探查＋小肠部分切除＋肠系膜肿物活检术"，术后转入重症监护室，气管插管呼吸机辅助呼吸，予双腕部约束带、约束网球袋应用。12月22日8:20护士长查房发现患者深静脉同时有8路液体输入，嘱责任护士林某再建立外周静脉通路。责任护士林某将10%氯化钾注射液和美罗培南两组液体连接外周静脉输注。12:00护士交接班时，两路外周静脉输液畅通，穿刺部位皮肤未见渗液、红肿，询问患者，其摇头示意无不适。16:00患者躁动，手写画板示穿刺处疼痛难忍，护士检查发现患者右前臂外周静脉穿刺处皮肤有一处4 cm×2 cm肿胀淤斑，触之稍硬，立即拔除外周静脉通路，25%硫酸镁湿敷，并报告医生。

原因分析

1. 患者因素

多路输液，输液侧使用约束带，输液时间长，输注药物氯化钾对血管有刺激性。患者气管插管，沟通不良。术后麻药致患者感觉迟钝，对早期轻微疼痛不敏感。

2. 护士因素

（1）护士违反静疗规范，10% 氯化钾为高危药品，对血管刺激性强，不宜选择外周静脉输注。

（2）交接班制度执行不到位，交接内容不全面，交接班时接班者未认真查看药物名称，交班者未交代清楚。

（3）危重症患者每 15 ～ 30 min 巡视观察无落实，护士未能发现输液异常问题。

（4）护士药理知识不扎实，对氯化钾药物性质、给药途径不了解。

整改措施

（1）加强护理人员高危药品安全使用相关知识培训。患者使用高危药品时应在输液袋上做高危标识。

（2）加强护士责任心及安全意识教育，严格落实各项操作规范。

（3）组织护理人员学习给药查对制度及交接班制度，要求人人掌握并规范执行。

（4）患者有多条静脉输液通道，高渗药品尽量不选择外周静脉输注。若有外周静脉输注高危药品时应定期观察输液是否通畅，穿刺处皮肤是否红肿、疼痛，并做好床旁交接班。

（5）严格落实交接班流程，加强病情观察，不能流于形式。

经验教训

护士在工作中违反高危药品用药原则，未严格执行交接班制度，未能对外周静脉和中心静脉做出正确评估，致使用药途径选择不当。高危药品使用期间没有巡视、观察外周静脉穿刺部位情况，对患者因气管插管所致的沟通障碍及麻醉后感觉迟钝重视不够，过于依赖患者的主诉。

课堂互动

1. 课堂提问

针对上述案例，请同学们谈谈遇到类似相关情境时应注意什么。

2. 学生回答

学习启示

（1）学生须掌握临床常用药物的使用方法、剂量、浓度和不良反应，能够正确实施给药操作，为患者提供安全的用药服务。

（2）学生应掌握静疗规范及危重患者交接班流程，了解高危药品或高警示药品的种类，掌握高危药品的使用方法及注意事项。

十一、错用灌肠液致患儿检查中断

✎案例经过

患儿张某，男，1岁10个月。2006年6月8日10:00，因"右腹股沟斜疝"入院，医嘱检查心电图。责任护士魏某陪同患儿及其家属到心电图室，患儿哭闹不休，心电图检查无法正常进行，遂将患儿抱回科室，报告医生。医生开具医嘱10%水合氯醛溶液20 mL灌肠。11:30患儿仍哭闹不休，护士魏某发现患儿灌肠液使用错误，为20 mL无菌0.9%氯化钠溶液灌肠，立即报告医师，观察患儿无不良反应，重开医嘱予10%水合氯醛溶液灌肠后患儿安睡，心电图检查正常进行。患儿家属对护士工作不满，认为其耽误了孩子的治疗，护士向家属道歉，未造成纠纷。

📖原因分析

1.患儿因素

患儿幼小沟通无效，检查时紧张、害怕致哭闹不休，不能配合完成心电图检查。

2护士因素

（1）护士未执行落实查对制度，没有核对医嘱，导致第一次灌肠失败，耽误了检查的时间，引发家属不满。

（2）护士缺乏与患儿有效沟通的技巧。

📋整改措施

（1）护士进行各项护理操作前应严格执行"三查七对"，双人核对无误后方可使用。

（2）严格执行给药制度，灌肠前认真检查灌肠液的名称、浓度、用法及有效期。

（3）加强与患儿家长的沟通交流，理解家长焦虑心情，关心、安慰他们，取得家长的信任与支持。同时安抚患儿，必要时可以用玩具等其他物品转移患儿注意力，让其安静下来。

（4）科室药品分类放置，定期清点、检查、补充，标识醒目易于辨认。

（5）定期组织护理人员业务学习，提高业务水平。

🔖经验教训

（1）提高法制观念，严格遵守各项规章制度。

（2）护士进行各项操作时应严格遵守治疗、护理查对制度，避免给药差错的发生，保障患者生命健康安全。

（3）临床护理工作繁忙，护士须提高应对应变能力，有条不紊地完成护理工作。

（4）患儿年纪小，语言表达不清楚，无法准确满足其需求，加上疾病困扰，患儿情绪不稳定，需要家长及护理人员更多的理解与安抚。

📖 课堂互动

1. 课堂提问

针对上述案例，请同学们谈谈小儿腹股沟疝的临床表现。

2. 学生回答

☑ 学习启示

（1）学生应具有职业责任感和慎独、严谨的工作作风，以医学心理学理论为指导，提高护患沟通技巧，热爱生命、珍视生命，让患者真正得到人文关怀。

（2）学生须了解小儿生长发育规律，掌握儿童不同年龄阶段的心理特点、内心需求，理解他们面对疾病时无法准确表达时的焦虑、恐惧心理，掌握与患儿沟通的技巧，能够安抚患儿，取得他们的信任和配合。

十二、坐浴药物浓度未混匀致外阴灼伤

✍ 案例经过

某医院妇科病房，6床患者张某，女，61岁，因"子宫脱垂"入院待手术，术前医嘱予1：5000高锰酸钾溶液坐浴bid。入院后责任护士杨某将1 g高锰酸钾倒入患者坐浴盆内，再倒入5000 mL水，轻轻摇晃数次后，测量水温为39.0℃，协助患者开始坐浴。当天下午医生给患者进行妇科检查时发现患者外阴有高锰酸钾灼伤的痕迹，报告护士长，护士长予维生素C涂抹外阴灼伤处bid，2天后痊愈，未留疤痕，患者手术顺利完成。

📖 原因分析

1. 护士因素

（1）护士工作粗疏，在配制1：5000高锰酸钾溶液时，未按操作规程要求操作，没有让药液充分混匀，部分高锰酸钾没有完全溶解，致使高浓度的高锰酸钾灼伤患者外阴。

（2）护士缺乏正确使用高锰酸钾的相关知识，未意识到高浓度高锰酸钾溶液对皮肤烧灼的危害。

2. 管理因素

护士违规操作，风险意识薄弱，与管理者未定期培训考核护士、环节质控力度不够有关。

📋 整改措施

（1）安抚患者，积极沟通解释，真诚认错，取得患者谅解和理解。
（2）规范坐浴操作程序。
（3）加强健康教育，告知患者高锰酸钾的使用方法、坐浴时间与注意事项。
（4）密切观察患者坐浴后脱出的宫颈和外阴皮肤情况。
（5）定期组织护士进行业务培训学习，提高护理人员专业素质。

📖 经验教训

（1）配制 1 ∶ 5000 高锰酸钾溶液时，先倒入 10 mL 开水将高锰酸钾全部溶解，再倒入配制比例的温水。高锰酸钾放入水中散开后温水呈深紫色，无法观察到是否完全溶解，易使残余未溶解粉末烧伤外阴皮肤。应按正确程序规范操作，充分混匀溶液后即可使用。

（2）护理安全重在细节，提高护士风险意识，加强在职培训，将人文关怀融入护理工作中，服务于细微之处。

📑 课堂互动

1. 课堂提问
针对上述案例，请同学们说说使用高锰酸钾溶液坐浴的注意事项。
2. 学生回答

☑ 学习启示

（1）学生应重视细节护理，重视人文关怀，树立"安全来源于细节、细节决定成败"的工作观念。
（2）学生应掌握 1 ∶ 5000 高锰酸钾溶液的配制方法，熟悉高锰酸钾坐浴的目的、方法及注意事项，能正确指导患者坐浴。

十三、口服药漏发致患者病情加重

✍ 案例经过

某医院妇科病房，3 床患者张某，女性，51 岁，因"阴道不规则出血"2 个月，拟"功能失调性子宫出血"收住院。入院后医嘱予"妇康片"8 片口服，一日一次（quaque die, qd）。入院第二天上午患者外出行 B 超、拍片等检查，护士分发口服药时她刚好不在病房，护士未在床旁桌上放置"用药联系提示牌"，患者及其家属均不知情。第三天上午医生查房时患者诉阴道出血量增加。医生询问患者服用"妇康片"情况，患者确认护士未曾给自己发过药。追查原因：当班责任护士因患者外出检查不在病房，给药工作未实施且无提示无追踪无交班，造成患者漏服药，影响治疗效果。通过医生与患者及其家属解释，护士向患者道歉后，患者表示谅解，医生重新调整给药治疗方案。

📖 原因分析

1. 患者因素

患者相关疾病及用药知识缺乏，对激素类药停用的副作用不了解。

2. 护士因素

（1）护士工作不够细致，主动服务意识不强，给药时未真正做到让患者服药到口。

（2）护士未对患者实施用药指导，健康教育缺失，造成未及时发现漏给药。

（3）护士未全面细致观察病情，没有询问患者感受，未及时发现患者子宫出血量增加。

（4）交接班制度、给药制度、分级护理制度落实不到位。

（5）患者外出检查，责任护士不知情，不追查，患者安全管理制度未落实。

3. 管理因素

管理者不重视核心制度培训学习，环节质控督查力度不够，造成各项工作制度流于形式。

📋 整改措施

（1）按规定上报护理不良事件，护理质量分析会上讨论、分析和整改，严防发生类似不良案例。

（2）定期组织护理人员培训学习核心制度，并进行知识考核和工作考核，让制度落实在实践工作中。

（3）加强用药健康教育，指导患者正确使用激素类药物。告知患者激素类药物服用的重要性及漏服、停药会引起大出血等严重的并发症，取得患者的支持与配合。

（4）分级护理制度执行落实到位，随时观察患者病情变化，了解阴道出血情况，发现异常及时处理。

（5）科室改进分发口服药流程，突出安全给药、服药到口的环节提示。

🧪 经验教训

（1）护士工作应严谨、认真、细致，主动、自觉为患者提供人性化服务，不以忙为借口忽视生命安全。

（2）发药时段患者不在病房，责任护士应主动追踪联系患者，发放温馨提示牌。认真做好与下一班护士的交接工作。

（3）加强用药健康教育，增进护患沟通，护士随时了解患者病情动态及去向。

1.课堂提问

针对上述案例，请同学们谈谈功能失调性子宫出血患者使用雌激素治疗的注意事项。

2.学生回答

☑️学习启示

（1）学生应多形式、多角度、多层次地学习人文护理知识，丰富护理知识内涵，培养职业道德素养和人文关怀精神。

（2）学生须掌握激素类药的药理作用、临床应用、不良反应和注意事项。

十四、药房发错出院带药

✍️案例经过

某医院儿科病房，23床患儿陈某，5岁，因"肺炎"住院治疗。于2017年6月12日办理出院，出院带药：沐舒坦口服液10 mL，口服（peros, po），一日三次（ter in die, tid）。患儿家长结账前自行到药房取药，药房工作人员错将内科23床陈某的乳酸亚铁口服液发放给患儿家长，药品标签仅用记号笔写上"10 mL，po，tid"，无具体科室、床号及姓名。家长回家后遵照提示按时服用。两天后患儿出现恶心、呕吐、上腹痛症状，家长带其回院复查，医生发现其出院带回家服用的药物与出院医嘱不一致，经查询药房将出院带药发放错误。

📖原因分析

1.药房因素

（1）药房工作人员未认真核对患儿科室、床号、姓名、年龄等信息，造成药物发放错误。

（2）药房工作人员违反药物发放流程，未将口服药执行单交予患儿家长核对，仅用记号笔在瓶签上写明药物服用方法，未标明科室、姓名等其他有效核对信息。

2.护士因素

（1）出院带药应由护士或药房人员配送至病房，不能由患者或家属到药房领取。

（2）责任护士出院带药健康教育不到位。未交代清楚出院用药的名称、目的、使用方法及注意事项。

📋整改措施

（1）上报护理不良事件，护理部质控会议分析、讨论不良事件发生的原因，并提出整改措施。

（2）护理部与药房沟通，出院带药由护士统一到药房领取。经两人核对药名、科室、床号、性别、年龄、住院号等信息无误后方可发放，不能仅凭床号作为患儿（者）身份识别的依据。

（3）护士加强与患儿家长的沟通，做好出院给药健康教育，告知药物名称、用药目的及注意事项。

（4）制作出院带药服用管理卡，标明药物名称、单次服用剂量、用药时间、频次等信息，叮嘱其按时服用。

经验教训

（1）责任护士必须保证患者出院用药的准确性。包括药品的名称、剂量、用法。对可疑或不明确用药要与药房进行核实方可使用。

（2）患者身份识别时应使用两种或以上的身份识别信息，不能仅以床号作为身份识别的唯一依据。

课堂互动

1. 课堂提问
请同学们谈谈口服给药的健康教育。
2. 学生回答

学习启示

学生在临床实践活动中应严格执行查对制度并掌握药品的剂量、用法等，有异议及时提出，对可疑或不明确药物要与带教老师进行核实方可使用，以保证用药的准确性。

十五、给药方法错误导致患儿死亡

案例经过

患儿李某，男，3岁。因误服5 mL炉甘石洗剂到某医院急诊科就医。急诊医嘱予25%硫酸镁溶液20 mL口服导泻，但医嘱将"口服"误写成"静脉注射"。治疗护士机械执行医嘱，执行医嘱时、备药前后、给药前后均未经两名护士核对即将25%硫酸镁溶液20 mL给予患儿静脉注射，导致患儿因高血镁而引起呼吸麻痹而死亡。

📖 原因分析

1. 医护因素

（1）护士未严格执行医嘱查对制度、给药查对制度，缺乏工作责任心，漠视生命尊严和安全。

（2）主班护士不了解硫酸镁导泻给药途径，未能识别错误医嘱，造成严重后果。

（3）医生工作不认真、不细致，错将硫酸镁"口服"写成"静脉注射"，未核对检查即予护士执行。

2. 管理因素

护士风险意识薄弱，科室无定期组织培训各项核心制度。

📋 整改措施

（1）按规定上报不良事件，全院通报，给予当事者相应的处罚。

（2）组织医护人员讨论分析，培训核心制度，医务部、护理部联合督查。

（3）护士执行医嘱时应严格执行查对制度，发现医嘱有问题应及时向医生确认，无误后方可执行。

（4）改进急诊给药流程，落实给药前后查对工作，确保给药"五准确"（即把准确的药，按准确的剂量，用准确的方法，在准确的时间，给准确的患者）。

（5）落实高危药品管理制度，定期组织学习，设置各种警示标识。

🔖 经验教训

人命至重，医生没有认识到正确医嘱的重要性，依赖护士查对把关。护士工作疏漏，没有执行给药查对制度造成患者死亡。

📖 课堂互动

1. 课堂提问

针对上述案例，请同学们说说执行医嘱的注意事项。

2. 学生回答

☑ 学习启示

（1）学生应加强职业道德和人文素质的培养，具有严谨认真的工作态度，尊重、关心患者，以"患者为中心"，提供主动、周到的服务。

（2）学生可通过本案例，分析护士行为是否合乎职业道德要求、是否符合法律法规规定，通过对案例问题的分析，提升对依法依规执业的认识。

十六、护士换错药引发纠纷致患者死亡

案例经过

患者潘某，男，41 岁。2017 年 9 月 10 日 20:25 因突发急性心肌梗死，送往某医院心内科救治。住院期间潘某接受了心脏支架安置手术，术程顺利，术后生命体征平稳，予一级护理。9 月 12 日下午，值班护士丁某在巡视病房时见潘某正熟睡且药液已经输注完毕，未叫醒潘某进行操作核对，将邻床患者的药液给潘某使用。潘某醒后发现输注的药液不是自己的便询问护士。护士敷衍解释，并未认错，潘某随即与护士发生争执。因床档没有支起，情绪激动的潘某从病床上跌落坠地，经医院抢救无效死亡。家属认为医院应该对潘某的死亡承担全部责任。

原因分析

（1）护士未认真执行查对制度，未确认输液信息就直接换瓶，造成给药差错。

（2）护士服务态度差，工作敷衍马虎，未认识到输错药液的后果。对待患者质问未予真诚认错道歉，造成患者意外死亡及引起家属不满。

（3）分级护理没有落实到位，没有执行安全护理措施。患者术后一级护理，自理能力差，责任护士未做好安全宣教，未拉起床档保护病人。

（4）输液给药错误发生后，护士没有按规定上报不良事件，护理不良事件管理制度执行度差。

（5）护士服务意识薄弱，缺乏人文关怀精神。

整改措施

（1）患者死亡，医院积极与患者家属沟通，取得家属谅解。对当事者给予相应处罚。

（2）护理部组织护理人员讨论分析，提高护士护理安全意识，提升护士人性化关怀护理认知。

（3）严格执行落实"三查七对"制度，保证给药准确性、及时性和安全性。

（4）坚决杜绝发生护理不良事件后与患者及其家属争吵的不良案例。

（5）发生给药差错后，护士应真诚道歉，耐心倾听患者主诉，做好与患者及其家属的沟通解释。勤巡视、多观察患者病情，发现异常及时报告医生。

（6）管理者应定期对护理人员进行护理核心制度培训，督查落实情况，鼓励无惩罚性上报护理不良事件。

（1）护理安全无小事，每项护理操作都要严格按照规范、标准、流程执行，查对制度是患者安全的永恒主题。

（2）护理工作中出现差错，护士应积极处理，勇于认错，把风险伤害降至最低限度，取得患者的谅解和理解。

（3）加强护理人员安全教育，注重人文素质的培养，提升自身责任感和职业使命感。

课堂互动

1. 课堂提问

针对上述案例，请同学们谈谈在临床实习中为患者更换输液点滴应注意什么。

2. 学生回答

学习启示

（1）学生应具有良好的职业道德以及慎独、严谨的工作作风。不断完善自身人格，提升共情能力，尊重患者生命价值、人格尊严和维护就医权利。

（2）学生须认真学习护理理论知识，掌握各项护理操作技能，能够运用科学方法解决护理问题。

十七、给药操作不规范致患者死亡

案例经过

患者丁某，女性，81岁。因"突发晕厥半小时，呼之不应"收住呼吸内科，入院诊断：肺部感染、急性左心衰竭。入院后遵医嘱予胺碘酮注射液 150 mg 静脉推注（10 min）。责任护士林某推药约 1 min 后，分管床位另一患者紧急呼叫，林护士请护士王某过来帮忙继续推注，交接过程未交代注意事项，5 min 后王护士推注完毕。患者突然出现口唇发紫，面色苍白，心搏骤停，立即报告医生，抢救无效死亡。

原因分析

1. 患者因素

患者年龄大，肺部感染、急性左心衰，病情危重容易出现病情突变。

2. 护士因素

（1）护士对胺碘酮基本药理作用及注意事项不熟悉，违反给药操作规范流程，药物推注过程未实施心脏功能监测。

（2）林护士药物推注一半遇有紧急情况离开现场，没有详细与王护士进行药物交接，未告知胺碘酮医嘱要求推注的时间是 10 min，造成王护士推注速度过快造成患者死亡。

（3）王护士接手药液时麻痹大意，未询问药名及核对药物，不了解胺碘酮药物性质，未能按照用药说明要求执行注射。

3. 管理因素

查对制度、交接班制度、给药制度等落实不到位，护士给药安全意识薄弱。

整改措施

（1）立即上报医院相关部门，及时妥善处理该不良案例，给当事者相应处罚。

（2）落实护理不良事件上报制度，并将该护理不良事件进行全院通告，督促各科室自查、学习，杜绝类似不良案例发生。

（3）护理部组织全院护理人员开展护理不良事件讨论分析，强调安全给药的重要性。

（4）护理部组织全院给药质量控制检查，考核护理人员给药制度及高危药品、急救药品相关知识掌握情况，考核护理核心制度落实情况，要求人人过关。

（5）科室严查给药操作规程，保证给药的准确性、及时性和有效性。

经验教训

（1）使用特殊药物后，护士应加强巡视，密切观察患者病情及用药反应，最大限度发挥药物的治疗效果，减轻药物不良反应。

（2）药物推注过程中，原则上护士不得中途离开，应负责到底。遇抢救等紧急情况需更换推注人员时，需认真做好交接工作，交接内容包括推注药物名称、剂量、推注速度、推注需要的时长及注意事项等，双方确认无误后方可接手，不可盲目执行。

（3）护士应严格遵守给药操作规程，熟悉掌握特殊药物性质及使用要求，根据医嘱正确给药，保证给药安全。

（4）给药过程中，护士随时与患者沟通，询问患者感受，密切观察病情变化，了解患者用药反应，发现异常及时报告医生。

（5）使用特殊药物时应有医生在场，或配备心电监护，必要时备好急救药物。

课堂互动

1. 课堂提问

针对上述案例，请同学们谈谈在临床实习中遇到类似相关情境时应注意什么。

2. 学生回答

学习启示

学生在临床实践中应严格遵守护理操作规程，掌握给药基本原则，根据医嘱、患者的病情及药物性质给药，认真观察给药反应，养成良好的工作习惯。

十八、用药后未认真观察病情致患者死亡

案例经过

孕妇曾某，32 岁。2018 年 12 月 28 日 9:25，因妊娠高血压综合征在当地妇幼保健院住院治疗，入院查体：T 36.7℃，P 105 次/min，R 22 次/min，BP 167/108 mmHg，遵医嘱予一级护理。当日下午 16:00 患者突然出现头晕、恶心、呕吐等症状，责任护士报告主治医生，医生开具医嘱：氯丙嗪 1 号 2 mL 肌内注射，护士立即执行医嘱予肌内注射。晚间 22:00 左右患者症状没有缓解，值班医生再次开具医嘱予氯丙嗪 1 号 2 mL 肌内注射，注射之后患者很快入睡。夜间上、下班护士床旁交接班时，每小时巡视时，护士均未观察测量生命体征，以为患者正常入睡。凌晨 4:00 护士巡视病房，发现患者口唇、面部及四肢青紫，牙关紧闭，呼吸、心跳消失。

原因分析

1. 医护因素

（1）孕妇患有妊娠高血压综合征，入院时已出现头晕、恶心、呕吐等颅内出血的先兆症状，但未引起重视，医务人员未进行颅脑 CT 检查以明确是否有颅内出血病灶。

（2）值班护士没有认真落实交接班制度，在重症患者床头交接班时未认真观察生命体征，看一眼就主观认为患者在睡觉，工作极其不负责任。

（3）值班护士每小时巡视患者，但没有认真观察病情、及时测量生命体征，未及时发现患者死亡。

（4）患者因头晕、恶心、呕吐而烦躁，同日相隔 6 h 肌内注射两次同剂量镇静药，医护均未考虑用药后有血压突降的可能，没有观察用药后反应和测量生命体征。

2. 患者因素

孕妇及其家属未重视自身的身体健康，早期没有进行正规的产前检查，入院时病情已发展为重度妊娠高血压综合征。

3. 环境因素

未将孕妇安置于单人病房，避免刺激。白天病房人员出入较多，影响孕妇休息，夜间孕妇在休息中，室内光线暗，巡视护士不敢开灯，怕影响孕妇休息，故不能清楚观察到孕妇的病情变化。

整改措施

（1）护士应根据患者病情及护理等级巡视病房，定时监测生命体征，准确记录 24 小

时尿量，密切观察病情变化。

（2）指导孕妇取左侧卧位，随时观察并询问孕妇有无头痛、恶心、呕吐、视物模糊等不适，或是原有的症状有无加重，发现异常及时报告医生。

（3）密切观察孕妇使用氯丙嗪后的用药反应及疗效。有条件的可使用心电监护仪持续监护，随时观察血压、心率的变化，并做好相关的护理记录及给药评价。

（4）重视环境因素对妊娠高血压综合征患者的影响，尽量安置单间，保持病室安静、整齐、干净，减少对孕产妇的刺激，保证其休息与睡眠。

（5）重视孕妇情绪变化对疾病产生的影响，及时给予心理疏导，增加孕妇安全感，耐心倾听，给予心理上的支持与抚慰。

（6）定期组织助产护士学习妊娠高血压综合征理论知识，提高产科护理水平。

经验教训

（1）加强助产人员护理安全培训，提高护理风险意识。

（2）妊娠高血压综合征最重要的护理措施是保持病房安静，避免声光等外界刺激。护理时动作轻柔，各项操作集中进行，注意孕妇休息，保证其每日 10 小时以上睡眠时间。

（3）对于妊娠高血压综合征患者，应重视药物疗效及给药后的不良反应，加强给药后的监护。应给予重症患者心电监护持续监测生命体征，掌握病情发展变化，发现异常及时处理。

课堂互动

1. 课堂提问

针对上述案例，请同学们说说妊娠高血压综合征使用硫酸镁时需注意哪些事项。

2. 学生回答

学习启示

（1）药物是用于预防、治疗、诊断疾病，增强躯体或精神健康的物质。绝大多数药物具有增强或减弱机体某些器官生理功能的作用。药物具有两重性，能够防治疾病，同时也可能损害机体，甚至造成患者残疾或死亡。

（2）学生应具有严谨认真、关爱生命健康的职业素养，树立良好道德关怀理念，掌握娴熟的护理技术。

第三章 导管相关案例

一、操作前未评估致气管切开套管意外脱出

案例经过

患者戴某，女，65岁，因左侧丘脑出血入住神经外科。查体：浅昏迷，GCS评分5分，对光反射消失，眼球双侧球结膜黄染伴水肿，骶尾部陈旧性压痕，双上肢水肿，留置胃管（深度约55 cm）及气管切开套管固定良好、引流通畅。予心电监护、持续低流量吸氧，自理能力评分0分，跌倒／坠床危险因素评分11分，床旁悬挂相关警示标识。

入院当日凌晨5:30护士林某某为患者采集血标本时，患者突然出现剧烈呛咳，导致气管套管脱出，护士立即报告医生。医生查看患者，消毒后重新置入气管套管。测量结果显示：T 37.1℃，P 106次/min，BP 135/89 mmHg。护士加强巡视，密切观察患者生命体征，填写护理不良事件报告单，做好护理记录。

原因分析

1. 患者因素

高龄，浅昏迷，痰液滞留气道，刺激气管出现呛咳。

2. 护士因素

（1）护士未定时叩背、吸痰，导致患者气道痰液潴留引起呛咳。

（2）气管套管固定不牢，患者呛咳时由于气道压力冲击导致气管切开套管脱出。

整改措施

（1）护士应随时评估患者气道通畅及痰液情况，定时翻身、叩背，按需吸痰，每次吸痰时间不超过15 s。

（2）护士进行各项护理操作时动作应轻柔，避免因疼痛刺激患者及牵拉气管导管。

（3）改变体位或搬动患者时，应将呼吸机管路与气管切开套管暂时分离，避免操作不当导致脱管。

（4）妥善固定各管道，及时调整和更换固定带，护士床旁班班交接检查套管固定带的松紧度。

（5）加强巡视，密切观察病情变化，及时清除患者呼吸道分泌物，保持呼吸道通畅。

（6）定期组织相关人员学习气管导管维护相关知识，提高护理专业知识和业务技术水平。

经验教训

管道安全是护理工作重点环节之一。护士对非计划拔管的潜在危险缺乏应有的重视，操作前未对患者气道实施评估与监测，没有认真观察病情变化，及时处理存在或潜在的问题。

课堂互动

1. 课堂提问

针对上述案例，请同学们谈谈在临床实习中患者发生气管切开套管意外拔除应如何处理。

2. 学生回答

学习启示

（1）学生应加强安全意识，能够发现潜在的安全问题并予以有效解决。

（2）学生须熟练掌握各种管道护理措施，能与患者进行有效沟通，对安全隐患能够进行充分、全面的评估，积极寻求解决办法。

二、术前留置导尿管误插入患者阴道

案例经过

某医院妇科病房10床患者，何某，女，81岁，诊断：卵巢蒂扭转。于2016年12月14日18:00急行剖腹探查术。术前30 min护士为患者进行术前导尿，常规消毒后插入导尿管未见尿液流出。因患者导尿前刚排尽小便，护士认为其膀胱空虚无尿液引出属正常现象，故继续插入尿管约2 cm，气囊固定导尿管。17:30护送患者至手术室，与手术室护士交接过程中发现尿管与引流袋连接处有少量血性液体，经检查发现导尿管插在阴道内，阴道口有血液流出，立即拔除导尿管，报告医生，用纱布填塞阴道止血，重新留置导尿管。

原因分析

1. 患者因素

（1）老年女性患者会阴部皮肤萎缩，皮肤黏膜松弛，常常遮盖住尿道口，导尿时不易找到尿道口致误插。

（2）患者导尿前已排空膀胱，致尿管插入后无尿液流出，易造成误判。

2.护士因素

（1）护士导尿时未认真观察、辨认患者尿道口与阴道口，导致尿管误插入阴道内。

（2）护士导尿过程没有询问患者感受，置管后未再次确认。

（3）护士留置尿管后未定时巡视观察尿液引流情况。

整改措施

（1）积极与患者沟通，安抚患者，真诚认错，取得患者及其家属的谅解。

（2）密切观察患者病情，注意观察阴道损伤情况，给予细致护理，避免发生再次出血。

（3）按规定上报不良事件，组织讨论分析，吸取教训，分享经验。

（4）组织护理人员培训导尿技术操作，总结操作经验，提高护士业务水平和操作技能。

（5）实施人性化关怀护理，留置尿管过程注意询问患者感受，关注患者导尿后的不适感，安慰、关心患者，给予适宜指导。

经验教训

（1）加强护患者沟通，做好解释工作，告知患者导尿的目的、方法和注意事项，解除患者紧张、焦虑、恐惧心理，取得患者信任与配合。

（2）护士严格遵守导尿操作规程，动作轻柔，保护患者隐私，关心、理解患者，指导其放松技巧，取得配合。

（3）老年女性患者会阴部皮肤松弛，尿道萎缩，尿道口不易寻找，操作时宜保证光线充足，仔细观察、辨认，必要时请其他护士协助帮忙。

课堂互动

1.课堂提问

针对上述案例，请同学们谈谈在临床实习中为女性患者导尿时应注意什么。

2.学生回答

学习启示

（1）学生应建立人文关怀照护理念，将其贯穿于护理学习和工作之中，并体现在护理行为上。

（2）学生应加强技能操作练习，在临床实践中应熟练掌握不同类型导尿的操作流程、操作注意事项。了解人体泌尿系统结构及生理特征，能够为排尿异常的患者提供导尿护理，并做好健康教育。

三、胃肠减压装置开关忘记开启

✍案例经过

患者吴某，男，40岁。因胰腺炎于2015年12月2日9:20住院治疗。入院后遵医嘱予持续胃肠减压，护士插入胃管后忘记开启胃肠减压装置开关，导致引流不畅，致使患者腹胀加重。下午17:16值班医生查房发现患者胃肠减压装置开关紧闭，立即开启胃肠减压开关，约半个小时后患者腹胀症状明显减轻。

📖原因分析

1.护士原因

（1）护士工作不细致，胃肠减压操作流程不熟练，操作后未再次核对、检查管路通畅情况。

（2）护士对专科管道护理知识缺乏，未认真观察患者病情变化及引流管情况，未能及早发现工作中的疏漏。

（3）交接班制度落实不到位，护理人员巡视病房进行床旁交接班流于形式，没有认真检查引流情况及管道通畅情况。

2.管理因素

专科护理培训力度不够，未定期进行培训考核。

📋整改措施

（1）加强护士职业责任心教育，提高安全意识。

（2）严格落实交接班制度，床旁交接时两名护士应同时到床边交接，观察引流管是否通畅，引流液的量、性质和颜色，发现异常积极寻找原因。

（3）执行落实分级护理制度，定时巡视病房，观察患者病情，询问患者的感受，根据患者病情变化及时处理。

（4）组织护理人员学习专科知识，掌握胰腺炎护理常规。

（5）加强护患沟通，做好引流管护理的健康教育，保持引流管不受压、扭曲、打折，引流通畅。

🧪经验教训

（1）加强护士及护理实习生（简称护生）管道护理知识及技能操作培训，提高技术水平，保证安全引流，为患者提供安全、及时、连续的护理服务。

（2）严格执行、落实交接班制度，认真交接，体现重点交接内容，仔细观察患者病情，倾听患者的主诉。

📑课堂互动

1. 课堂提问
针对上述案例，请同学们谈谈引流管护理注意事项。
2. 学生回答

☑学习启示

（1）学生应树立严谨、细致的工作作风。在护理过程中注意患者的感受，关心患者，通过护理满足患者需求，减轻或解除患者痛苦，促进患者尽快康复。

（2）学生须掌握各种引流管的护理要点，能够妥善固定，保持引流通畅。了解各类引流管的拔管指征、拔管时间及拔管方法。更换引流管时严格执行无菌操作，维持引流装置的无菌状态，防止污染。

四、鼻饲管误插入气管

✍案例经过

患者丁某，男，68岁，车祸脑外伤术后。2019年4月22日上午因吞咽困难，饮水呛咳不能进食，并发电解质紊乱、脱水，伴有肺部感染收住呼吸内科。入院后医生开出医嘱留置胃管及鼻饲饮食，护士王某两次插管不成功，报告医生，医生嘱停止插管。下午患者仍不能饮水及口服药物，护士王某经家属同意再次予留置胃管，插入过程患者不配合，出现呛咳未引起护士重视，继续插入。插至50 cm处，护士用50 mL注射器抽有泡沫状液体（实则为痰液），主观判断插入成功，未用其他两种方法检验（听有气过水声，鼻饲管末端放冷开水中看有无气泡逸出），就用鼻贴固定后离开。几分钟后，患者心电监护仪开始报警，血氧饱和度持续降低，经一系列抢救措施后血氧饱和度仍没上升，立即行床边气管插管、床边纤维支气管镜检查，发现胃管在气管内，立即处理，患者经过紧急处理脱离生命危险。

📖原因分析

1. 解剖因素
咽为食管、气管的共同通道，气管、食管的开口在此前后毗邻，胃管插入操作有困难者易将胃管误插入气管。

2. 患者因素

患者吞咽困难，其主动性配合及保护性呛咳反射被抑制或减弱，胃管误入气管时不易被发觉。

3. 护士因素

（1）王某缺乏临床经验，对口腔局部解剖结构不熟悉，未能熟练掌握鼻饲管置管护理操作技能。

（2）护士在操作过程未观察患者病情变化，患者出现呛咳未引起重视，机械性完成鼻饲管操作，缺乏护患沟通交流，致使操作失误。

（3）三种胃管确认检验方法只采用了一种方法，护士工作草率，敷衍了事。

4. 管道因素

硅胶胃管比较软，在患者不配合的情况下插入速度过快易误进入气管内。

整改措施

（1）操作前须认真评估患者，做好解释工作，消除患者紧张、害怕情绪，取得患者信任与配合。

（2）遵循操作规程，准确判断胃管是否在胃内。置管困难者三种检验方法均须实施，防止误入气管，保证患者安全。

（3）操作中要密切观察患者病情变化，重视患者主观感受，发现异常积极查找原因。危重患者置胃管时要有医生在现场，若发生意外可及时协助处理。

（4）危重、昏迷、吞咽困难患者胃管插入困难时，可在电子喉镜、纤维内镜支持下完成留置胃管。

经验教训

（1）加强护理安全教育，增强护理人员法律意识。

（2）反复多次插胃管增加患者痛苦，造成患者鼻黏膜损伤及喉头水肿等并发症，家属易对护士产生不信任感。

（3）定期组织护理人员学习鼻饲护理操作技能，掌握操作规范程序，提高胃管置管的成功率，减轻患者痛苦和负担，提高患者满意度。

课堂互动

1. 课堂提问

针对上述案例，结合鼻饲法的操作规范流程要求，请同学们谈谈在临床实习中如何判断胃管有无误入气管，如何确认胃管在胃内？

2. 学生回答

学习启示

（1）护理人员应以患者为中心，尊重、爱护患者，换位思考，感同身受，给患者归属感和治疗信心。

（2）学生须掌握鼻饲法的适应证、禁忌证、注意事项及其他相关理论知识，能够熟练完成鼻饲法的操作，并能正确实施健康教育。

五、搬移不当致胸腔引流管脱落

✍ 案例经过

某医院胃肠道外科，患者李某，男，45岁。于2018年12月27日上午在全麻下行腹腔镜辅助食管癌根治术＋空肠造瘘还纳术，术后留置有胃肠减压管、右颈部负压引流管、右胸腔闭式引流管、右锁骨下静脉置管、空肠营养管、导尿管等。2018年12月30日21:50患者并发肺部感染转入ICU，予气管插管连接呼吸机辅助呼吸。2019年1月4日8:20护士进行床旁交接班。责任护士马某与辅助护士沈某站在右侧床旁并放下床档，夜班护士牛某站在床旁左侧，三人共同将患者移向床头方向，之后护士马某和沈某为其翻身时，胸管突然脱出，护士马某立即封闭置管切口处，立即报告医生及护士长，医生查看患者后予消毒、包扎、换药，密切观察生命体征。

📖 原因分析

1. 患者因素

术后留置多条管道，使用呼吸机，自理缺陷，躯体移动障碍。

2. 护士因素

（1）护士在交接班过程中，未评估导管脱落风险，未检查管道固定情况，直接将患者上抬，为其翻身，使胸管一直处于牵拉状态。

（2）护士将患者移向床头时，未妥善安置胸腔引流管和胸瓶，责任护士放下床档时，造成胸腔引流管牵拉，移动患者时进一步牵拉导致脱管。

（3）护士管道安全护理意识薄弱。

📋 整改措施

（1）积极处理导管伤口，评估患者病情及是否需要再次留置胸管，及时与医生沟通，向患者及其家属解释道歉，取得理解和谅解。

（2）床头交接班时，护士应认真评估患者脱管风险指数，每条管道标有明显的置管深度标识。移动患者时须检查管道固定情况及引流通畅度、放置位置高度等。

（3）各管道按规范进行双固定，妥善安置各管道，帮助患者取舒适体位。

（4）搬运过程中，每人分工明确，注意保护好患者安全及管道安全，保持引流管的单向、密闭引流状态。

（5）加强护士管道安全培训，督促护士养成良好工作习惯，执行操作前后均应检查管道有无被挤压、扭曲、牵拉。

经验教训

护士交接班查看不认真，交接内容不全面。搬移患者前，未充分评估管道是否安置妥当，确保移动过程中的良好固定。在搬移过程中未做到每条管道均有专人监管，导致胸腔引流管脱落，对患者身心造成再次伤害，有可能引发护患纠纷。

课堂互动

1. 课堂提问

针对上述案例，请同学们说说发生管道滑脱的应急处理流程。

2. 学生回答

学习启示

（1）护士应养成安全护理的意识，具有细致、严谨的工作态度，具有人文关怀理念，对患者因置管带来的痛苦表示理解，对患者的配合治疗给予鼓励。

（2）学生须掌握危重患者翻身、移动方法，掌握各种引流管道固定方法及护理要点，学会评估患者管道滑脱风险，并能为患者提供相关健康教育和心理护理，良好的心理护理可以降低患者自行拔管的发生率。

六、脑室引流管被患者自行拔出

案例经过

患者，女，27岁，诊断：颅内占位性病变。于2015年8月15日入住神经外科。查体示：患者意识清醒，四肢肌力正常，近视，视野正常，饮食、睡眠、大小便正常。8月20日在全麻下行右侧枕下经天幕入路肿瘤切除术。术后第二天在局麻下行脑室穿刺引流术，头部敷料包扎完好，留有右侧脑室引流管，管道通畅，固定良好，引流袋悬挂于床边。责任护士指导患者及其家属注意引流管的位置，避免扭曲、牵拉。

8月21日5:00值班护士巡视病房，患者处于睡眠中，检查双侧床档立起，陪护人员已休息，护士观察引流袋无引流液流出，遂检查头部引流管情况，发现引流管已脱出，立即报告医生。值班医生检查患者神志、伤口、肢体活动情况，测量患者生命体征平稳。立即予头部穿刺部位消毒包扎，行急诊头颅CT，安抚患者，嘱卧床休息，密切观察生命体征变化。

📖 原因分析

1.患者因素

（1）患者对脑室引流管道的重要性认识不足，缺乏对管道的自我保护意识。同时对管道引起的不适耐受性差，容易发生自行拔管。

（2）患者处于睡眠状态，夜间由于迷走神经兴奋，心率、呼吸频率降低，肺泡通气不足，CO_2潴留，患者术后出现头痛、烦躁、幻觉等不适，引流管往往易随着患者的躁动不安自行脱出。

（3）患者术后身上有管道，活动受限，易使患者产生紧张、烦躁情绪，产生抗拒心理，造成意外拔管。

2.护士因素

（1）护士缺乏护理安全防护意识，未对重症患者采取适当、有效的肢体约束措施。

（2）护士与患者缺乏有效的沟通，对患者健康教育不到位，未引起家属及陪护人员对管道安全的重视。

（3）护士未认真观察病情，不了解患者的感受，未适当给予镇静药物及心理疏导，减轻患者烦躁的情绪。

（4）护士不了解患者心理状况及配合程度，机械执行巡视制度。

📋 整改措施

（1）重视心理护理。护士应采用多种形式与患者交流，倾听患者的感受和需求，耐心解释病情及留置引流管的必要性，鼓励患者，提高其配合依从性。

（2）妥善固定引流管，保持管道通畅，引流位置合适，不增加患者痛苦。

（3）置管引流期间加强巡视、宣教，保持引流管通畅，观察引流液的量、颜色、性质等，做好交接并记录。

（4）随时评估患者病情、心理反应及意外拔管的可能性，对配合程度较差的患者可适当约束，定时评估约束情况。

（5）定期培训护理人员引流管护理，提高管道安全维护能力。

（6）值班护士应加强夜间巡视，对睡眠紊乱出现躁动的患者，报告医生，并遵医嘱酌情给予镇静药物。

🔖 经验教训

（1）护理人员应严格遵守各项操作规程，不断学习提高护理业务水平。

（2）动态评估患者病情，制订最佳的护理计划并落实到位。

（3）关注患者的心理状况，采取多种举措了解其内心感受，鼓励亲人陪伴，满足其生理和心理的需求。

（4）重视管道安全护理和健康教育，做好管道安全宣教。

（5）加强护患沟通，使患者能主动配合。

📖 **课堂互动**

1. 课堂提问

针对上述案例，请同学们说说在临床实习中若患者发生脑室引流管意外拔除应如何实施应急处理。

2. 学生回答

☑ **学习启示**

（1）学生应具有医者仁心的职业情怀，关爱患者，尊重患者。灵活运用沟通技巧，给患者人性化关怀，促进患者配合治疗。

（2）学生须熟练掌握各种管路的护理常规，包括脑室引液压管、腹腔引流管、导尿管、胃肠减压管、气管插管等各种管道的技能操作和护理要点，能正确为患者实施管道护理健康教育。

七、患者无约束自行拔除气管插管

✍ **案例经过**

患者曾某，男，77 岁，诊断：呼吸衰竭。3 月 7 日 17:10 因呼吸急促、血氧饱和度低在急诊科行气管插管术后收入重症监护室。入科时患者意识模糊，双侧瞳孔等圆等大，直径约 2.0 mm，对光反射存在。查体示：T 37.6℃，P 146 次/min，R 26 次/min，BP 109/73 mmHg，血氧饱和度 85%，气管插管导管置入深度 22 cm。即予连接呼吸机辅助呼吸，设定 PC-BIPAP 模式。医嘱 NS 40 mL+咪达唑仑 50 mg 微量泵静脉推注，速度 2 mL/h。入院导管滑脱风险评分 12 分，做好相关的防护措施，床尾悬挂防导管滑脱标识牌，予双腕部约束带应用。拉姆齐镇静评分（Ramsay sedation scores, RASS）-3 分，落实班班交接班。

3 月 8 日 8:10 责任护士陈某与交班护士李某共同为患者翻身、拍背，其间松开约束带，完成交接后，忘记给该患者继续上约束带。约 3 min 后，该患者使用的呼吸机出现红色报警。责任护士陈某发现患者气管导管已脱出口腔外，立即予吸痰、鼻导管给氧，观察患者生命体征并报告医生。

📖 **原因分析**

1. 患者因素

意识模糊，有不自主的动作，气管插管给患者造成痛苦，配合程度低。

2. 护士因素

（1）护士交接班不够认真、细致，交班后无再次核对患者身上约束带使用情况，离开之前没有认真对照核查表进行核查。

（2）健康教育没有落实到位，对患者心理状况评估不足，未取得患者配合。

📋 整改措施

（1）严格执行交接班制度，落实交接班内容。

（2）妥善固定气管插管，充分评估患者对导管的耐受程度，对有拔管倾向或曾有拔管行为的患者给予适当肢体约束，避免自行拔管。

（3）对清醒患者应做好告知、解释工作，及时进行心理疏导，给予鼓励和安慰，取得患者理解与配合。

（4）必要时遵医嘱给予适当的镇痛、镇静药物，减少患者的不适感。观察用药效果并记录。

🔖 经验教训

护士未严格执行床头交接班制度，护士责任心不强，进行翻身、拍背时，对患者非计划性拔管的潜在危险性缺乏应有的重视，交班后约束措施未能实施到位，缺乏健康教育的有效性，导致患者配合治疗依从性差。

📖 课堂互动

1. 课堂提问
针对上述案例，请同学们谈谈在临床实习中遇到类似相关情境时应注意什么。
2. 学生回答

☑ 学习启示

（1）护理人员应保证管道护理的安全性，严格执行防止管道滑脱管理制度，对患者及其家属、陪护做好安全教育和指导。

（2）重症患者身上有多条管道维持生命，护理技术难度高。学生应加强理论学习及急危重症技能操作练习，熟练掌握管道护理知识，熟悉呼吸机的使用方法和注意事项。在临床实践中能够在老师指导下熟练运用所学知识进行护理操作。

八、经外周静脉穿刺的中心静脉导管被患者自行拔出

案例经过

患者林某，女，68岁。诊断"肝癌晚期，全身多发转移"收住肿瘤外科。患者入院自理能力评分为22分，生活中度功能障碍，精神状态焦躁不安，营养状态差，消瘦，自带经外周静脉穿刺的中心静脉导管（peripherally inserted central venous catheter, PICC）通畅，对其进行导管滑脱危险因素评估并将风险告知患者及其家属。入院次日上午11:08，护士巡视病房发现患者PICC滑脱约15 cm，其家属不在病房，经了解是患者自行拔出导管并拒绝接受治疗。护士立即通知家属、报告医生及护士长，查体示：T 36.6℃，P 80次/min，BP 122/78 mmHg，生命体征平稳。遵医嘱予穿刺点处消毒、敷料包扎。

原因分析

1 患者因素

患者肝癌晚期脑转移致意识模糊、定向力丧失，焦躁不安，在翻身或身体移动时存在无意识拔管的隐患。

2. 家属因素

护士根据患者入院导管风险评估，对患者家属进行PICC维护健康宣教，未引起患者家属足够重视。

3. 护士因素

（1）入院时患者焦躁不安，护士未将此纳入意外拔管风险因素之一，防范意识不强，预警性不高，未采取有效的防护措施，如适当约束患者双手。

（2）晚期癌症患者心理变化大，对治疗、生活失去信心，易产生过激行为，心理护理欠缺。

（3）护士未根据患者病情及心理状况妥善固定PICC，防止导管脱落。

（4）意外拔管风险无持续评估，管道维护未形成闭环管理。

整改措施

（1）执行、落实意外拔管风险评估，对可能存在的非计划拔管高危因素应积极护理干预。

（2）加强管道重点环节质量管理。落实交接班制度，对高危人群应加强巡视，严格执行床旁交接班，以减少意外拔管发生率。

（3）重视对患者的健康教育指导，强调导管的重要性及注意事项，对有心理问题的患

者要及时进行心理疏导，对意识障碍、躁动的患者可予适当约束。

（4）细化临床导管维护工作流程，针对不同患者制订 PICC 维护个体护理方案。

（5）建立完善 PICC 维护质量评价标准，达到规范、安全、正确、有效管理。

经验教训

（1）定期开展 PICC 维护相关知识培训学习，提高护理人员 PICC 维护水平。

（2）落实护理风险评估，持续跟踪，动态评价，采取针对性专业化护理措施。

（3）防范导管滑脱，要将健康教育落在实处，时时处处关注患者，耐心讲解，解除患者的焦虑。

（4）重视晚期癌症患者的心理护理，加强沟通交流，关心、关爱患者，安抚患者的情绪，尽量满足患者的需求，提供力所能及的帮助。

课堂互动

1. 课堂提问

针对上述案例，请同学们谈谈在临床实习中若患者发生 PICC 意外拔除应怎么应急处理。

2. 学生回答

学习启示

（1）学生应养成知善而为之的理念，践行护理人文关怀。具有同情、怜悯之心，能体会患者的痛苦。

（2）学生须了解 PICC 置管方法、日常维护和注意事项，能够为患者正确更换敷料，保持管道通畅，做好管路护理的健康教育。

九、患者约束不力自行拔除股静脉导管

案例经过

患者黄某，男，68岁，诊断：尿毒症。以"畏冷、发热1周余、尿少1天"为主诉于2019年3月21日22:30入住肾血液内科。入院时神志清楚，入科后遵医嘱予留置导尿管、右颈内静脉、股静脉置管。3月22日2:00患者行 CRRT 治疗，4:45责任护士发现患者自行取掉手部约束网袋，赶紧予重新佩戴约束网袋，并劝诫患者要配合治疗。5:00 CRRT 机报警，责任护士到床边时发现患者已自行拔除股静脉导管，立即报告值班医生，并予局部消毒、加压包扎等处理。

原因分析

1. 患者因素

神志清楚，护理时能配合，无拔管倾向，护士未引起重视。

2. 护士因素

（1）护士对患者置管耐受程度和心理状况评估不到位，未意识到多条管道给患者增加痛苦，发生自行拔管的概率会更高。

（2）护士的安全意识薄弱，发现患者自行取下约束网球袋时，仅口头制止，未认真进行健康教育，告知患者各管道对疾病治疗的重要性，引起患者重视，取得配合。

（3）护士离开患者时，未认真核查患者管路及约束等安全措施落实情况。

整改措施

（1）积极处理拔管后存在的问题，与患者及其家属沟通，说明解释，取得配合与谅解。

（2）全面评估患者置管后心理状态和耐受程度，反复健康指导，加强心理疏导，取得患者配合。

（3）加强巡视，观察病情，检查各管道固定情况，保持管道通畅。

（4）患者不配合或有拔管倾向，给予有效的肢体约束，避免意外拔管。

经验教训

护士工作缺乏严谨性，未做到全面评估和观察，对多管道患者非计划性拔管的安全防范意识不强，对可能发生的安全不良案例缺乏预见性，对患者的约束不到位，健康教育指导未真正落实。患者发生非计划性拔管，给后期的治疗带来不便，同时再次插管也会给患者带来身心痛苦和经济负担。

课堂互动

1. 课堂提问

针对上述案例，请同学们谈谈在临床实习中遇到类似情境时应注意什么。

2. 学生回答

学习启示

（1）学生应加强管道安全防范意识，具有高度的责任感和工作严谨性，能换位思考，对患者具有同理心，同情、理解患者的痛苦。

（2）学生须认真学习尿毒症疾病的病因、病理、临床表现及护理要点，掌握管道护理专科知识及其他相关知识，了解管道安全对 CRRT 的作用及相关注意事项，能够为清醒患者提供健康教育指导。

十、患者自行拔除导尿管

✍ 案例经过

患者许某，男，83 岁，诊断：脑梗死。以右侧肢体无力伴气促 4 h 于 2019 年 6 月 13 日 10:50 入住 ICU。患者意识呈嗜睡状态，左侧肢体活动自如，右侧肢体肌力 3 级，入院时已留置右锁骨下静脉导管及导尿管，入科后予留置右胸腔引流管，导管滑脱风险评分 16 分，予左手戴上约束网球袋。6 月 14 日上午患者要求解除约束带，18:00 患者仍不接受约束，护士劝说无效，请家属进入 ICU 陪护劝解，在患者及其家属的要求下责任护士解开约束带，之后患者安静入睡。22:00 护士发现患者已自行拔除导尿管，询问患者拔管原因，患者诉导尿管留置不适。责任护士检查发现尿道口有少量血丝，报告医生，予 0.5% 碘附（又称碘伏）消毒尿道口，继续观察病情，并上报护理不良事件。

📖 原因分析

1. 患者因素

患者高龄，身体机能下降，由于留置多条管道，耐受性和依从性差。

2. 护士因素

（1）责任护士对患者拔管风险评估不足。

（2）责任护士在患者家属进来陪伴后，未充分评估患者配合程度，解开约束带，让患者有机会拔除管道。

（3）患者入睡后，责任护士麻痹大意，未再观察患者对导尿管耐受情况。

3. 管理因素

对护士培训不到位。护士的安全意识薄弱，责任心不强。

📋 整改措施

（1）安抚患者及其家属，观察尿道出血情况，做好解释，取得家属理解和谅解。

（2）加强巡视，观察患者病情及管道情况，及时发现安全隐患，对于发现的问题要严格执行操作流程，不受患者及其家属的意见左右。

（3）老年患者对管道耐受性差，易自行拔管，应用网球袋约束，随时评估患者病情、心理状态反应及约束部位情况，必要时报告医生酌情给予镇静处理。

（4）加强护士安全意识和沟通技巧的培训，做好健康教育指导，保证各项治疗、护理的有效性。

经验教训

护士对已发现的非计划性拔管的潜在危险缺乏警惕性和预见性，未严格执行约束操作流程，对安全隐患不能够充分评估。虽对患者及其家属进行了相应的安全教育，但缺乏教育的有效性和沟通技巧，导致患者及其家属缺乏应有的依从性，造成患者自行拔管致尿道损伤。

课堂互动

1. 课堂提问

针对上述案例，请同学们说说导管安全管理制度的内容。

2. 学生回答

学习启示

（1）护理人员应具有高度的工作责任感，关注重症高龄患者心理护理，了解老年患者的心理特征，掌握与重症、高龄患者的沟通技巧，加强与患者及其家属的沟通交流，做好相应的健康教育，给予安慰和关怀，尽可能地消除不舒适因素，取得患者信任和配合。

（2）学生应掌握管道护理的各项护理措施及规范要求，能够在带教老师指导下完成各种管道固定方法，评估患者意外拔管风险，并制订针对性的个体化的防范措施。

十一、患者睡眠中自行拔除锁骨下深静脉导管

案例经过

患者汪某，男，68岁。入院诊断：肺部感染、呼吸衰竭。患者意识清楚，情绪稳定，尚能配合治疗，故未予约束带使用。入院时行锁骨下深静脉置管已3天，第四日凌晨5:00，患者在睡眠状态下用手抓挠右颈部，不慎将右锁骨下深静脉导管拔出。事发后当班护士给予穿刺部位以无菌纱布压迫止血，对穿刺部位进行消毒，用无菌贴膜覆盖保护，同时报告值班医生，并与家属解释、沟通，酌情给予患者双腕部约束带使用。

原因分析

1. 患者因素

患者夜间睡眠时无意识自行拔管。

2. 护士因素

（1）责任护士对患者配合程度评估不全面，对安全隐患预见性不足，健康指导和安全

教育未贯穿于治疗护理全过程。

（2）值班护士对重点环节巡视不到位，忽视了管道护理的重要性。

（3）未动态评估患者情况，告知不及时，使患者对锁骨下静脉置管的重要性认识不足。

3. 管理因素

管理者未对护士进行管道安全护理的培训或培训力度不够，管道滑脱防范措施落实不到位，对管道滑脱导致的后果风险意识薄弱。

📋 整改措施

（1）加强管道安全管理，及时评估患者的不安全因素，保证管道护理安全。

（2）严格执行分级护理制度，定时巡视病房，认真观察置管患者的意识状态、对置管的耐受性、置管穿刺部位及周围皮肤情况等。

（3）严格落实交接班制度，密切观察患者病情变化，随时评估置管情况。

（4）加强管道安全健康宣教，告知患者置管的重要性、积极意义及相关注意事项，提高患者及其家属积极配合治疗的依从性。

（5）组织护理人员讨论分析，强调重点环节管理的重要性。

🔖 经验教训

夜间迷走神经兴奋，患者容易出现躁动等现象，值班护士应加强巡视。对清醒不能耐受锁骨下深静脉置管者，或意识不清者出现躁动时，必要时遵医嘱使用镇静剂，以减轻患者的不适感。

📖 课堂互动

1. 课堂提问

针对上述案例，结合管道护理，请同学们谈谈临床实习中实施管道护理应注意什么。

2. 学生回答

☑ 学习启示

（1）学生应具有爱心、耐心、责任心，具有以人为本的职业情怀，以及严谨的工作态度和爱岗敬业的精神。

（2）学生须掌握深静脉穿刺置管术后护理相关知识，熟悉深静脉穿刺置管术的操作流程、置管后的日常维护和预防管道滑脱的护理措施、注意事项以及管道滑脱处理的应急预案。

十二、术后患者自行拔除空肠营养管

案例经过

患者黄某，男，27岁。2019年8月19日3:40入住ICU。诊断：急性特重型开放性颅脑损伤。术后意识浅昏迷，双侧瞳孔直径2 mm，对光反射灵敏，偶有躁动不安，双腕部应用约束，遵医嘱予右美托咪定泵入，经鼻留置空肠营养管，深度为105 cm。9月7日上午患者安静，遵医嘱逐渐降低右美托咪定液体泵入速率。14:40护士为患者皮肤擦浴时解开手部约束网球袋，护士给患者洗手后没有马上套上约束网球袋，此时患者趁护士不注意快速拔出空肠营养管，护士立即抬高床头，报告医生，再次评估患者病情，在约束情况下给患者重新留置空肠营养管。

原因分析

1. 患者因素

患者昏迷，无法正常沟通交流，在减少右美托咪定泵入量的情况，患者仍有可能出现躁动，在无法耐受置管痛苦的情况下自行拔管。

2. 护士因素

（1）护士风险意识薄弱，对患者解除约束措施后未能及时再次约束。

（2）责任护士对患者病情掌握不够全面，对患者镇静评估及管路风险评估不足，存在拔管隐患。

整改措施

（1）加强对躁动患者的安全管理，评估患者躁动的原因及存在的安全隐患，实施有效的防护措施。

（2）为患者擦浴前应充分评估患者病情、镇静效果及用药减量后可能出现的风险，观察患者意识、精神状态及配合程度，检查各管道固定是否妥当。

（3）组织护士学习镇静评估和管路风险评估流程及内容，提高护士风险评估能力，避免因流程不熟、操作不当造成工作失误。

（4）使用镇静或身体约束患者，应每小时观察患者病情、约束部位皮肤，监测生命体征。

（5）对清醒患者加强健康教育，告知管道对疾病治疗的重要性，取得患者配合与支持。

经验教训

护士对长期使用镇静药患者的心理评估不准确，不重视患者不配合治疗的原因及倾向，患者入院时烦躁不安的表现未能引起护士应有的警惕。操作前评估不全面，操作中亦未加强观察，未能在第一时间内再次约束患者，给患者带来再次置管的痛苦。

课堂互动

1. 课堂提问

针对上述案例，请同学们说说患者发生躁动时的应急预案。

2. 学生回答

学习启示

（1）学生应思考如何在新形势下构建安全护理的理念和方法并为之践行，养成严谨认真的工作态度，有效地维护患者的生命健康和安全。

（2）学生须掌握患者脱管风险评估，认识在操作前、中、后观察病情的重要性，了解非计划拔管的危害及给患者造成身心的痛苦和经济的负担。

第四章　跌倒、坠床相关案例

一、老年患者如厕不慎跌倒

✍ 案例经过

患者张某，女，76岁。入院诊断"冠心病"收住心内科。2016年8月16日5:28自行起床如厕，在卫生间不慎滑倒，立即呼叫。护士立即报告医生，现场检查无明显外伤，患者神志清楚，诉稍感头晕。测量：P 120次/min，R 22次/min，BP 160/90 mmHg，SpO_2 98%。查体：右侧额颞部见一大小约3 cm×4 cm头皮血肿。颅脑CT检查示：脑白质病、老年脑、多发性腔隙性脑梗死。医嘱卧床休息，密切观察病情变化，数日后头皮血肿逐渐好转，无其他并发症发生。

📖 原因分析

1. 环境因素
卫生间地面潮湿，无防滑垫、无防滑提示，厕所无扶手等防滑措施。

2. 护士因素
（1）护理风险评估不到位，没有做好相应防护措施。
（2）防跌倒健康宣教不到位，护士没有将跌倒的危险因素及可能出现的意外告知患者及其家属，未引起患者及其家属重视。

3. 患者因素
（1）患者高龄，因病身体机能下降，活动耐力下降。
（2）患者晨起突然下床，导致体位改变，引起直立性低血压。
（3）患者思想上对预防跌倒不够重视，起床如厕没有呼叫陪护人员，导致跌倒意外发生。

📋 整改措施

（1）提高护理人员安全服务意识，做好护理风险评估，识别高危因素，及时告知宣教，做好防跌倒安全教育。
（2）指导患者及陪护人员正确使用床栏，保持病室整洁、畅通，床边无杂物堆放等，以免老人磕碰而发生意外。

（3）保持病房、卫生间地面平整、清洁、干燥。卫生间铺有防滑垫，放置警示标识，配备速干设备，墙壁设有扶手。

（4）高龄老人、行动不便及术后体质虚弱者，可考虑使用移动坐式马桶，减少远距离活动，降低意外跌倒的概率。

（5）加强巡视，关心、爱护、体贴老年患者，尽量满足其日常生活需求，给予安全保障。

经验教训

患者高龄，心输出量减少，易发生直立性低血压、头晕，用力排便后有可能发生血压增高，增加跌倒的发生率。跌倒会给老年人带来身体损伤和心理创伤，应注意防范。

课堂互动

1. 课堂提问

针对上述案例，请同学们谈谈在临床实习中进行防跌倒护理时应注意什么。

2. 学生回答

学习启示

学生应加强护理安全知识学习，提高风险意识和法制观念。掌握护理风险评估方法，能正确为患者进行入院风险评估，并提供健康教育。

二、患者转床过程摔倒

案例经过

患者李某，男，68岁。以"股骨干骨折"在某医院骨科进行手术治疗。手术复位及内固定后一周CT复查，患者的两个女儿、两个儿子陪同去CT室检查，无医护人员陪同。患者从推车移至CT检查床时，4个陪护搬运动作不协调，导致患者摔倒在地上。家属情绪激动，立即给科室主任打电话，值班医生立即赶到现场，经检查患者滑倒时外裹棉被，未发现其他异常。

原因分析

1. 护士因素

（1）责任护士没认真评估病情，对潜在的风险预估不足，未进行防跌倒、坠床等相关安全告知指导。

（2）患者外出检查时，护士未与放射科室工作人员沟通，未告知患者病情并做好相关准备。

（3）护士没有安排专业人员陪同检查。

2. 放射科因素

未协助并指导陪护正确的搬运移床方法。

3. 管理因素

陪检制度不落实，重症患者外出检查时没有安排医护人员陪同，存在安全隐患。

整改措施

（1）落实陪检制度，特殊患者出科检查时，须有医生、护士陪同，以便及时了解患者病情和处理突发不良案例。指导患者正确安置体位，确保各种管路通畅，保证患者检查途中安全。

（2）术后患者检查前需进行护理风险评估，医护应做好患者及其家属的健康宣教。

（3）特殊患者外出检查，护士应提前通知相关科室做好接收准备。

经验教训

（1）加强护士风险意识，加强法律知识学习，提高法制观念。

（2）护理风险评估要真正落实到位，对高危人群加强相关安全宣教，防止意外发生。

（3）严格执行、落实院内转运管理制度。

（4）临床科室应加强与医技科室的沟通、协调，提前做好告知工作，并做好准备。

课堂互动

1. 课堂提问

针对上述案例，请同学们说说患者转运途中突然发生病情变化时的应急预案。

2. 学生回答

学习启示

（1）学生应具备良好的人文关怀理念、责任意识、安全意识以及沟通技巧，能与患者进行良好的沟通，实施健康教育，提供优质、安全的护理服务。

（2）学生须掌握各项护理安全管理制度，能够实施患者外出检查的健康指导工作，协助患者完成各项诊疗措施，促进患者早日康复。

三、颅脑损伤、高血压患者翻身起床不慎坠床

案例经过

某医院神经外科 21 床患者，李某，男，86 岁，原有高血压病史，于 2018 年 4 月 22 日因车祸致头晕、头痛，诊断"轻型闭合性颅脑损伤"入院，BP 186/83 mmHg，口服降压药。护士评估高危因素达 4 个，建立预防坠床、跌倒评估表并采取防范措施：床栏应用、告知相关注意事项、家属陪护。4 月 26 日 15:40 患者要上卫生间，家属打开一侧床栏，患者翻身起床时不慎坠落地面致左前额部挫擦伤大约 2 cm，BP 200/120 mmHg。

原因分析

1. 护士因素

对患者安全教育不到位；未能正确指导家属使用床栏；未告知患者及其家属服降压药后的危险性。

2. 患者及其家属因素

对安全风险认知薄弱，突然起床，发生直立性低血压，在床栏打开情况下猝然坠落地面摔伤。

整改措施

（1）加强落实预防病人跌倒、坠床等评估及防范措施，加强宣教。

（2）加强巡视，确保病人安全，在工作繁忙的情况下更不应忽略。

（3）组织护士学习防范住院患者坠床/跌倒/滑倒制度与措施，以此不良案例为教训，增强安全意识。

（4）管理者加强质控力度，充分发挥质控小组长的作用，协同护士长定期督查各项措施落实情况。

经验教训

患者口服降压药，有发生跌倒、坠床的危险。护士对患者安全教育指导不到位，安全重视程度不够，欠缺风险防范预见性。患者及其家属对坠床风险认知不足，未能正确使用安全防范措施，致使患者在住院期间发生坠床，不仅增加了患者自身的痛苦，同时也增加了患者及其家属的心理负担。

课堂互动

1. 课堂提问

结合上述案例，请同学们说说跌倒／坠床风险评估及防范措施。

2. 学生回答

学习启示

（1）学生应提升风险防范意识和安全评估预见能力，树立安全第一、质量第一的服务理念。

（2）学生须掌握颅脑损伤、高血压专科疾病的理论知识，熟悉降压药的药理作用及不良反应，了解住院患者可能发生的各种风险，并能采取有效的防范措施。

四、新生儿坠床

案例经过

某医院产科，产妇田某，25 岁。2015 年 3 月 18 日 12:11 自然分娩一男婴，助产护士断脐后，在为产妇臀下垫聚血盆时，动作过快手臂撞到新生儿，导致新生儿坠地。辅助护士立即将新生儿抱起安置于辐射台保暖，报告医生。查体：新生儿四肢活动自如、呼吸平稳，面色红润，头部、躯干、四肢无伤痕。急请新生儿科、骨科医师会诊，行头颅 CT 检查，均无异常。护士真诚给产妇道歉，安慰产妇及其家属，密切观察新生儿病情变化，3 日后新生儿无异常出院。

原因分析

1. 护士因素

（1）助产护士工作不够细致，动作过猛，未能小心呵护新生儿。

（2）助产护士未按接生流程规范操作，应先将新生儿置于辐射台上断脐，再放置聚血盆。

（3）助产护士忽视新生儿生命安全，人文关怀理念缺失。

2. 环境因素

产床空间有限。

整改措施

（1）上报护理不良事件，组织讨论、分析，深刻检讨，吸取教训，改进工作。

（2）提高助产护士专业技能，接生时按流程规范操作。新生儿娩出后先吸痰、清理呼吸道、断脐，再将新生儿放置于辐射台交予台下协助人员进行处置。

（3）加强助产护士责任安全教育，接生时应有条不紊，合理放置各类物品。

（4）要求助产护士接生时动作宜轻柔，爱护母婴，提高孕产妇及其家属对产时服务的满意度。

（5）定期组织助产人员进行护理业务和护理安全培训，将生命安全理念贯穿于每个工作环节中。

🛢经验教训

（1）护士在接生时应关心、关爱母婴，体现"以人为本，以母婴为中心"的整体护理内涵，提供优质的产科护理服务。

（2）婴儿出生是生命的一次跳跃，是生命新起点。作为助产护士不仅要有专业技术，更需有同理心，给母婴提供温暖和细致的安全护理。

📖课堂互动

1. 课堂提问

针对上述案例，请同学们谈谈新生儿娩出后要观察的内容。

2. 学生回答

☑学习启示

（1）学生应具有爱心、责任心和乐于助人的高尚情操，做事认真负责、遇事沉着冷静，能够为孕产妇提供安全护理服务。

（2）学生须熟练掌握接生流程，接生时有条不紊，合理布置台面，接生动作轻柔，操作熟练，适时给予母婴爱的抚慰与触摸，将人文关怀融入整个产程中。

五、患儿手术台上坠落

✒案例经过

患儿丁某，男，2岁5个月，因"腹股沟斜疝嵌顿"于2011年5月19日18：00入住小儿外科，行急诊手术，于19：40入手术室等待手术。手术室护士刘某在为患儿准备手术器材时，患儿不慎从手术台坠落，哭闹不休。护士立即检查患儿伤情，发现其头顶部有一肿块，生命体征稳定，无骨折及其他外伤，未做特殊处理，未报告医师，没有向患儿家长解释说明坠床过程。患儿术程顺利，生命体征稳定，术毕返回病房。15 min 后，患儿家长发现患儿头上有一肿块，告知值班护士和手术医师。值班护士立即询问手术室护士，手术室护士告知详情，因没有亲自向患儿家长解释并道歉，遭到患儿家长投诉。

📖 原因分析

1. 护士因素

（1）手术室护士对患儿坠床的风险评估不足，未采取安全防护措施或适当约束。

（2）手术室护士违反手术管理制度，未提前准备好手术用物，患儿入室后无专人守护导致坠床受伤。

（3）手术室护士违反不良事件上报管理制度，未按坠床预案流程处理。害怕承担责任，妄想掩盖事实，未告知手术医师、护士长及家长，致家长不满投诉。

（4）患儿术毕返回病房，值班护士与手术室护士交接时，未认真查看患儿全身皮肤情况，术后交接制度落实不到位。

2. 患儿因素

（1）患儿年纪小，自我防护能力差，手术室环境陌生，无亲人陪同，易产生恐惧、紧张、焦虑情绪，有发生坠床的危险。

（2）患儿因腹股沟斜疝块发生嵌顿，腹部剧痛难忍，可能在手术台上翻转导致坠床。

3. 管理因素

无惩罚性护理不良事件上报制度未落实到位，手术室坠床、跌倒应急处理预案无启动。

📋 整改措施

（1）对可能发生坠床的高危患者应采取保护性措施，或适当约束等，特殊患者应专人守护。

（2）严格遵守手术操作流程，做好一切手术准备，保证手术环境安全、舒适。

（3）加强与手术患者沟通交流，安抚患者，消除其恐惧、紧张心理，主动配合手术，提高手术安全性和成功率。

（4）发生不良事件后应及时汇报，启动应急预案处理流程，密切观察病情，测量生命体征，协助安排患者做必要的辅助检查。

（5）发生护理不良事件后，及时告知家长关于患儿的病情及预后，耐心解释，诚恳道歉，取得家属的谅解和理解。

（6）按规定上报护理不良事件，组织讨论、分析，深刻反思，引以为戒。

（7）管理者重视手术安全环节质控，定期组织业务培训学习。

📑 经验教训

（1）提高护士护理安全防患意识，强化法制观念，严格遵守各项核心制度。

（2）不良事件防范管理应落在实处，定期进行培训考核并演练。

（3）由于幼儿特殊时期的心理特点，护士应了解其心理需求，给予关怀和照护，减轻其对手术的恐惧、害怕。

📖 课堂互动

1. 课堂提问

针对上述案例，请同学们说说坠床／跌倒应急预案处理流程。

2. 学生回答

☑ 学习启示

（1）学生应具有"患者第一、安全第一、质量第一"的服务理念。掌握与不同人群的沟通技巧，具有积极、认真的倾听态度，尊重、理解和关心患者，使患者主动配合以安全度过手术非常时期，保障手术顺利进行。

（2）学生应掌握手术相关不良事件的防范措施和应急预案处理流程，了解护理不良事件上报程序。

六、术后患儿返回病房不慎从平车坠落

✍ 案例经过

某医院小儿外科，13床患儿王某，男，2岁。因"鞘膜积液"于2012年4月23日上午进行手术。11:30手术结束后，手术室护士推手术平车护送患儿回病房。该平车一侧护栏固定不良，于23日上午维修过。患儿在出手术室门口时，门口等候家属过多，在家属的拥挤下，平车一侧护栏突然松动，患儿同盖被一起坠地。护士立即检查患儿并抱移至复苏床上，通知手术医生为患儿做了全面检查，未发现异常，与家属解释沟通，家属不理解，投诉到医院。医院领导组织相关科室主任为患儿进行全面体检、会诊，并为患儿行头颅CT检查，检查结果显示正常。经医院领导协调赔偿后，家属对处理结果满意。患儿住院15日后，痊愈出院。

📖 原因分析

1. 管理因素

没有定期检查平车安全性能，平车护栏维修后，没有再次检测。

2. 环境因素

手术室门口人群聚集，术后家属过多围观拥挤，增加了术后患儿转运的风险。

3. 护士因素

使用平车前未检查平车性能，转运患儿前没有采取保护性约束等有效防范措施。

📋 整改措施

（1）科室组织讨论、学习，提高手术室护士对术后患者转运的安全意识，并针对术后患者情况采取保护性的预防措施，杜绝发生此类不良案例。

（2）重视手术患者安全，安排专人定期检查平车性能，有问题及时维修。

（3）改善手术室门口家属等待区环境，及时疏散等候人群。设置手术转运绿色通道，利用信息化技术对手术等待家属进行安全宣教，保证转运安全。

经验教训

（1）2岁幼儿是坠床、跌倒、烫伤等护理不良事件的高风险人群。平车护栏固定不牢靠，维修后没有再检查性能。家属关心患儿心切，不了解平车使用的风险，聚集围观挤压平车造成平车护栏滑脱致患儿坠地。

（2）手术室护士工作责任心不强，安全意识薄弱，转运前未认真检查平车情况，增加了风险概率。

课堂互动

1. 课堂提问

针对上述案例，结合平车使用规范要求，请同学们谈谈在临床实习中使用平车转运患者时应注意什么。

2. 学生回答

学习启示

（1）学生应提高安全转运的警惕性，养成认真、负责的工作态度，遵守实习规则，虚心求教带教老师，运用已有的知识和技能，为患者提供安全的护理服务。

（2）护理安全是护理质量管理的核心内容。学生应拓展学习知识面，熟知危重症患者安全转运管理制度。在临床实践中，应掌握实习岗前培训内容，了解实习医院的规章制度和操作规范标准。

第五章　烫伤相关案例

一、家属私自给患者使用热水袋致皮肤烫伤

案例经过

患者赖某，男，44岁。以"髂前上棘以下皮肤感觉消失，肛门括约肌松弛，双下肢肌力0级"收住神经内科。入院后家属私自给患者使用热水袋，认为刺激双下肢可以促进其感觉恢复。入院2天后某日上午，责任护士在交接班时发现患者右大腿内侧有两处烫伤，水疱约1 cm×0.8 cm，立即报告医生，遵医嘱予烧伤膏涂抹等处理，并密切观察皮肤情况，6天后烫伤处皮肤痊愈，未留疤痕。

原因分析

1. 患者因素

患者双下肢皮肤感觉消失，肌力0级，对温度刺激无反应。

2. 家属因素

家属使用热水袋前未咨询医护人员，存在热水温度过高、热疗时间过长、热水袋包裹不规范的可能，导致烫伤。

3. 护士因素

（1）患者入院时，责任护士对其护理风险评估不全面，未详细了解患者既往有无使用热水袋的习惯，对防范烫伤的预见性不强。

（2）责任护士没有重视感知觉异常患者的护理安全教育，预防烫伤宣教不到位，家属未认识到给患者使用热水袋的危害性。

（3）护士巡视流于形式，巡视时未认真查看患者皮肤情况，未能及时发现患者使用热水袋。

整改措施

（1）根据患者烫伤情况制订并实施护理措施，停用热水袋，并向患者及其家属做好解释工作，安抚患者及其家属，解除顾虑。

（2）责任护士应认真做好入院护理风险评估和入院安全宣教，详细询问病史，了解患者的生活习惯。

（3）加强护患沟通，做好宣教，向患者及其家属解释不能使用热水袋的原因及危害，提高患者及其家属的安全防范意识，取得理解与配合。

（4）组织护理人员讨论分析，并学习防烫伤相关知识，提高护理人员安全护理意识。

经验教训

患者髂前上棘以下皮肤感觉消失，自理能力缺陷，躯体移动障碍，无法感知温度，有发生烫伤的危险。护士对患者评估不到位，未及时发现潜在或存在的护理问题和安全隐患。没有对患者及其家属给予针对性的健康教育，未告知皮肤感觉异常的患者应注意的相关护理知识。

课堂互动

1. 课堂提问

针对上述案例，结合烫伤护理知识，请同学们谈谈在临床实习中进行烫伤预防时应注意什么。

2. 学生回答

学习启示

（1）护理人员应养成认真负责的工作态度和良好的人文素质修养，学会关心、理解、爱护患者，进行各项护理操作时能以患者为中心，确保护理安全。

（2）学生须掌握冷热疗的目的、注意事项、适应证和禁忌证，了解影响冷热疗效果的各种因素，规范使用热水袋、冰袋，能为患者正确实施局部冷热疗。

二、热水袋使用不当导致皮肤烫伤

案例经过

患者张某，男，55岁。因"胆结石"入住肝胆外科待手术，2018年12月21日11:35在全麻下行"腹腔镜下胆囊切除术"。15:00术毕安返病房。患者诉寒冷致右上肢酸痛无力，家属欲给予热水袋热敷右上肢。护士立即制止，嘱家属患者术后身体感知反应较差，对冷热不敏感，不宜使用热水袋热敷。患者却执意要求使用热水袋热敷。护士指导家属使用热水袋，叮嘱热水袋灌注温水后外包条干毛巾，以免烫伤，但未亲自检验热水的温度。19:00患者使用热水袋热敷一次，时间约为半小时。夜班护士进行床旁交接班时观察发现患者骶尾部、背部及双下肢皮肤完好，但未注意观察患者肩部皮肤情况，其间患者未诉不适。

2018年12月23日上午，责任护士为患者更衣时，发现患者右肩部烫伤伴有水疱，一处约4 cm×5 cm，一处约1 cm×1.5 cm，两处水疱已吸收，伴有黄色脓性分泌物。临床分型为浅Ⅱ度烫伤。立即报告医生，按烫伤处理。12月28日，患者皮肤已结痂。给予定时碘伏消毒，无菌纱布覆盖。

📖 原因分析

1. 患者因素

（1）患者住院之前，多次发生热水袋烫伤伴有水疱的情况，具体面积不详，可自行吸收，入院时隐瞒病史未告知责任护士。

（2）患者患有右肩部关节炎，曾多次贴膏药，导致皮肤角质层变薄，易发生皮肤压疮、烫伤等。

（3）患者依从性差，烫伤后未报告医生、护士，隐瞒病情。认为以前多次发生过皮肤烫伤，都自行吸收痊愈，未引起重视。

（4）患者及其家属未听劝阻，强烈要求使用热水袋。

2. 护士因素

（1）护士健康教育不到位，术后患者使用热水袋，仅口头交代注意事项。没有检查热水袋的水温、灌注量、外包布情况。

（2）患者使用热水袋后，护士未定时巡视观察局部皮肤情况，了解患者右上肢疼痛是否缓解、肢体活动情况等。

（3）夜班护士床边交接不仔细，未告知下一班值班护士患者夜间使用热水袋热敷右上肢，双方交接未观察患右上肢皮肤情况。

（4）护士交接班较机械被动，床旁交接时只注意观察患者受压部位皮肤，未仔细观察患者全身皮肤，先后有4位护士交接班均未发现患者皮肤异常。

📋 整改措施

（1）按烫伤外科处理，严格无菌操作：直径大于1 cm的水疱，用无菌生理盐水清洗，在水疱的低位用无菌注射器抽吸，外层用透明薄膜覆盖，以便观察渗液情况；水疱表皮破损，用水胶体、泡沫敷料覆盖，保持水疱处清洁、干燥，避免创面受压。

（2）严格落实交接班制度。特殊患者班班交接，夜班护士与白班护士认真交接患者病情、治疗、护理及用药情况等，接班者认真查看患者全身皮肤情况，发现问题及时向上一班护士提出质疑，并及时处理。

（3）责任护士应向患者做好防烫伤宣教，避免术后或感知异常患者使用热水袋。

（4）责任护士应经常巡视病房，为术后患者定时翻身、拍背，保持床单位干燥、整洁，避免床单褶皱摩擦皮肤，加重病情。

（5）护士长对日常护理工作加强监管。定期组织护理人员学习护理安全相关知识，提高护士防烫伤意识。

🔖 经验教训

（1）严格落实交接班制度，加强危重症及术后患者安全监管。护士床旁交接时认真检查患者全身皮肤情况，发现异常及时报告医生并处理。

（2）患者术后因麻醉缘故，感觉神经未完全恢复，杜绝使用热水袋保暖。

（3）责任护士做好入院护理风险评估，高龄、危重、麻醉的患者应纳入防烫伤高危人群中。

（4）改善住院环境，设置一些特需病房，配置暖气等设施，满足不同患者的需求。

课堂互动

1. 课堂提问

针对上述案例，请同学们谈谈在临床实习中为患者进行热疗法应注意什么。

2. 学生回答

学习启示

（1）学生应养成救死扶伤、爱岗敬业、忠于职守的职业道德情操。

（2）学生须掌握热疗的目的、适应证及操作流程，能正确为患者实施局部热疗，并密切观察效果。

三、患儿病房绊倒、跌倒损伤

案例经过

某医院儿科病房，某年第一季度因病室床旁椅放置不恰当致患儿绊倒摔伤 3 例，因地面太湿致患儿跌倒损伤 5 例。

原因分析

1. 环境因素

（1）保洁拖地太湿、雨天地面潮湿、卫生间洗手池水溅地面、未铺防滑垫、无防滑标识等因素导致患儿跌倒损伤。

（2）病室床旁椅放置不当导致患儿下床活动时绊倒摔伤。

2. 护士因素

（1）住院安全宣教未落实，或家长麻痹大意、护士未强调，或住院期间孩子自行活动无专人看护。

（2）病室、卫生间地面潮湿，护士未发现，或发现未及时通知处理。

（3）病房安全防范设施不足，设备物品没有妥当归位放置。

3.患儿及其家长因素

患儿年纪小，好动、好奇心强，喜欢奔跑，自主判断力差，家长或监护人照护不周，容易发生绊倒、跌倒现象。

📋 整改措施

（1）加强病房管理，改善病房环境及安全防护设施，规范放置床头桌椅及物品，预防患儿被绊倒、撞倒。

（2）督促、检查保洁工作，保持地面清洁、干燥，避免患儿滑倒。

（3）健康教育制度落实到位，提高家长安全意识，照护好弱小的孩子。

（4）护士加强巡视，检查各项设施设备位置，观察患儿病情，评估患儿活动情况，消除安全隐患，及时采取相应的安全防护措施。

（5）患儿住院期间应有家长陪护，叮嘱家长随时关注患儿各种行为活动，避免发生跌倒、滑倒事件。

🗝 经验教训

患者跌倒是所有不良事件中最常见的案例之一。往往是多因素造成的，患者因素如年龄、病情、营养状况、自理能力、活动耐力、功能障碍等是主要因素，需要护理人员更多的关注和照护。

📖 课堂互动

1.课堂提问

针对上述案例，请同学们说说跌倒的应急预案。

2.学生回答

☑ 学习启示

（1）护理人员应具有仁爱、巧思、慎独、严谨的精神，视患者为亲人，给予患者安慰、关怀和体贴。

（2）学生须掌握防范跌倒的措施，熟悉跌倒应急预案处理流程，了解跌倒对患者的伤害及后果，愿以仁爱之心、温暖之手护理患者，守护生命安全。

四、护士使用电吹风致烫伤

✍ 案例经过

黄某，女，78岁，诊断：右侧基底节区血肿。患者浅昏迷，血压高，其余生命体征平稳，右侧肢体移动障碍。2019年12月28日14:13护士发现患者右前臂衣袖口潮湿，右前臂静脉留置针连接两路输液通路：一路输液，另一路为乌拉地尔注射液微量泵静脉推注，注射延长管使用黑色避光布。患者体重超重，当日12:30刚换过衣服，护士考虑反复更换衣服会影响患者病情，遂用电吹风吹干衣袖口，前后约3 min，未见皮肤异常。15:00巡视患者时发现靠近右肘关节处皮肤有一约8 cm×5 cm皮肤红斑，触之发烫，中间见散在多个小水疱，最大面积约5 cm×2 cm。立即予冰敷，抬高患肢，报告医生，患处涂磺胺嘧啶锌软膏，上报护理不良事件，密切观察患者病情变化。

📖 原因分析

1. 患者因素

患者呈浅昏迷状态，血压较高，右侧肢体移动障碍，体重超重，患服更换不方便。在使用电吹风机时患者对温度感觉不敏感，也无法表达自己的感受。

2. 护士因素

（1）护士使用电吹风前未能意识到患者右侧肢体移动障碍会对温度感知不良，对可能发生的烫伤不能预见，未采取有效的防护措施。

（2）护士对昏迷患者使用电吹风，未认真评估，未调节适宜温度。

📋 整改措施

（1）按皮肤烫伤护理常规处理，定时消毒、换药，观察病情，注意水疱吸收情况。

（2）患者衣服及床单位有潮湿应及时更换，不得使用电吹风烘干。

（3）输液时应仔细检查并旋紧各连接处，确保无漏液、渗液，使输液顺畅。

（4）意识障碍患者要做好感知觉评估，避免使用冷、热源。

（5）改良患服，方便更换。

🕯 经验教训

患者意识障碍，感知觉不良，且无法使用言语表达，任何治疗护理操作前都要做好评估、检查、观察，按规范要求实施护理措施。护士违反护理常规给患者造成烫伤，有可能会加重患者的病情，引发护患纠纷。

📖 课堂互动

1. 课堂提问

针对上述案例，请同学们谈谈将来在临床实习中遇到类似相关情境时应注意什么。

2. 学生回答

☑ 学习启示

（1）学生应加强责任心、人文修养教育，养成严谨的工作态度。

（2）学生须熟练掌握为危重卧床患者更换床单和衣服的技巧，熟知烫伤的预防措施，能够正确为患者实施静脉输液、冷热疗等护理措施。

五、新生儿辐射台烫伤

✍ 案例经过

某妇幼保健院，产妇朱某，孕 39 周。2014 年 6 月 27 日 12:35 顺娩一女婴，重 3200 g，护士将新生儿处理好后由辅助护士安放在辐射台上保暖。此时正好有孕妇要办理住院，辅助护士即离开产房去接待新入院孕妇。13:00 接生护士行会阴缝合结束，抱新生儿进行早接触、早吸吮时发现辐射台过热，温度高达 37.3℃，新生儿面部呈暗红色，有轻微的烫伤，立即关闭辐射台。检查发现辐射台上的温度传感器被压在新生儿包被下，没能起到自动控温的作用（温度设定 30℃），立即将新生儿移至通风处安置，同时报告医生。其后护送母婴回病房时与病房护士详细交接，嘱其继续观察新生儿面部皮肤的情况。第二天查房新生儿面部肤色正常、皮肤完整。

📖 原因分析

1. 新生儿因素

刚出生的新生儿皮肤汗腺和血管发育未完善，皮肤表层较薄、体温调节能力弱、抵抗力低，温度过高易引起烫伤。

2. 护士因素

（1）助产辅助护士安置新生儿于辐射台时未妥当放置温度传感器，造成辐射温度人为失调，起不到自动调温作用，导致辐射台温度过高。

（2）辐射台离产床约 1 m 左右，接生护士在会阴缝合过程中，未观察辐射台新生儿的情况，没有第一时间发现辐射台异常。

（3）辅助护士离开产房无交接、无提醒，处理入院患者后无再回头查看新生儿情况。

3. 管理因素

护理人员人数紧张，产房接生工作未能安排 2 名护士协作完成。由病房护士兼顾产房辅助工作，存在安全隐患。

整改措施

（1）提升助产护士的人文关怀职业素养，将人文关怀融入分娩的全过程，提供优质分娩护理服务，保证母婴安全。

（2）改进新生儿保暖工作细节，新生儿放置在辐射台上保暖时，将温度传感器放在新生儿头顶侧边不易被压到、被新生儿手抓到的地方，保证温度传感器发挥监测、调温作用。

（3）辅助护士特殊情况需离开产房，须再认真检查辐射台温度和新生儿情况，确认无异常后和接生护士交接清楚方能离开。

（4）接生护士应密切观察产妇和新生儿病情及产房安全，发现异常及时处理。

（5）增加护理人员，合理弹性排班，满足产房护理人力，及时完成工作任务，保证接生安全。

经验教训

（1）新生儿的安危关系着一个家庭的幸福，护士要有高度责任心，细心周到，给予弱小的生命关怀和照护。

（2）产房接生护士和辅助护士之间应配合默契，既要分工又要合作，遇到紧急情况要及时沟通协调，共同完成工作任务。

（3）产房各类仪器、设备有专人管理维护，高危设备使用要认真检查，确保性能可靠。

课堂互动

1. 课堂提问

针对上述案例，请同学们说说日常如何护理新生儿。

2. 学生回答

学习启示

（1）学生应尊重、敬畏生命，认识到每一个个体的生命都有其独特的价值。

（2）学生不仅要掌握助产技术及孕产妇的护理知识，更要学会如何安全护理新生儿，做好新生儿的日常护理。

六、患儿不慎烫伤

案例经过

某医院儿科病房，患儿曾某，男，5岁。2015年7月18日凌晨0点左右，患儿入睡时不慎将手放置在电蚊香片上，右手无名指被烫伤，形成一大小约0.7 cm的水疱，周围皮肤稍红肿无破溃，值班护士立即报告医生按烫伤处理，密切观察，3天后水疱逐渐消退，无破溃，痊愈后未留疤痕。

原因分析

1. 患儿及其家长因素

患儿幼小，不懂得自我防护，家长防护意识薄弱，夜间睡眠失去警惕性，造成患儿烫伤事故。

2. 护士因素

（1）护士人文关怀缺失，没有为患儿及家长提供安全、舒适的睡眠环境，未采取灭蚊措施，无视患者生命安全。

（2）护理健康教育不到位，安全意识薄弱，未指导家长如何正确使用电蚊香，未提醒家长注意防范烫伤。

3. 管理因素

（1）病区防蚊措施不落实，影响患儿休息睡眠。

（2）病室设备带往往配有供氧管道，患者有吸氧的可能，使用电蚊香有引燃氧气爆炸的危险，或引起烫伤，或发生火灾。

整改措施

（1）积极处理患儿烫伤，给予安慰和安抚，减轻患儿因烫伤引起的疼痛。

（2）加强巡视，定时观察病情和烫伤情况，及时消毒换药，防止水疱破溃。

（3）加强病区安全管理，采取安全可靠的灭蚊方法，创造舒适、整洁的病室环境，有利于促进患儿身心康复。

（4）加强入院宣教和住院健康指导，增强患儿家长安全意识。

（5）改善儿科住院环境，提供安全、舒适、整洁的住院环境，减轻患儿对住院的恐惧。

（6）按规定上报护理不良事件，组织讨论、分析，分享护理经验，改进工作。

经验教训

（1）医护人员应以理性的科学精神、饱满的热情、坚强的意志和柔软的心灵去关怀及照顾每一个罹患疾病的孩子及其家庭。

（2）改善儿科住院环境，建设符合儿童生育发育和心理发展特点的病房，降低患儿对住院治疗的排斥。

（3）制订防烫伤的防范措施及处理应急预案，定期培训演练。

课堂互动

1. 课堂提问

针对上述案例，请同学们谈谈小儿烫伤的应急处理措施。

2. 学生回答

学习启示

（1）学生应具有慎独精神和严谨的工作作风，能为患儿提供适时、适量、适度的各种服务，懂得关注孩子患病过程中的经历和病情变化。

（2）学生应提高护理风险防范意识，能够重视患儿安全护理和心理护理，加强与家长的沟通，指导健康教育。

第六章 护理文书相关案例

一、患者护理文书记录与病情不符

案例经过

患者张某，男，62岁，阑尾炎手术后死于心脏病突发。医生很困惑，之前没有患者患有心脏病的记录。再次检查患者病例相关检查单，发现患者心电图结果显示"窦性心动过缓，52次/min"，而体温单上每日记录的脉搏为80～90次/min。医生每天查房看体温单上的生命体征，以为患者生命体征平稳，无特殊处理。

原因分析

（1）责任护士没有全面掌握病情，未动态观察患者生命体征变化。

（2）护士没有认真测量和记录患者生命体征，不能给医生提供准确的病情资料，失去早发现、早治疗的最佳时机。

（3）护士违反护理文书记录原则，记录的患者生命体征不真实、不准确。

整改措施

（1）组织护理人员学习护理文书记录并考核，保证人人过关并严格执行。

（2）护理人员须遵守护理文书记录原则，记录内容必须客观、真实、准确无误，不凭主观臆断记录。

（3）责任护士应准确观察患者生命体征，掌握病情变化，了解患者各项检查、化验结果。关注患者阳性体征，发现异常及时报告医生。

（4）责任护士应加强与患者及其家属的沟通，做好术前宣教，指导患者术后起床活动，消除不安全因素，保障患者健康与生命安全。

经验教训

患者心电图结果显示"窦性心动过缓，52次/min"，而体温单上每日记录的脉搏为80～90次/min。护士没有认真测量患者脉搏，医生每天查房没有认真对患者进行查体，只看体温单上的生命体征，没有及时发现患者问题的严重性，未能给患者及时采取治疗措施导致患者死亡。原因在于医护责任心不强，视患者生命为儿戏，才酿成不良后果。

课堂互动

1. 课堂提问

针对上述案例，请同学们谈谈在临床实习中遇到类似相关情境时应注意什么。

2. 学生回答

学习启示

（1）学生应掌握护理文书记录原则，准确观察患者生命体征，规范书写护理文书，确保内容客观、真实、准确、及时、完整、规范。特别要掌握电子病历的基本要求和体温单记录要求。

（2）护生在临床实践中应对患者的病史和现状进行全面系统评估，了解疾病发生、发展过程，能够对病情作出综合判断，预防并发症的发生，促进患者早日康复。

二、患者护理记录与病情不符

案例经过

某医院内科病房，39 床患者林某，男，76 岁，于 1 月 26 早上 9:30 以"急性脑梗死、糖尿病、肾病"收住院，入院后按内科护理常规护理。1 月 26 日晚 20:20 突然出现病情变化，突发呼吸、心搏骤停，经抢救无效死亡。家属对患者的突发死亡充满疑虑，对医生的医疗水平抱怀疑态度。1 月 28 日患方家属要求复印病历，并从复印的病历中找出护理文书记录上的缺陷：患者入院当晚已经死亡，第二天的体温单上竟然绘制了正常的生命体征，最后家属将医院告上法庭。后查实护士录入电子体温时，时间点击错误，误将 26 日体温点击到 27 日录入保存，导致患者死亡后体温单上仍有生命体征记录。

原因分析

1. 护士原因

（1）护士违反护理文书记录原则，未客观、全面、真实地记录患者病情变化。

（2）护士责任心不强，粗心大意，电子体温单上信息录入后未再核对就提交。

（3）护士机械性执行工作，被动完成任务，未能真正把"以患者为中心"的理念与护理工作完全融合。

2. 医生因素

在抢救重症患者过程中未能及时和患者家属沟通病情，取得家属信任。

3. 管理因素

护理管理者对科室管理松懈，护理文书书写规范制度落实不到位。

整改措施

（1）责任护士应全面掌握患者病情，提供全面、连续的护理服务，及时与家属沟通病情，真正体现"以患者为中心"的服务理念。

（2）制定质控细则，规范护理文书书写。护理文书书写应遵照科学性、真实性、及时性、完整性、与医疗文件同步原则。禁止漏记、错记、涂改、丢失、主观臆断、随意篡改。

（3）落实护理文书质控制度，质控组长严把书写关，护士长狠抓出科关，查漏补缺。

（4）转变观念，增强法律意识，加强护理人员书写能力的培训。

（5）通报全院，防止此类不良案例再次发生。

经验教训

（1）加强护理人员护理文书书写能力及规范的培训，认真做好记录。

（2）强化护理人员法制观念，严格遵守规章制度。

（3）护理文书是有关患者的重要文档，记录了疾病发生、诊断、治疗、发展及转归的全部过程。医疗与护理文书必须规范书写，妥善保管。

课堂互动

1. 课堂提问

请同学们谈谈危重患者护理记录内容。

2. 学生回答

学习启示

（1）病情观察是医护人员对患者进行全面系统了解、对病情作出综合判断的过程，是临床护理工作的重要内容之一。及时、准确、全面的病情记录，可以为医生的诊疗提供临床依据。

（2）护生须了解医疗与护理文书记录的意义，熟悉医疗与护理文书书写的原则及管理要求，能熟练绘制体温单，密切观察病情并详细记录。

三、护理文书记录前后矛盾

案例经过

2012 年 1 月 4 日 15:00，护士长检查出科病历，发现 36 床患者刘某的病历首次护理评估单，接诊护士书写患者左上肢为义肢，但在护理记录单中，责任护士周某静脉留置针穿刺记录为穿刺部位为左手背。当即调查真实情况，患者刘某左上肢因外伤截肢，1 年后安装义肢。责任护士周某书写错误，实际穿刺部位为右手背，误记录成了左手背。

原因分析

（1）责任护士在病历书写中违反了病历书写规范的相关要求，未准确记录病情。

（2）责任护士责任心不强，进行静脉穿刺时患者坐在对面，没有准确分辨左右方向就进行记录。

（3）护士护理安全防范意识比较薄弱。

整改措施

（1）责任护士须具有高度的责任心，为患者提供全程、连续、优质的护理服务。

（2）患者入院后，责任护士通过交谈、观察、护理体检全面评估患者的生理、心理、社会、精神、文化等方面的需求，制订护理计划，进行效果评价。

（3）加强护理人员文书书写能力的培训，提高护理人员护理文书书写准确性。

经验教训

（1）加强护理人员护理文书书写能力及规范的培训，认真做好记录。

（2）定期组织护理人员学习护理评估的方法，掌握护理程序的五个步骤。

（3）加强护理安全教育，提高护理人员责任心。

课堂互动

1. 课堂提问
请同学们谈谈护理文书管理的要求。
2. 学生回答

（1）护理文书记录疾病发生、诊断、治疗、发展、转归的全过程，具有法律意义。护理文书书写应与医疗文书相一致。

（2）护生须了解医疗与护理文书记录的意义，熟悉医疗与护理文书书写的原则及管理要求，完成护理评估、制订护理计划，落实各项护理措施。

四、电子体温录入错误

✍案例经过

某外科病区，医生查房前使用电子体温单常规了解患者上午 6:00 的体温，发现 12 床陈某（术后第五天）突然发烧至 39℃。查房的时候详细询问患者的情况，患者向医生反映早上体温是 36.9℃，他本人没有发烧。医生向下夜班护士求证，护士检查原始体温本，发现电脑录入时少录一个 6，导致患者电子体温单上显示的是 39℃，马上进行更正。

📖原因分析

（1）下夜班护士工作时间长、工作量大、容易出现疲劳现象，注意力不集中。

（2）下夜班护士责任心不强，电子体温录入后没有再核对一遍。

（3）责任护士未全面掌握患者病情。

📋整改措施

（1）加强护士责任心教育，认真观察患者病情变化，关心、体贴患者，将护理措施与人文关怀融入日常护理工作中。若患者突然出现病情变化如血压、体温、脉搏与病情不相符，应及时复查清楚，反复确认各项数据来源无误再记录。

（2）病区体温录入电脑后需再次查对，避免遗漏、录入错误。

（3）护士在进行电子护理文书录入时，有疑问之处应及时向其他护士请教，其他护士应主动指导帮助他们。

（4）科室定期进行护理文书书写培训，提高护士相关的风险意识。

💊经验教训

（1）加强护理人员护理文书书写能力及规范的培训，规范书写各项护理记录。

（2）强化护理人员法制观念，严格遵守规章制度。

课堂互动

1. 课堂提问

针对上述案例，请同学们说说电子体温单记录的内容。

2. 学生回答

学习启示

（1）护理人员应具有高度的责任心和周到细致的工作作风，培养良好的职业道德、严谨的工作态度和爱岗敬业的精神。

（2）学生须了解医疗与护理文书记录的意义，熟悉医疗与护理文书书写的原则及管理要求，能熟练绘制纸质体温单，能完成病区电子体温的日常录入。

五、血压录入错误

案例经过

患者林某，68 岁，收住妇科病房待手术，诊断：子宫肌瘤合并高血压。入院查血压 162/109 mmHg，术前 3 天医生给予降压药物控制血压，并每日测血压 tid。入院后血压一直波动在 135 ～ 156/83 ～ 96 mmHg 之间，手术前护士王某为患者测血压，为 143/91 mmHg，于 14:30 做好术前准备送入手术室。半个小时后患者被送回病房，原因是电子护理记录单上 14:00 血压为 183/91 mmHg，血压过高不能手术。经了解是责任护士录入错误，将 143 录成 183，导致手术暂停。经医生与手术室协调，让患者休息后延至下一台手术。家属及其患者对此事件很有意见。

原因分析

1. 护士因素

（1）责任心不强，电子护理文书录入后未再次核对。

（2）护士护送患者去做手术之前未再次查对电子病历上的生命体征。

（3）病区护士与手术室护士交接时，没有再次核对手术交接记录单上的各项内容，未能及时发现错误。

2. 管理因素

病区工作繁忙，工作量大，午班人力资源仍然不足，护士忙中出错。

整改措施

（1）全科护士应认真学习文书书写规范。护士进行电子护理文书录入时应细致认真，录入完毕后应与原始记录单再次核对，无误后方可提交保存。

（2）加强重点环节管理，护士长合理、弹性排班，特别是对午班、夜班比较忙的时段。

（3）护士护送患者手术之前须再次核对患者各项信息，包括医嘱、化验单、手术核查单、手术交接单和体温单等。

（4）病区护士与手术室护士交接时认真、规范，核实手术交接记录上的各项信息，包括生命体征、手术方式、术中用药等，做好手术患者的交接工作。

经验教训

护理人力资源不足也是引发护理差错的一个重要原因，特别是一些重点护理科室和特殊时段，如手术室、ICU、产房、急诊科，还有午班、夜班、节假日等，护理管理者应根据患者数、手术数、一级患者数合理安排人员上班，最好是老、中、青搭配上班，同时适当授权给资深护士，做到 $1+1 > 2$。

课堂互动

1. 课堂提问

请同学们说说护理重点内容包括什么。

2. 学生回答

学习启示

（1）血压是判断心功能与外周血管阻力、诊断疾病、观察病情变化、判断治疗效果的重要依据。学生应加强学习，掌握血压相关理论知识，养成高度负责的态度，能为患者正确测量血压并记录。

（2）学生须了解血压的五大影响因素和生理变化，掌握血压的测量方法，能正确评估患者正常血压与异常血压，及时、准确记录，为诊疗提供依据。

六、电子护理记录单出入量统计错误

案例经过

患者季某，女，38岁，2018年12月2日上午进行宫颈癌广泛性子宫切除术，术程顺利，19:00术毕返回病房。12月3日下夜班护士统计出入量时将电脑自动生成的12小时出入量统计成24小时并记录在护理记录单上，其中入量1230 mL，出量1380 mL，引流量158 mL。医生查房后认为患者术后入量不够，出量较少，即增加输液量。责任护士备药时觉得液体过多，与医生沟通后查看患者回病房的时间，再查看患者电子护理记录单，发现患者出入量统计时间算错了，立即通知医生更改输液量。

📖 原因分析

1. 护士因素

值班护士责任心不强，患者出入量是由电脑自动统计，电脑自动统一记录为 12 小时，未满或超过 12 小时须护士手工更改，值班护士忘记更改。

2. 环境因素

夜班护士工作量大、工作时间长，容易出现疲劳。

3. 医生因素

查房时对患者病情掌握不全面，未与护士认真核对患者出入量。

📋 整改措施

（1）建立科室护理文书书写质量监管小组，按医院电子病历质控要求，定期抽查运行及出院病历。

（2）加强护士护理文书书写规范培训，提高护理文书书写正确率。

（3）护士全面掌握患者病情，床边交接班内容包括患者的体温、尿量、入量、饮食、卧位、伤口及昨日输液情况。

（4）责任护士认真观察病情变化，落实护理文书书写质量监管，使护理文书记录达到客观、真实、准确、及时、完整、规范的目的和要求。

（5）加强护理安全教育，提高护理人员法制观念。

🔖 经验教训

下夜班护士统计出入量时将电脑自动生成的 12 小时出入量统计成 24 小时，并记录在护理记录单上，未进行手动更改，导致医生查房时认为患者入、出量过少而增加输液量，若不是责任护士工作认真及时发现问题，有可能因入量过多而加重患者心脏负担，从而引发不良后果。安全护理无小事，护士须时刻保持严谨、细致的工作作风。

📄 课堂互动

1. 课堂提问

针对上述案例，请同学们说说临床护理工作中应如何做好 24 小时出入量记录。

2. 学生回答

☑ 学习启示

（1）护生须了解医疗与护理文书记录的意义，熟悉医疗与护理文书书写的原则及管理要求，能准确收集患者输液量、进食量、尿液、引流液等客观资料，并正确记录出入量，为医生制订诊疗方案提供重要依据。

（2）随着电子信息化技术的发展，临床电子病历诸多统计工作由电脑自动生成，从而减轻了护理人员的工作负担。但是电脑不是人脑，缺乏灵活性，仍需要由工作人员最终把关确认各项数据的准确性。

七、医嘱执行后未签名致重复执行

📝案例经过

患者张某，25 岁，诊断：妊娠剧吐。2016 年 11 月 15 日上午 11:05 入院后医生开出维生素 B_1 50 mg 肌内注射，qd。护士金某执行医嘱后忘记在临时医嘱单上签名。中午 12:50 午班护士季某看到未签名医嘱以为是主班护士漏执行，未与主班护士确认的情况下又执行一遍并签名。下午查房时患者问医生今天为什么打了两次一样的针，医生查看后发现重复给药，立即告知护士长。

📖原因分析

（1）护士金某执行医嘱时没有按规范及时签名。

（2）护士季某对有疑义的医嘱，没有与值班护士沟通确认，凭主观认为没有签名的医嘱一定就是未完成的，于是盲目执行。

（3）上午主班护士没有对整个病区医嘱进行总查对。

（4）护士执行给药时未认真向患者解释用药的目的、作用。

📋整改措施

（1）组织护理人员学习医嘱执行制度，执行医嘱必须及时签名。

（2）护理人员养成良好的工作习惯，特殊情况下对未完成的护理工作用备注录的形式与下一班护士进行交接，避免遗漏。

（3）注重患者用药安全，做好给药健康教育，向患者说明用药的目的、作用及可能出现的副作用。

（4）加强护理人员安全意识，增强法制观念。

💊经验教训

（1）作为一名护理人员，应具有高度负责的精神，认真做好每一件事，特别是一些细小的事情，处理不好可能引发严重的后果。

（2）培养团队协作精神，科室成员之间要相互提醒、相互监督、相互弥补。尤其要特别注意高危环节、高危时段及高危人群，以有效避免差错事故的发生。

课堂互动

1. 课堂提问

针对上述案例，请同学们谈谈执行医嘱的要求。

2. 学生回答

学习启示

（1）医嘱是医生根据患者病情需要，为达到诊断、治疗的目的而拟定的书面嘱咐，包括分级护理、饮食、药物（注明剂量、用法、时间等）、护理常规等各项内容，具有法律意义。执行时应认真核对、及时签名。

（2）学生应认真学习护理文书记录原则，了解医嘱种类和内容，能在带教老师指导下正确处理医嘱。

八、医嘱取消后未落实到位

案例经过

患者，女，66 岁，考虑肺癌转移。医师下达医嘱予生理盐水 100 mL + 唑来膦酸注射液 4 mg 静脉滴注。责任护士薛某处理医嘱后，持执行单到患者床边查看并做解释工作，但患者及其家属拒绝使用此药。护士报告医生后取消医嘱。医嘱取消后护士薛某未将执行单销毁，也未退药。下午药送到病房后，夜班护士王某核对药品和执行单后予加药，准备拿去给患者输注，患者及其家属再次拒绝，护士王某报告值班医生，医生查看病历发现该医嘱已取消。

原因分析

1. 患者因素

医生医嘱开出后，患者及其家属不配合，拒绝药物治疗。

2. 护士因素

（1）护士责任心不强，医嘱取消后未及时销毁执行单，存在安全隐患。

（2）夜班护士对有疑问的执行单，没有与上一班护士进行沟通就自作主张再次执行，导致患者及其家属不满。

（3）护士没有做好交接班工作，对于特殊患者、特殊用药未列入重点交接班内容。

整改措施

（1）加强护士责任心教育，取消医嘱要严格遵守规范，谁执行医嘱就要负责把所有执行单回收并销毁，同时通知责任护士。

（2）加强与患者的沟通交流，做好用药健康教育，告知用药的目的、作用，取得患者及其家属的配合。

（3）加强护理人员法律知识学习，提高护士护理安全防范意识。

（4）加强低年资护士的用药培训，落实交接班制度，做好各项工作的交接，对于一些特殊用药或是特殊患者进行口头交接的同时列入重点交接内容。

经验教训

（1）科室根据专科特点制定专科交接班制度，对一些特殊用药、特殊患者、特别护理措施列入重点交接内容。

（2）重点交接内容除了口头交接外，可以在重点交接本或科室备用白板上体现，并加以说明，避免遗漏。

（3）加强护士的责任心教育，为患者提供安全用药护理。

课堂互动

1. 课堂提问

请同学们说说交接班内容包括哪些。

2. 学生回答

学习启示

（1）加强沟通技巧的学习，理解、同情患者，能够全面、真实了解患者内心的感受，尊重他们的选择权。

（2）护生须了解临床常用药的药名、用法、剂量、浓度、作用与副作用，掌握有关药物的药理知识、给药方法和相关操作技能，能够对药物疗效进行评价，并准确记录。

九、手术患者腕带信息错误

案例经过

患者陈某，女，38岁，因卵巢瘤进行手术治疗。手术当天，责任护士刘某做好术前准备将患者送至手术室，半个小时后患者被送回病房。原因是腕带上的信息与患者及手术通知单上的信息不相符。经了解患者术前一天沐浴时担心腕带受潮损坏，脱下来放在床头桌上，当天隔壁20床患者挂完瓶也将腕带脱下来放在同一床头桌上，该患者洗完澡随手将床头桌上20床患者的腕带拿起来戴上，而责任护士在护送该患者手术前未再次核对腕带信息，仅口头核对患者床号、姓名，造成腕带信息不符手术暂停，家属及其患者无法接受，投诉到医院的纠纷办，后经协调第二天再进行手术。

📖 原因分析

1. 护士因素

（1）护士责任心不强，送手术前未再次核对腕带信息，仅口头核对病历上患者床号、姓名、住院号信息，造成患者信息与腕带信息不相符。

（2）责任护士入院宣教不到位，未将腕带的重要性告知患者及其家属，导致患者沐浴时将腕带随意放置，导致腕带佩戴错误。

（3）责任护士与手术室护士未按手术交流规范流程进行手术交接。患者进入手术室躺在手术台上，手术室护士才开始核对腕带信息，发现信息不符又将患者送回病房，导致患者及其家属不满。

2. 患者因素

患者行事马虎，脱下腕带后重新再戴上时未再查看。

3. 环境因素

病区条件有限，床单元相邻，有时患者混用床头桌。

📋 整改措施

（1）加强护士责任心教育，提高护士护理风险意识。

（2）落实患者身份识别制度。患者离开病房送手术之前，责任护士应评估患者生命体征、意识状态、皮肤完整性、药物过敏史、留置管路、术区皮肤准备情况。帮助患者摘除首饰、发卡和义齿，完成术前准备无误后方可送去手术室。

（3）与手术室护士交接班时严谨、认真，核对各项信息无误再行交接。

（4）组织护士学习身份识别制度及手术交接流程，按规范执行各项护理操作。

🧪 经验教训

（1）严格落实各种规章制度，避免差错发生。

（2）责任护士护送患者去手术室前没有核对腕带，错过第一次纠正的机会。

（3）责任护士与手术室护士进行交接时未认真核对，错过第二次纠正的机会。

（4）手术室护士进行手术交接时未落实手术交接查对制度，敷衍了事，等到患者已经在手术台上了才发现问题，把矛盾推向更深层次。

📖 课堂互动

1. 课堂提问

请同学们说说手术交接制度包括哪些内容。

2. 学生回答

（1）学生应具有高度的责任感，爱岗敬业，服从带教老师安排，能够胜任手术室患者交接及术前健康教育工作。

（2）手术室交接制度是为提高医院工作效率，保障患者手术安全而制定的，护理人员须熟练掌握手术室交接班的内容，熟悉交接流程，能够准确完成术前交接、术中交接和术后交接任务。

十、新生儿性别标识错误

案例经过

某医院产科病房，2床产妇徐某，28岁，于2015年11月24日6:25时顺娩一女婴，产程顺利。8:30返回病房。新生儿沐浴前产妇婆婆给新生儿换包被时发现新生儿包被上标识牌的信息为2床徐某，顺娩男婴。产妇立即核对新生儿腕带，发现腕带信息与包被信息相同，立即找护士提出质疑。护士长立即追问当班接生护士杨某，杨某遂向产妇解释说纯属笔误，当时产妇分娩时产房只有她一个人，不存在抱错的可能，且新生儿未断脐时已将性别告知产妇，并将新生儿抱给产妇确认过性别，产妇及其家属无异议。

原因分析

1.护士因素

夜班工作劳累，护士睡眠不足注意力不集中，心不在焉将女婴写成男婴。未经双人核对就给新生儿戴上标识牌和腕带。

2.管理因素

婴儿标识和腕带没有实行信息化管理电子打印，手写核对程序落实不到位。

整改措施

（1）护士应对产妇提供细心的人性化服务，及时与产妇及其家属沟通、分享产程进展、分娩信息和新生儿情况。

（2）新生儿身份标识和腕带信息核对制度应落实到位。需双人核对无误后方可将标识牌和腕带给新生儿戴上。

（3）产妇离开产房之前，护士应再次核对产妇与新生儿各项信息是否一致，送入病房时与病房护士再次核对信息，做好交接班。

经验教训

（1）新生儿性别对于很多家庭比较敏感，特别是重男轻女的家庭。产房护士需与产妇共同核对正确无误，以免引起纠纷。

（2）夜班产房护士接生后容易疲乏，注意力不集中，产妇和新生儿信息一定要反复查对，各环节均须由两名护士核对正确。

（3）加强分娩时的人文关怀，为产妇提供人性化产时服务，提高产妇及其家属的护理服务满意度。

课堂互动

1. 课堂提问

针对上述案例，请同学们说说患者身份识别制度的内容。

2. 学生回答

学习启示

（1）新生儿身份识别是产科护理工作中的重要内容之一。学生应养成认真、细致、真诚的服务理念，懂人情、知轻重，在护理工作中遵循医学伦理准则，使母婴得到人性的关怀。

（2）学生须掌握新生儿信息填写内容，交接时应认真核对产妇的床号、姓名、住院号、年龄，以及新生儿的性别、体重、出生时间等信息，保证新生儿安全回到母亲的怀抱。

十一、药袋信息不清楚致出院带药分发错误

案例经过

呼吸内科 18 床患者王某，女，46 岁，因"发热伴咳嗽"入院治疗，于 2019 年 5 月 8 日治愈出院，遵医嘱出院携带口服药。出院当天 30 床曾某也有部分相同的出院口服带药。责任护士用口服塑料药袋各自分装成两份，并用记号笔在塑料袋上写着床号（字迹不清），未写姓名。出院手续办理结束，18 床患者王某的儿子先到护士站领取出院带药，随后其丈夫也到护士站领取了一份药物，并分别在药物领取单上签字。半小时后，30 床曾某办好出院手续也过来领取出院带药，责任护士才发现错误，立即电话通知 18 床患者王某，此时该患者还没有离开医院，立即送还两份口服药物，护士重新核对后将其再次分发。

原因分析

1. 护士因素

（1）主班护士工作态度不认真，外包装袋上仅写上床号，没有写上患者名字、住院号

等其他信息，字迹潦草不易辨认。

（2）护士未严格执行查对制度，患者家属来取药时没有核对患者身份信息，仅以床号作身份识别的唯一依据。

2. 家属因素

患者家属未做好沟通，两个人先后到护士站领取出院带药。

3. 管理因素

科室出院带药分发流程不完善，标识不清、不规范。

整改措施

（1）规范完善出院带药分发流程。药袋外包装上应注明床号、姓名、住院号、药名、服用方法等信息，字迹清晰。

（2）责任护士主动将出院带药分发到床头，认真核对患者姓名、腕带等各项信息，做好出院带药健康教育，告知患者及其家属用药的目的、方法、副作用及注意事项，为患者提供细致、周到的优质护理服务。

（3）出院带药分发后应由患者或家属签字确认。

（4）加强科室的药物管理质控检查力度，定期组织科内自查并及时整改。

（5）加强护士工作责任心教育，提供周到、细心的优质护理服务。

（6）严格落实各项查对制度，患者身份识别时不能仅以床号作为唯一的识别依据。

经验教训

不同床号的两位患者同时出院，各有出院带药。护士分装口服药没有完整标明患者姓名、性别、年龄，只以床号标注且不清楚。发放口服药时未认真执行落实口服药发放制度及流程，未严格执行患者身份识别制度，错将不同床号的两份药由同一患者领取，易造成多服、误服药物而危及患者生命。护士工作粗疏马虎，忽视了安全用药的重要性。

课堂互动

1. 课堂提问

针对上述案例，请同学们说说分发口服药的工作流程。

2. 学生回答

学习启示

（1）学生应掌握给药原则，了解常用药物的药理、使用目的、方法和注意事项，分发口服药时认真、细致地核对患者各项信息，能够对患者进行给药健康教育。

（2）学生应端正学习态度，在临床带教老师指导下，完成各项护理文书记录，字迹清晰、准确，不能马虎应付、草率行事，为后续的护理工作埋下隐患。

第七章 健康教育相关案例

一、术前饮食健康教育不到位致手术延缓

✍ 案例经过

患者马某，女，72岁。于2017年12月26日入住眼科，拟于次日中午行白内障手术。术前责任护士告知患者晚上10点后需禁食禁饮，患者没有听清楚，误认为明早10点以后开始禁食禁饮，并于次日晨7:00左右进食。责任护士为其做术前准备时，再次确认饮食情况得知患者早晨已进食，立即通知医师，延缓手术至下午进行。

📖 原因分析

1. 患者因素

老年人因生理机能退化，听力下降，记忆力差。术前健康教育内容如饮食、皮肤、肠道等较多，护士即使多次告知仍会遗忘。

2. 护士因素

护士对老年患者认知不足，忽略了老年人的生理状况，术前各项告知指导只是机械性告知，没有做到反复讲解并提醒患者复述确认是否记住相关内容。未对其家属进行告知指导。

3. 管理因素

眼科未针对高龄患者记忆力差特点，制订多种健康教育形式。

📋 整改措施

（1）对高龄患者实施健康教育，护士应评估其理解程度及接受能力，让家属共同参与，保证手术顺利进行。

（2）责任护士术前全面掌握患者病情、健康史、既往史和基本个人资料（包括文化程度）等，针对患者特点，制订有针对性的健康教育计划。

（3）高龄、文化程度比较低的患者，沟通时须使用方言，耐心反复讲解，循序渐进讲解，配合运用图片、视频等方法，强化其记忆力。

（4）护士除了口头交代外，务必让患者能复述宣教内容。识字的患者可以发放书面健康教育手册，以强化患者对健康教育的认知。特殊患者重点交班，如阿尔茨海默病、偏瘫

等患者应班班交接、加强巡视，反复提醒告知。

🏅经验教训

（1）医护人员应针对患者疾病治疗为患者及其家属提供相关的健康教育，主动邀请患者参与医疗安全活动，如身份识别、手术部位确认等。因此护理人员应做好术前的各项告知，使患者明确知晓并掌握。

（2）加强护患沟通交流，消除患者紧张、恐惧的心理，构建良好的护患关系。

（3）对高龄、阿尔茨海默病、文化程度低等特殊患者，让家属共同参与健康教育和制订护理计划，保证患者安全。

📖课堂互动

1. 课堂提问

针对上述案例，请同学们谈谈对案例中护士的做法，你有何想法？

2. 学生回答

☑学习启示

（1）护理人员应具有高度的责任心和爱岗敬业的精神，善于营造人性化护理服务氛围，善于倾听，理解、尊重老年患者，给予关怀和支持。

（2）学生应熟悉老年人生理特征方面的变化，掌握围手术期健康教育的方法和内容，了解各种手术前准备和患者的心理变化，能够为患者进行术前饮食、皮肤、肠道等各项健康教育。

二、术后饮食宣教不到位

✍案例经过

某胃肠外科，患者林某，男，70岁，因"完全性小肠梗阻"住院。入院当天晚上，医师为这位患者做了急诊手术，手术过程顺利。第二天晨间护理的时候，护士何某某为患者更换床单时，老先生问："护士，我什么时候可以吃东西？""放屁。"护士简单回答道。老先生听到护士竟然无缘无故侮辱自己，感到十分不解，又追问了一句："不好意思，我们不是学医的不太懂医学专业知识，我想问问我什么时候可以吃东西？""放屁！"护士林某再次回答。患者当时很生气，但是考虑到仍然要在医院继续治疗，无奈忍下心中怒火。患者出院后向医院有关部门投诉了这位护士。

原因分析

1. 患者因素

患者对"完全性小肠梗阻"缺乏了解。

2. 护士因素

（1）由于工作忙碌，护士回答患者问题时过于简单造成患者误会。

（2）护士在回答患者问题时，没有考虑患者医学知识缺乏的因素，没有使用详细的、通俗易懂的语言。

（3）护士缺乏耐心和良好的沟通交流技巧与能力，未与患者建立良好的语言沟通关系。

整改措施

（1）护士与患者沟通过程中应使用文明用语、通俗易懂的语言，避免伤害性语言、专业术语和一些不合时宜的语言。

（2）患者入院时应详细评估语言接受能力，是老人还是年轻人，是采用方言还是普通话沟通更有效，沟通时应注意患者的接受能力。

（3）护士应具有爱心，耐心回答患者问题，对患者反复确认的问题，耐心解释清楚

（4）患者询问第二遍时，护士应意识到自己的回答没有使患者理解清楚，应及时纠正。

（5）加强与患者的沟通，及时了解患者术后感受与病情，建立良好的护患关系。

经验教训

（1）护士应学会换位思考，理解、同情患者，不仅进行各项操作时要进行良好沟通，日常护理服务也应使用患者能够理解的语言进行沟通。

（2）加强与患者的沟通，建立良好的护患关系，耐心解答患者提出的各种问题。尽量使用通俗易懂的言语解答患者的疑问

（3）用良好的语言进行沟通是缓解医患关系最有效的方法。

（4）护士与患者沟通过程中，使用不当语言应立即向患者道歉，取得谅解。

课堂互动

1. 课堂提问

针对上述案例，请同学们模拟此情境中的护士与患者沟通来避免护患之间的冲突。

2. 学生回答

学习启示

（1）学生应掌握与患者及其家属之间的沟通技巧，与患者建立良好护患关系。学会尊重患者，选择合适的语言进行健康教育，促进患者恢复健康，构建和谐的护患关系。

（2）学生须刻苦学习，掌握扎实的临床基础专业知识，了解专科术后护理常规，能够为术后患者进行正确的健康教育。

三、给药健康教育不到位

案例经过

患者，男，36岁，因"风湿性心肌炎"入住心血管内科。某日医嘱开具长效青霉素注射，皮试结果为阴性，注射过程无不良反应，注射结束 20 min 后，患者因家里有事向责任护士请假离院，责任护士未告知使用青霉素的相关注意事项，同意其离院。患者在回家途中自觉胸闷不适，打电话到病房护士站，护士告知患者可能出现迟发型过敏反应，须立即回院。患者返回病房后诉胸闷、头晕、口周发麻，护士立即报告值班医生，遵医嘱予抗过敏治疗。数小时后症状逐渐消失，继续观察无不适，遵医嘱停止使用长效青霉素。

原因分析

1. 护士因素

（1）护士安全用药健康教育不到位，未向患者及其家属说明青霉素的使用目的、注意事项及可能发生的严重不良反应。

（2）护士给药后，违反给药原则，未认真观察青霉素用药反应，没有向患者解释青霉素注射后有发生迟发型过敏反应的危险。

（3）患者未经医生同意、未办请假手续，护士即同意患者在使用青霉素结束后 20 min 请假离院，存在重大安全隐患。

2. 患者因素

患者不了解青霉素过敏反应的严重性，未引起重视，输液后请假离院。

整改措施

（1）使用青霉素前，护士做好给药前评估，认真询问患者用药史、过敏史和家庭史，有青霉素过敏者禁止皮试。

（2）做好给药健康宣教。向患者及其家属解释用药目的、用法、注意事项及有可能出现的严重不良反应。告知患者及其家属用药过程如有胸闷、气促、口唇发绀等症状及时使用呼叫铃呼叫，用药后应继续住院观察迟发型反应，不可私自离开病房。

（3）给药后定时巡视，观察患者用药反应及疗效，并准确、真实记录。

（4）患者使用青霉素后原则上不能请假离院，如有特殊情况须经医生、护士长同意。

（5）加强低年资护士在职业务培训，提高护理专业服务水平。

🔖经验教训

（1）患者入院时认真进行护理评估，详细询问用药史、过敏史，对有过敏史的患者应高度重视。

（2）患者使用青霉素后，护士应加强巡视，认真观察患者用药反应，特别关注迟发型反应，发现异常及时报告医生，并严格交接班。

（3）使用青霉素的患者尽量避免请假外出。护士应详尽告知患者可能出现的过敏症状及注意事项，做好护理记录。

（4）青霉素皮试阳性者应在体温单、医嘱单、病历卡、门诊卡、注射卡上醒目标明"青霉素阳性"，同时告知患者及其家属。

📖课堂互动

1. 课堂提问

针对上述案例，请同学们说说青霉素过敏反应的预防措施有哪些。

2. 学生回答

☑学习启示

（1）护理人员应热爱本职工作，养成严肃认真、实事求是、谦虚谨慎的工作作风，爱护、关心患者，能够运用护理程序解决患者现存或潜在的问题。

（2）学生须掌握青霉素过敏反应的发生原因、临床表现，以及过敏反应的处理方法，熟练掌握青霉素过敏性休克的处理措施，能够正确为患者实施青霉素过敏试验。

四、特殊用药未签署知情同意书

✍案例经过

某医院肿瘤外科医师开具医嘱：白蛋白（自备）20 g静脉滴注，护士执行医嘱后未及时对患者及其家属做相应的告知和用药指导，未签署贵重自备药品知情同意书，未能严格执行护理相关规定，护士长查对医嘱时及时发现并做告知、签字。

📖原因分析

（1）护士责任心不强，未认真履行用药与治疗告知等健康教育。

（2）护士未按给药流程签署贵重药物使用知情同意书。

（3）护士缺乏护理风险意识。

整改措施

（1）患者在住院期间需做的各种检查、处置，以及用药，均须事先向患者（家属）说明目的、方法、注意事项，并及时签署护理告知书。

（2）使用药物之前，要掌握患者的病情、用药史、过敏史、用药的原因、目的及注意事项。进行各项治疗处置或护理前，履行告知制度，做好解释工作并签署护理告知书。

（3）在护理告知书上注明"因病情需要自备药物治疗，现已告知相关内容，出现不良后果自负"的字样。

经验教训

（1）医师为患者开具医嘱，护士执行医嘱后应对患者及其家属进行相应的告知。

（2）做好安全警示教育，提高自我防范与保护意识。

（3）严格执行医院相关规定，护理人员应掌握自备药的作用、使用剂量、不良反应及注意事项，适时地做好健康指导。

（4）凡有自备药的医嘱应在护理告知书上取得患者及其家属的签字及认可，做好交接班。

课堂互动

1. 课堂提问

针对上述案例，请同学们谈谈在临床实习工作中应注意什么。

2. 学生回答

学习启示

（1）医护人员应遵守医院规则制度和护理诊疗规范，端正工作态度，对患者负责，保障给药安全。

（2）加强健康宣教相关培训，注重用药安全和落实告知制度，提高学生风险意识。

五、患儿口服铁剂未告知注意事项

案例经过

患儿金某，女性，2岁，因精神差、食欲下降、面色苍白到某医院就诊，诊断：缺铁性贫血。医生开出硫酸亚铁口服液3 mL，口服，tid，医护未进行给药指导。家长不知道该药会对牙齿造成腐蚀和染色的副作用。回家后家长每次都使用勺子喂服。一个月后门诊复查发现该患儿右侧第一磨牙有一小黑洞，为铁剂腐蚀形成。家长很生气到医院投诉，后经协调，医院予定期观察、随访至换牙，家长表示接受。

原因分析

1. 医护因素

工作责任心不强，缺乏对患儿的人文关怀，未交代服用该药物的不良反应及注意事项。

2. 家长因素

使用前没有认真阅读说明书，该药物说明书中有标明须使用吸管服用。

3. 患儿因素

患者年纪小，牙齿发育不完善，易被腐蚀。

整改措施

（1）提高医务人员的工作责任心，端正工作态度，为患者（儿）提供热情周到的护理服务。

（2）加强业务学习，提高医务人员的业务素质，掌握各种常用药物的作用、副作用及注意事项。

（3）加强患儿家长的健康教育，对各种药物的使用方法及注意事项做详细的交代，对一些常见病可使用宣传处方强化教育，避免遗漏。

（4）定期随访，了解患儿使用药物后的反应。

（5）组织讨论，总结经验教训。

经验教训

硫酸亚铁口服液的不良反应除了胃肠道反应比较常见外，少部分人还会出现过敏反应、牙齿染色等。家长不知道硫酸亚铁口服液会对牙齿造成腐蚀和染色，医护对其用药指导告知不到位，不能切实保证患者用药安全。

经验教训

1. 课堂提问

针对上述案例，请同学们谈谈口服铁剂的注意事项。

2. 学生回答

学习启示

学生应掌握缺铁性贫血的临床表现和治疗方法，熟悉口服铁剂的注意事项，能够指导患者正确服用铁剂，并密切观察用药反应。

六、精神病患者健康教育不到位致死亡

✍案例经过

患者李某，男，30 岁。诊断：精神分裂症。入院后患者存在幻听、幻视、被害妄想，有冲动伤人行为，拒绝进食、服药，劝说无效，经家属签署"电疗知情同意书"后行"改良电休克"治疗。2016 年 3 月 20 日上午第一次做完电休克治疗后送回病室观察，患者神志清楚，无恶心、呕吐等症状，予以平卧位休息，加床档保护，监测生命体征。护士高某向家属进行健康教育，内容包括：电休克治疗后卧床休息、床档保护、禁食 2 h 等。护士高某交代注意事项后离开病室。约 30 min 后李某称太饿，李母不忍心看着儿子挨饿，自认为患者比较清醒，吃少量食物不会影响病情，就私自给患者进食馒头，导致噎食，经抢救无效死亡。家属表示不能理解，导致医疗纠纷。

📖原因分析

1.护士因素

（1）电疗后对患者的健康宣教不到位。护士向家属交代电疗后禁食、禁水 2 h，但未说明不能进行的原因以及进食可能引起的严重并发症。没有详细交代午餐应给予流食或半流食，不宜进食鸡蛋、馒头、包子、核桃等固态食物，致使家属对禁食的重要性和必要性认识不足。

（2）护士责任心不强，电休克治疗后 30 min 未按规定巡视病房，观察患者病情变化，了解患者生活需求。

2.患者因素及其家属因素

（1）患者有精神分裂症，依从性差，合作意识差。

（2）家属对患者禁食重要性认识不足，私自给患者进食，家属不合作行为引发严重后果。

3.管理因素

管理上存在疏漏。仅采用口头宣教方式告知患者家属改良电休克的有关注意事项，这种方法易导致信息传递的不准确和丢失，为不良案例的发生埋下了隐患。

📄整改措施

（1）患者做完改良电休克治疗后，护士除口头告诉家属相关注意事项外，还应发放健康教育处方，健康教育处方须将可能出现的危害和并发症书写清楚，发给家属阅读，在家属理解的前提下再签字确认，并嘱其遵照执行。

（2）重视精神病患者的心理护理，电休克治疗后及时关心、抚慰患者，给予心理上的支持，保持患者情绪稳定，取得信任，提高治疗配合度。

（3）加强电休克治疗后饮食健康教育，定时巡视，密切观察病情变化及疗效，反复对患者及其家属进行饮食宣教，并做好相关护理记录。

（4）电疗术后2h患者完全清醒后方可进食，建议先饮水无呛咳后，再进食流质或半流质饮食，不要进食鸡蛋、馒头、包子等体积较大、容易噎住的固体食物。

（5）电疗术后患者须绝对卧床休息，取侧卧位或平卧位，头偏向一侧，保持呼吸道通畅。

🖊经验教训

（1）术前做好健康教育，详细介绍电休克治疗目的、过程、效果、疗程及优点，将可能存在的风险和不良反应告知家属。不能避重就轻只说优点不说风险，让患者和其家属理解手术风险并权衡利弊，做出决定，并签署知情同意书。

（2）加强与患者及其家属的沟通，做好电疗术后健康指导，关注精神分裂症患者的心理疏导。关心、安抚患者，让其感受医护人员的善意，提高患者及其家属的依从性。

（3）患者电休克治疗术后健康宣教应具体交代饮食的内容，避免过于笼统，家属无法理解，操作不当，引发严重后果。

（4）定时巡视，密切观察患者治疗后反应。注意防呛咳，对于不合作的患者，应立即通知医师处理，必要时给予保护性约束。

（5）建立专科宣教卡片，通过多种形式、多种途径反复宣教指导。

（6）掌握沟通技巧，关注患者，主动给予关怀和安慰，取得患者及其家属的信任和配合。

📖课堂互动

1. 课堂提问

针对上述案例，请同学们谈谈，你如何看待案例中护士的做法？在工作中应注意什么？

2. 学生回答

☑学习启示

（1）精神分裂症患者心理紊乱，严重者脱离现实社会，不能适应社会生活，对本身疾病缺乏自制力，常拒绝住院，不接受治疗，难以护理。

（2）学生应树立高尚的职业道德情操，具有良好的心理素质、扎实的护理技能，富有爱心、同情心和耐心，积极关注患者，站在患者立场上给予情感回馈，真正理解患者的内心，激励患者早日康复。

第八章　护理服务态度相关案例

一、患者咨询出院带药事宜引发纠纷

✍️ 案例经过

护士小李在家和丈夫吵架后，到医院上班时还余气未消。遇到一位肝炎患者病情好转正等待出院，家属买了许多保肝药来，患者认为自己的病已经好了，便来问护士小李要不要用这些保肝药。小李说："你用不用关我什么事。"患者说："你说话咋这么难听啊！"小李气呼呼地说："什么话好听？唱歌好听，唱给你听？"患者当时气得脸色发白，回到病房便躺在床上，之后病情急剧恶化。

📖 原因分析

（1）护士上班带有情绪，将生活上的情绪带到工作中，缺乏同理心。
（2）护士缺乏基本的责任心、同情心，违反护理职业准则。
（3）护士缺乏与患者进行有效沟通的能力，没有理解、尊重患者。
（4）没有建立良好的护患关系。

📋 整改措施

（1）护士应将工作与生活分开，不能将生活上的情绪带到工作中。
（2）患者需要的是人与人之间的尊重和理解，医护人员应关注他们的病痛，尊重他们的人格，诚心诚意地帮他们解决健康问题。
（3）护士应提高语言修养，与患者沟通时语言温和、态度真诚。学会认真倾听，将人文关怀融入细微之中，帮助患者解决问题。
（4）要建立良好的护患关系，取得患者信任与支持。

💊 经验教训

（1）护理无小事，不仅体现在每一个操作上，还体现在每一句话语中。
（2）目前整个社会医患关系处于较紧张的状态，进行各项护理操作前需要做好与患者的沟通与交流，避免误会引发纠纷。
（3）换位思考，建立良好的护患关系，切不可对患者有情绪化的表现。

📑 **课堂互动**

1. 课堂提问

针对上述案例，请同学们谈谈临床实习中与患者进行沟通时要使用哪些沟通技巧。

2. 学生回答

☑ **学习启示**

（1）学生应培养良好的人文素质修养，树立"全心全意为病人服务"的理念，关心、爱护患者，加强与患者的沟通，满足患者需求。

（2）语言沟通是护患沟通的重要环节，需要综合运用人文言行与医学思维的多种技能。学生应掌握语言沟通技巧，能够与患者进行良好的沟通，提供人性化关怀服务，巧妙化解护患矛盾。

二、静脉穿刺失败后沟通不到位引发纠纷

✍ **案例经过**

张护士为患者静脉穿刺，一次未成功，立即更换对侧手臂寻找静脉。此时患者生气了："还扎呀！换个高手过来！"小张一听心里就来火了，嘴里小声嘟囔道："就你这血管，谁能保证'一针见血'呀！"然后扭头就离开了病房，患者愣在那里半天没有说话。过了一会儿，邓护士过来了，患者对着她好一阵儿埋怨，还说要投诉小张。

📖 **原因分析**

（1）护士在静脉输液前没有和患者做好沟通，未提前建立良好的护患关系。

（2）护士静脉输液操作技能不熟练，失败后没有解释和道歉造成患者的不满。

（3）护士服务态度冷漠，语言生硬，没有换位思考，设身处地为患者着想。

（4）护士缺乏人文素养，与患者沟通时缺乏耐心，激化矛盾。

📋 **整改措施**

（1）加强护士业务学习，提高技术水平，熟练掌握静脉输液操作技能。

（2）树立"以人为本"的护理服务理念。静脉注射前做好健康宣教，解释输液目的，指导患者配合注意事项，为患者提供优质护理服务。

（3）护士静脉穿刺失败后应向患者解释并真诚道歉，必要时请求其他护士帮助，协助完成静脉穿刺。

（4）护士关心、理解、尊重患者，创造轻松的交流氛围，进行各项护理操作时应谨慎、细致，避免失误。

经验教训

（1）护士在执行技能操作时，不仅应在技术层面做到正确、迅速和安全地实施，还要在表达层面与患者进行有效的沟通。

（2）重视操作前的健康宣教。加强与患者的沟通，操作前做好解释工作，增进彼此信任。

（3）学会换位思考，理解、同情患者，耐心解答患者疑虑，建立良好护患关系。

（4）护理操作中若操作失败应及时向患者及其家属解释并道歉，必要时请求其他护士协助完成。

课堂互动

1. 课堂提问

针对上述案例，请同学们模拟此案例中的邓护士，与患者进行良好的沟通。

2. 学生回答

学习启示

（1）护理人员应掌握语言沟通的技巧，能够通过语言表达对患者的关爱，给予患者希望和信心。

（2）学生须熟练掌握各项操作技能。进行静脉输液时选择好血管，动作准确、有效。若第一次穿刺失败，须请带教老师操作，杜绝反复在患者身上练习。

三、护理服务态度生硬引发矛盾

案例经过

护士吴某在护士站看到一位带气管套管的患者在用医院精字处方（一种专用于精神药品的处方笺）涂涂画画。出于对处方管理的责任感，护士未向患者做详细解释说明，将患者手中的处方拿走。结果导致该患者的不理解，情绪激动，出现气喘症状。

原因分析

1. 管理因素

（1）医院对于精字处方管理不到位，到处乱放，导致患者可以随手拿到特殊处方单。

（2）科室特殊处方管理制度不完善。

2. 护士因素

（1）护士没有换位思考，未考虑患者的实际情况，患者因气管切开手术，暂时存在语言交流障碍。

（2）护士从管理的角度，对患者私用医院处方进行制止并收回。但未关心、尊重患者的感受，没有做好解释工作。

3. 患者因素

患者在未得到医务人员允许情况下，私自使用医院处方乱涂画，行为不当。

整改措施

（1）医院及科室完善精字处方的使用和管理制度。医生向护士长领取精字处方后登记签名，并妥善保管，不允许随处乱放。

（2）护士应有耐心，学会换位思考。根据患者病情，具体情况具体分析解决。

（3）护士应掌握良好的沟通技巧和解决问题的能力。遇到患者使用处方，应了解患者使用处方的目的，告知医院处方同样具有法律效力，不能随意涂画。

（4）加强医务人员安全教育，增强风险意识。

经验教训

（1）提高医务人员的责任心教育，提升护理服务水平。

（2）加强特殊处方管理，避免将特殊处方随手乱放。

（3）与不能说话的患者进行交流时，可以通过眼神、手势等肢体语言沟通，必要时可用手写文字、卡片等进行沟通。

课堂互动

1. 课堂提问

针对上述案例，请同学们思考，如果你是吴护士，应如何与患者进行沟通说明？

2. 学生回答

学习启示

（1）学生应加强职业责任感和人文素质修养，养成仁爱、巧思、慎独、严谨的作风，具备良好的职业道德、严谨的工作态度和爱岗敬业的精神。

（2）学生须掌握沟通技巧，能运用所学相关知识，为患者提供优质护理服务，提高护理满意度。

四、患者输完液无人处理引发矛盾

案例经过

为落实优质护理服务，护士长将床位分成三个责任组，并按责任组排班。患者王某某输液结束需要拔针按铃呼叫，护士站医嘱护士太过忙碌接起呼叫铃没好气地说："不要按呼叫铃了，直接走出去叫你们的责任护士。"患者家属看到护士A，礼貌问道："你好，我们6床点滴结束了。"护士A一边行色匆匆，一边说："不要找我，我是三组的，你找第一组的护士。"当时走廊、护士站有好几个护士，王某某家属不知道找哪个护士，于是走到护士站看到护士B，向护士B问道："你好，我们6床点滴结束了。"护士B在书写护理文书，头也不抬地说："不要找我，找你们第一组的护士。"这时王某某家属彻底被激怒了，在护士站大声骂道："你们护士这么没责任心的吗？点滴输完了没有一个去处理，一个说一个，我们到底要找谁！出了事谁负责！"

原因分析

（1）责任护士未向患者及其家属介绍自己，让患者及其家属摸不着头绪，不知道找谁换瓶。

（2）科室护理团队缺乏团结协作的精神。上午工作比较繁忙，各组护士应互相帮助，不能因为忙碌而互相推诿。

（3）护士服务态度冷漠，没有树立"以患者为中心"的服务理念。

（4）护士长没有统筹安排科室护理工作量。

整改措施

（1）责任护士做好入院宣教。入院时介绍住院环境、主管医生及分管责任护士。减轻患者对住院环境的陌生感，促进护患良好关系。

（2）落实首问负责制，患者及家属询问时，接诊护士应该帮助患者解决问题。

（3）医嘱护士接起呼叫铃应该落实到位，及时为患者找到责任护士并落实。

（4）加强护士人文修养素质培训，提高护士团队合作精神，能够从患者角度出发，为患者提供全面、及时、准确的护理。

经验教训

（1）定期组织护理人员培训，提高护士人文素质修养。

（2）护士应学会换位思考，从患者的角度想问题，为患者提供优质护理服务。

（3）加强与患者及其家属的沟通，建立良好的护患关系。

（4）护士长加强科室管理，合理安排人力资源、分配护理工作量。

课堂互动

1. 课堂提问

请同学们思考，如果你是案例中的医嘱护士，应如何做好接听呼叫铃的沟通解释工作？

2. 学生回答

学习启示

（1）护理人员应具有高度的责任心和"以人为本"的人性化护理理念，提高服务水平，具有团结协作的精神，互帮互助，为患者提供满意服务。

（2）培养团队协作精神，在工作繁忙时段及高危环节，学会相互提醒、相互帮助，以有效避免差错事故的发生。

五、护士不重视家属病情反映致患者死亡

案例经过

患者许某，男，69岁，因"高血压脑出血"住院近1个月，病情基本稳定，遵医嘱予二级护理。2018年1月12日晚0:30家属代诉患者头痛、难以入睡，要求护士姚某为其测量血压，姚某说："血压是按医生开出的时间测量，现在还没到测血压时间。"家属不满意地离开护士站。3:50患者突然昏迷，经检查颅内再次出血，经全力抢救无效死亡。家属认为护士姚某不负责任，要求医院赔偿。

原因分析

（1）护士责任心不强，不重视家属反映，机械执行医嘱，错过治疗抢救时机。

（2）护士巡视病房观察病情不及时，没有严格落实分级护理制度，未能及早发现患者病情变化。

（3）护士对专科疾病相关知识缺乏，不了解高血压脑出血的临床表现，未能识别病情风险预警，缺乏敏锐的观察力和预见能力。

（4）生命安全意识薄弱，主动服务意识差。

整改措施

（1）组织护理大会，自查反思，吸取教训，总结经验。

（2）加强护士工作责任心，提高护理安全意识。

（3）严格执行分级护理制度，按时巡视，密切观察病情变化，重视患者主诉及其家属代诉，主动询问病情，早发现早处理。

（4）加强业务学习，要求护士熟练掌握专科疾病知识及护理常规。

（5）将人文关怀贯穿于护理工作全过程，提高患者生命安全和生存质量。

经验教训

家属代诉患者头痛、难以入睡，要求为其测量血压。护士不重视反而拒绝其要求，直接反映了该护士专业理论知识不扎实、工作责任心不强，间接反映了该科室对护士业务培训不力，护理质量安全环节管理薄弱。

课堂互动

1. 课堂提问

针对上述案例，请同学们谈谈在临床实习中遇到类似相关情境时应注意什么。

2. 学生回答

学习启示

护理人员应热爱护理事业，具有甘于奉献的精神、扎实的理论知识和主动的服务态度，严格掌握和遵守分级护理制度。

第九章　临床教学相关案例

一、护生为入院患者佩戴腕带没有核对信息

✐ 案例经过

某妇科患者徐某，46 岁，因"阴道不规则出血 20 余天"住院。入院当天责任护士办好入院手续，让护生核对腕带并给患者戴上，护生没有核对腕带上的信息直接就给患者戴在手腕上。当日下午患者在门诊手术室行宫腔镜检查，门诊手术室护士核对患者信息时发现手腕带信息与手术通知单不相符，患者徐某腕带上的信息是胃肠外科患者刘某的信息，立即停止手术，送返病房。

追查原因：患者徐某和刘某同时在住院处办理入院手续，两人办理好入院手续后因各自要将身份证、医保卡等证件放回包内，就随手将腕带放置在柜台上，离开的时候没有核对腕带信息互相拿错了。两名患者分别住院到妇科和胃肠外科，两科护士居然都没有发现手腕带信息错误。

📖 原因分析

1. 住院管理因素

办理住院的工作人员未将患者的腕带夹在各自的病历中，没有告知患者腕带的作用并妥善保管，导致两名患者不了解腕带的重要性，随意放置。

2. 护生因素

护生责任心不强，工作存在侥幸心理，没有核对患者腕带信息即给患者佩戴。

3. 护士因素

责任护士带教不认真，违反身份识别管理制度，未经二人核对，擅自让护生独立为患者佩戴腕带。

4. 管理因素

不同科室的两位患者发生腕带互相错拿，而两科护士均没有发现，说明该医院对护理核心制度不重视，核心制度执行不力，且管理有疏漏，造成护士安全意识薄弱。

📋 整改措施

（1）责任护士与胃肠外科护士沟通，将两位患者的腕带核对确认无误后对换回来，并

经两名护士将腕带、病历和患者再次核对正确后予佩戴，同时告知患者腕带作用和注意事项。

（2）按不良事件上报，护理部对工作进行自查，查缺补漏，改进护理质量管理工作环节。

（3）两科室组织进行讨论、分析并整改，组织护士和护生学习患者身份识别查对制度并落实到位。

（4）护理部与住院处沟通协调，改进住院办理流程，落实告知措施。

（5）强调带教老师要以身作则带护生完成护理工作，严格执行、落实相关护理制度。

经验教训

办理住院的工作人员告知欠缺，导致患者不了解腕带的作用，护士让护生独立核对腕带违反相关制度，护生工作马虎应付，对患者身份安全认识不足。护理部对核心制度的执行、落实不够重视，督查不到位，造成护士对患者身份识别查对不到位，导致患者不能及时手术而影响治疗。

课堂互动

1. 课堂提问

针对上述案例，请同学们谈谈为患者佩戴腕带的操作程序。

2. 学生回答

学习启示

（1）护生应增强护理安全意识，养成慎独、严谨的工作态度，具有爱岗敬业的精神，各项操作认真、细致，服务周到热情。

（2）学生须了解患者身份识别制度，掌握腕带信息核对流程，能正确为患者佩戴腕带，告知患者腕带的作用及保管时的注意事项。

二、护生备药时未查对药液质量

案例经过

患者成某，女，40 岁，胆结石。2017 年 7 月 12 日，以下腹闷痛 1 周加剧 1 天入院。医嘱予生理盐水 500 mL＋头孢替安 2 g 静脉滴注。护生李某备好药后给带教老师核对，带教老师核对了药名、剂量、用法、有效期及皮试结果，但未检查液体质量，便给患者输入。输注 10 min 后家属看到输液袋内液体有沉淀物，非常生气。责任护士立即停止输液，给患者及其家属道歉并重新备药。

原因分析

1. 护士因素

责任护士缺乏工作责任心，给药前后均未检查药液质量。

2. 护生因素

学生未按备药规范流程进行操作，备药前后未检查液体质量。

3. 管理因素

护士带教不良，和护生同样缺乏护理风险意识。

整改措施

（1）主动上报护理不良事件，组织全体护士和护生共同讨论分析，吸取教训，改进工作。

（2）定期组织护士学习给药查对制度并严格落实。确保患者用药安全、合理、有效。

（3）护生进行各项操作时必须在带教老师的指导监督下完成，不得独立操作，不良习惯及不规范行为应及时纠正。

（4）科室开展法律法规的学习，增强护理安全防范意识。

经验教训

护理工作不缺乏各项制度，缺乏的往往是责任心。护士是药物治疗的直接执行者，也是患者用药后的监护者。护士和护生在给药前后均没有检查药液质量，存在安全隐患。

课堂互动

1. 课堂提问

针对上述案例，请同学们说说给药差错发生后的应急预案。

2. 学生回答

学习启示

（1）给药查对制度是给药护理中一项最基本的制度，必须严格遵守、认真执行，确保给药正确无误，保障患者生命健康。

（2）护生在临床实践学习中应掌握各种常用药物的性质、用法和检查药液质量的方法，能正确有效地对患者进行用药指导。根据药物性质和病情采取相应的方法，达到安全用药的目的。

三、护生查对不认真给患者备用过期药物

案例经过

患者张某，女，55 岁。医嘱予 5% 葡萄糖注射液 500 mL 静脉滴注，责任护士让护生王某去准备药物，药物备好后护生没有让带教老师复核就准备执行，带教老师发现后立即阻止，经查对医嘱并核查药物后发现学生准备的 5% 葡萄糖注射液已过期 1 周，立即重新备药，避免了一场护患纠纷。

原因分析

1. 带教老师因素

未在现场指导，让护生独立完成备药工作。

2. 护生因素

（1）护生给药安全意识差，对生命安全不够重视。

（2）护生临床经验不足，只查对药名、剂量，未认真检查药品的有效期。

（3）护生违反实习规则，未将备好的药品给带教老师复核。

3. 管理因素

科室药品管理制度未落实，药品质量检查存在隐患。

整改措施

（1）加强护生入科护理安全教育，端正工作态度，提高护理风险意识。

（2）带教老师带教严格，认真负责，各项诊疗操作坚持放手不放眼，言传身教，悉心指导。

（3）带教老师严格要求护生遵循各项操作规范标准，定期对护生进行理论提问及操作考核。

（4）加强科室药品管理，建立完善定期清点、检查药品制度，做好药品有效期由近至远顺序摆放，保证药品有效、安全。

经验教训

科室药品在管理环节上存在缺陷。护士没有做到对储备药品进行定期清点、检查、交接，导致过期药品遗留在药品柜内。护生临床经验不足，未执行给药查对制度，没有查对药物的批号和有效期。患者输入过期的药物可能会产生不良反应，导致病情发生变化，同时，也会降低患者对护士的信任，不仅影响护患关系，更会影响医院的社会声誉。

课堂互动

1. 课堂提问

请同学们说说药品检查内容及给药原则。

2. 学生回答

学习启示

（1）护生应加强职业责任感和护理安全意识，在护理实践中有"如履薄冰"的警觉，自觉主动地遵守工作制度和操作规程。同时，护生要爱护患者、敬畏生命，拥有一颗善良、仁爱之心。

（2）护生要敏而好学，在操作过程中遇到不懂或有疑问的事情应及时请教带教老师，查问清楚后再执行，不能凭主观印象做事，以免发生严重的后果，给患者造成痛苦，甚至于威胁生命安全。

四、护生输液毕未签字

案例经过

某医院儿科病房，2床患儿张某，3岁，因发热39℃、咳嗽2天入院治疗，诊断：支气管炎。医生开出5组液体，护士按常规备药给予输液。入院当日下午患儿输液结束，家属看到执行单上只有4组液体有签名，认为漏输了一组药液，对护理工作不满，投诉至护士长处。

责任护士随后在输液袋收集箱内找到5组输液空袋，并与输液执行单查对，发现中午有1组输液袋标签上有签名而输液执行单没有签名。签名者为护生张某，立即询问护生张某事情经过。张某回忆，当时中午很忙，为该患儿换瓶时刚在输液袋上签好字，刚好有患儿家属称5床孩子呕吐，她急着去隔壁病室查看5床患儿，之后忘记给2床患儿的输液执行单上补签名。责任护士向2床家属解释，家属回忆当时过程，表示理解。

原因分析

1. 护生因素

（1）护生缺乏护理风险意识，临床经验不足，遇到突发事件未能合理安排工作，事后没能及时补缺、补漏。

（2）护生没有按给药操作流程在执行单上签字，下班之前没有再梳理工作内容，对之前未完成的任务未进行补签名。

（3）护生缺乏健康教育能力，换瓶时未认真向家属解释用药目的，未告知家属该瓶药是今天输注的第几瓶，还剩几瓶，造成家属误解。

2.护士因素

带教老师没有严格执行带教管理制度，各项护理操作让护生独立完成，事后未及时核对。

3.管理因素

午班人力资源不足，工作比较忙。

4.家长因素

几位家长轮换照顾孩子，未能准确交接输液瓶数，造成误解。

📃 整改措施

（1）严格按流程进行操作，各项护理操作结束后及时签字。

（2）加强用药健康教育，用药时告知给药目的及注意事项，必要时还应解释该瓶药属于当天第几瓶药，还剩几瓶药。认真观察用药反应，取得家属理解与信任。

（3）加强与患儿家属沟通，遇事须耐心解释，及时帮助他们解决问题，把护患纠纷消灭在萌芽状态。

（4）管理者弹性排班，在护理人力资源不足情况下，根据患者数、病情严重程度，在输液高峰期相应增加护理人员，避免因人力不足而发生护理差错。

🖊 经验教训

护士工作缺乏责任心，未认真执行查对制度，对实习带教未做到放手不放眼。护生工作中缺乏沟通及交流，注意力不集中，工作中缺乏自省反思，未能及时补签名，造成患儿家属怀疑投诉。

📖 课堂互动

1.课堂提问

针对上述案例，请同学们说说护理不良事件处置内容是什么。

2.学生回答

☑ 学习启示

（1）执行给药过程中，应加强与患者及其家属的沟通以取得合作。护生在临床实践时须做好用药健康教育，耐心向患儿和家长解释清楚每瓶药物的作用、副作用和注意事项等，以免产生误会。

（2）护生临床经验不足，在临床实践中要集中注意力，保持高度热情的工作状态。虚心求学，不懂的要及时请教带教老师，对于有疑问的地方不能自作主张盲目处理，以免发生严重的后果。

五、护生换瓶排气操作不当引发家属不满

✍ 案例经过

患者李某，男，68 岁，因急性胃肠炎住院治疗。2015 年 8 月 2 日，第一组药液输完后，其家属呼叫责任护士换瓶，责任护士刚配制好药液的时候有多位患者同时呼叫换瓶，于是将患者李某的液体交给护生邱某去更换。护生到病房后，患者李某输液袋已空，输液管内有一段空气，输液针软管处有少许回血。护生换瓶后进行排气，但未能将空气全部排出，回血越来越多，家属很生气，担心空气输入患者体内，立即呼叫责任护士过来处理，责任护士及时赶到排尽输液管内空气，输液顺利进行，并向患者及家属解释和道歉，取得谅解。

📖 原因分析

1. 护士因素

（1）没有按规范进行输液巡视，未在患者输液结束前配制好药液，导致换瓶不及时造成输液管进入空气。

（2）责任护士未按轻、重、缓、急安排工作先后顺序。没有先到病房将李某的输液关闭，再回治疗室加药，造成输液袋滴空。

（3）带教老师未遵守带教相关规定，让实习生独立操作。

2. 护生因素

经验不足，输液排气操作不当没有及时请求带教老师协助处理。

📋 整改措施

（1）责任护士按规范加强输液巡视，发现患者输液即将结束，根据药物性质提前在合适时间内配制好药液。

（2）输液高峰时段，增加护理人力，保证输液换瓶及时。

（3）落实带教管理制度，禁止护生单独进行各项护理操作，带教老师严格把关。

（4）带教过程应加强护生护理技术操作水平培训，强化理论知识，提高应急处理能力。

🔖 经验教训

护士巡视不到位，做事不周，对输液患者不及时换瓶会出现液体输空、回血现象的防范意识不强，未能设身处地地为患者考虑，依赖护生协助工作。护生缺乏临床经验，排气

技术不熟练，致使回血越来越多，加重患者及其家属的紧张和不满。

📖课堂互动

1. 课堂提问

针对上述案例，请同学们谈谈静脉输液时该如何预防空气栓塞。

2. 学生回答

☑学习启示

（1）护生应熟练掌握各项护理操作技能，认识到自身业务技术水平的高低直接关乎患者的生命安全和满意度，愿意为保证患者生命安全而努力学习。

（2）护生须认真学习给药及静脉输液的理论知识，掌握静脉输液操作方法、排气方法、输液速度调节及注意事项。

六、护生办理迁床未更改药液瓶床号

✎案例经过

2018 年 10 月 9 日上午某外科病房连续入院 6 个新病人，床位紧张，医生查房后 6 床出院空出床位。责任护士杨某嘱咐护生李某将加 2 床江某迁至 6 床。中午加 2 床又收治一位新患者黄某。黄某从急诊科带来的液体输完了，午班护士让护生潘某为其更换生理盐水 100 mL。护生见治疗室有加 2 床的液体，未核对患者姓名就直接换瓶，调节滴速后再次核对床号、姓名，发现患者名字不一致，立即报告带教老师。

经查发现：护生李某为加 2 床江某迁床时，未同时更改治疗室药液瓶签上的床号，导致另一名护生更换药液时核对不到位出现差错。

📖原因分析

1. 护士因素

带教老师让护生独立办理迁床、未经核对清楚直接让护生更换药液，指导、监督流于形式。

2. 护生因素

输液换瓶时未严格执行查对制度和身份识别制度，只对床号未核对患者姓名。

3. 管理因素

无限制、不规范的加床给护理工作和患者带来安全隐患，迁床频繁增加护士工作量。

📋 整改措施

（1）科室制定加床、迁床相关制度与标准流程，培训学习，人人掌握。

（2）加强带教老师责任心，不可随意安排护生独立进行操作，指导、监管落实到位。

（3）加强护生慎独的精神，工作时应认真多次核对，无误后方可执行，避免发生差错。

（4）护生脱离带教老师的视野进行的一切护理操作，事后带教老师均应进行核查，以确保完成质量与患者安全。

（5）护生应具有评判性思维，了解患者的病情，各项护理操作应保证患者安全，不能机械性地服从带教老师的安排。

🔒 经验教训

未根据床位情况合理收治患者，加床迁床混乱易造成差错的发生。护士带教不严谨，依赖护生独立进行护理操作，欲速则不达，反而导致差错发生。护生未严格执行查对制度和患者身份识别制度，错误给药，可能给患者的病情带来一定的影响，甚至引发纠纷。

📖 课堂互动

1.课堂提问

针对上述案例，请同学们思考，如果由你来办理患者迁床，你该怎么做？

2.学生回答

☑ 学习启示

（1）临床护理工作具有复杂性，工作量大、烦琐，护生临床经验不足，须养成认真做笔记的习惯，将带教老师提出的指导性意见和护理操作注意事项记录在本子上，避免工作繁忙将重要事项遗漏。

（2）"三查七对"是永恒的话题，护生应熟悉查对制度的内容，重视查对工作的执行落实。同时把护理工作和以关心患者、关爱生命为核心的职业道德密切联系在一起，发挥个人的主观能动性，践行护理人文关怀。

七、护生采集血标本不当导致溶血

✍ 案例经过

患者张某，68岁，因急性阑尾炎入院手术治疗。术后第二天早上，医生查房开出医嘱复查血常规 st，护士周某核对好后交给护生田某去抽血，护生抽好血之后交给护士周某再次核对、签发、送检。1 h 后检验科打电话通知血液标本溶血，要求重新抽血。护士周某只好过去跟患者解释，征得患者同意后，一次穿刺成功，重新抽血送检。

📖 原因分析

1. 患者因素

患者年龄偏大，血管弹性较差，血流慢，止血带绑扎时间过长，致标本溶血。

2. 护生因素

护生采集血标本操作不熟练，采集前拍打血管，采血时间过长或采血过程反复挤压血管都容易引起溶血，采血后血液与抗凝剂充分混匀时摇晃过于剧烈也会破坏血细胞致溶血。

3. 护士因素

带教老师违规让学生独立抽血，未给详细指导，采血后没有检查血标本完好情况。

4. 物品因素

真空试管污染可引起溶血。

📋 整改措施

（1）严格执行血标本采集流程，做好采血前的评估和采血各环节的查对工作，包括采集后血液质量的查对。

（2）指导护生正确采集血标本。血标本采集前应认真评估血管，不能拍打患者血管，扎止血带时间不能超过 40 s，避免血液成分破坏。采血时尽量选择粗直血管，避免穿刺失败或因血流缓慢导致空气、泡沫进入采集管。

（3）采集前检查用物，选择符合要求的真空管。宜使用采血针头，不使用注射器采血。

（4）采集的标本应及时送检，避免放置过久影响血液标本的质量。

（5）加强护生业务学习，加强带教指导，做到言传身教。

🔖 经验教训

采集血标本前护士未对患者血管情况进行评估，没有评估护生对该患者进行采血操作的能力，盲目安排，无具体相关指导，未做到放手不放眼，给患者增加痛苦，甚至影响检查、治疗时机。

🔖 经验教训

1. 课堂提问

针对上述案例，请同学们谈谈采集血常规标本的注意事项。

2. 学生回答

☑ 学习启示

临床诊断过程须结合其他临床资料进行综合判断，因此，保证检验标本的质量很重要。护生应熟练掌握标本采集技术，正确进行标本采集、保管和运送，确保标本检验结果的准确性。

八、护生为新生儿注射卡介苗操作不当

✍ 案例经过

2016 年 2 月 19 日，产科病房，实习学生任某为新生儿执行卡介苗注射，将皮内注射的卡介苗注射到皮下。注射后自觉错误，立即报告带教老师。带教老师立即上报护士长及值班医生，予链霉素封闭注射治疗，2 周后患儿左侧上臂三角肌下缘出现正常疫苗局部反应，约 3 个月后结痂形成疤痕。

📖 原因分析

1. 患儿因素

当天该新生儿哭闹不止，四肢乱动，该生操作不熟练，进针角度过大，将皮内注射的卡介苗注射到皮下。

2. 带教老师因素

当时老师正在护生身旁为新生儿采集血标本，在新生儿哭闹不止、四肢乱动时未提醒学生暂缓注射。

3. 护生因素

（1）护生经验不足，未能对患儿做出正确的评估判断。

（2）护生注射技术不熟练，应急应变能力差。

📋 整改措施

（1）积极与新生儿家属沟通解释，诚实道歉，取得谅解。

（2）护生进行各项操作时必须在带教老师协助或指导下完成。

（3）遇到新生儿哭闹不止应暂缓操作，不能强制执行，必要时对宝宝进行安抚，待其安静后再执行。

（4）护生在操作中遇到疑问应及时请教带教老师，不能盲目执行。

（5）加强科室教学管理，定期对护生进行考核。

（6）定期对带教老师进行培训考核，安排责任心强、业务能力强的护士承担带教工作。

🖋 经验教训

（1）护生实习以学为主，不可操之过急。特殊患者不宜执行操作，各项操作不可独立完成。

（2）带教过程注重培养护生临床思维，指导护生运用科学的思维方法正确评估患者病情和心理状态。

（3）带教老师应认真负责做好临床教学工作，关心学生，鼓励学生发扬"至善至美的仁心"。

📖 课堂互动

1.课堂提问

针对上述病例，请同学们谈谈皮内注射进针时的注意事项。

2.学生回答

☑ 学习启示

（1）护生应具有强烈的责任感和职业使命感，仁爱为怀，能够体会患者的痛苦，给予患者足够的重视、安慰和尊重。

（2）护生须具有扎实的理论知识和熟练的操作技能，能在临床实践中发现问题、分析问题、解决问题，为患者提供人性化的关怀和专业的护理。

九、护生输液结束撕胶布时致皮肤撕脱伤

✍ 案例经过

肿瘤外科 6 床患者王某，男，67 岁，诊断"肝癌晚期"入院治疗，入院时全身营养不良，长期输液，手背皮肤多处淤青。2018 年 2 月 26 日，患者王某输液结束，护生于某为其拔针撕胶布时动作粗鲁，将患者手背皮肤连同胶布撕脱致皮肤破损，患者疼痛难忍，引起家属强烈不满，投诉到护士长处。护士长立即查看，患者手背皮肤表皮破损约 0.3 cm×0.2 cm，立即给患者按外科换药流程处理，并向患者及其家属道歉，同时承诺皮肤外伤的治疗费用由科室承担。1 周后患者伤口愈合，无并发症。

📖 原因分析

1.患者因素

癌症晚期，长期输液，机体营养不良，恶病质，皮下脂肪薄，抵抗力差，容易出现

损伤。

2. 护士因素

带教老师未认真指导护生关于癌症晚期患者护理操作相关注意事项。

3. 护生因素

护生责任心不强，动作粗鲁，护理操作技能不熟练，没有按要求执行护理操作的"四轻"原则，做到稳、准、轻、快。

整改措施

（1）加强护生理论知识学习，强化护生各项护理操作技能的练习，做到稳、准、轻、快。

（2）癌症晚期患者长期输液，手部皮肤淤青，进行输液及拔针时应注意动作轻柔，避免损伤皮肤。

（3）重视癌症患者皮肤护理，保持皮肤清洁、干燥，避免压疮和感染。

（4）增加患者营养，改善患者皮肤状况，提高机体抵抗力。

（5）理解、同情、关心患者，提供优质护理服务。

经验教训

癌症晚期患者营养失调，皮肤弹性差，身心处于疲惫、痛苦状态。护生对患者病情、皮肤及心理状况评估不足，操作不够轻柔，给患者造成皮肤撕脱伤，增加痛苦。护士对护生护理癌症晚期患者的风险性评估和预见不足，没有给予恰当的指导。

课堂互动

1. 课堂提问

针对上述案例，请同学们说说静脉输液拔针的注意事项。

2. 学生回答

学习启示

（1）晚期癌症患者身心遭受巨大伤害，学生应认真学习临终关怀护理服务内容，具有同情心，给患者、家属心理和情感的支持、安慰。

（2）学生应树立正确的人生观和价值观，了解优质护理的内涵和意义，在临床实践中发挥人道主义精神，关心、理解、体贴患者，为患者提供满意的护理服务。

十、护生用错药物剂量引发严重药物反应

✍案例经过

患者陈某，28岁，因"停经38天，阴道少许出血1周"，门诊拟"异位妊娠"入院治疗。患者因未育要求保守治疗，医嘱予肌内注射氨甲蝶呤15 mg qd，患者注射3天后出现口腔溃疡、恶心、呕吐、腹泻等严重的不良反应。检查患者血小板下降、血红蛋白75 g/L。医生怀疑护士用错药物剂量导致患者短时间内出现严重的不良反应。

经护士长调查发现两天前药房已更换氨甲蝶呤批号，剂量由原来的100 mg/10 mL更换成现在的1000 mg/10 mL，药瓶外观没有改变。患者入院第二日护生误按原来的剂量抽吸，造成药物注射剂量超过用药量的10倍，短时间内出现严重的不良反应。立即停止用药，并对症处理。

📖原因分析

1. 护士因素

（1）主班护士到药房领药后发现氨甲蝶呤剂量及批号改变，没有通知医生、护士，带教护士没有核对药物剂量，任由护生按原剂量稀释抽吸药液，导致给药剂量错误。

（2）带教老师责任心不强，给药前、后均没有核对，高危化疗药物由护生配制。

（3）责任护士没有认真观察病情，没有及时观察发现患者用药反应。

2 护生因素

盲目听从带教老师，理所当然地认为同包装药物的剂量不会更改，使用前没有严格执行"三查七对"制度。

3. 管理因素

药房对使用中氨甲蝶呤的批号、剂量进行更改未通知病区，病区领药后未提醒全体医生、护士。

📋整改措施

（1）科室规定药物剂量或批号更换后应及时在晨会上告知，并在药物交接本上特别注明，提醒全科医护人员注意，重新计算用药量，避免用药错误。

（2）加强执行"三查七对"管理制度，给药前后都要认真核对药液的名称、剂量、有效期、质量和用法。

（3）带教老师应严谨自律，以身作则指导护生做好查对配药工作。

（4）化疗药、贵重药、剧毒药等特殊药物必须由护士配制执行，再经另一人核对无误

方可使用，不得让学生操作。

（5）责任护士应随时动态评估患者病情，观察化疗药物的副作用，报告医生及时处理，制订护理计划。

（6）做好用药健康教育指导，告知患者使用化疗药相关注意事项，给予心理支持。

（7）对于新药要认真阅读说明书，及时组织学习，做到正确、规范地配制、使用药物。

经验教训

临床药物更换批号和剂量是常有的事，氨甲蝶呤是高危化疗药，一旦用药不慎后果不堪设想。护士领药、备药、配药、给药等各环节均须严格全面查对。本例中护士自身工作不严谨，带教不认真，误导护生犯了同样的错误，给患者身心带来严重的损害。

课堂互动

1. 课堂提问

针对上述案例，请同学们说说，什么是护理不良事件？氨甲蝶呤的副作用有哪些？

2. 学生回答

学习启示

（1）学生应具有高度的责任心和评判性思维，同情、关心患者。学会评估化疗患者病情变化，关注化疗患者的用药反应，提供基础护理和心理支持。

（2）学生应认真学习药理知识，掌握各种常用化疗药的作用与副作用，熟悉常用药物的常用量、致毒量、致死量，熟悉各种化疗药相关注意事项及相应护理方法，保证患者在安全范围内用药。

十一、护生在患侧肢体静脉输液致水肿

案例经过

患者李某，女，43岁。2013年4月29日，发现右侧乳房外侧包块来院就诊，门诊穿刺病理检查诊断为右乳腺癌。5月3日9:00，患者在全身麻醉下行右乳腺癌根治术，术程顺利，出血少，术后切口无渗血。5月7日12:00，患者李某诉头晕、心悸，血糖3.7 mmol/L，医嘱予5%葡萄糖注射液500 mL静脉滴注，午班护士夏某备药后让护生余某执行注射。14:30责任护士朱某与护士夏某进行床头交接班时，发现穿刺部位在患者右侧患肢，并且肢体出现轻微水肿，立即拔针，在左侧健肢重新进行穿刺，同时嘱患者右上肢抬高30°，一天后水肿消失。

📖 原因分析

1. 护生因素

缺乏乳腺癌术后的专科护理知识，不了解乳腺癌手术后患侧肢体不能进行输液的护理常规。

2. 护士因素

（1）责任护士未对患者进行术后健康宣教，未告知患者术后应保护患侧肢体，不宜在患侧肢体进行输液，导致患者及其家属不了解病情，未能提醒护生操作。

（2）午班护士输液巡视观察不到位，未能及早发现患肢输液情况。

（3）午班护士未做好带教工作，让护生独立完成乳腺癌根治术后患者的输液操作，事后也未再次核查以致发生不良后果。

3. 管理因素

带教管理制度落实不到位，实践带教未结合理论指导。

📋 整改措施

（1）严格执行巡视制度，观察乳腺癌术后患者的输液情况。

（2）加强护生理论知识学习，掌握乳腺癌患者护理常规。

（3）静脉输液前认真检查肢体活动度、评估皮肤情况，乳腺癌患者避免选择患侧肢体进行静脉输液。

（4）术后对患者及其家属进行健康宣教，告知患侧肢体不宜输液，保护好健侧肢体，输液时应减少活动以供长期使用。

（5）乳腺癌术后可以放置 PICC 或静脉输液港，置管后应保护健侧血管，保证静脉输液通畅。

💡 经验教训

乳腺癌术后易出现患侧上肢淋巴液回流障碍，不宜在患侧肢体输液。护生临床经验不足，理论与实践脱节，带教老师让护生独立操作，未做好输液前评估指导工作，造成不良后果，增加患者的痛苦。

📖 课堂互动

1. 课堂提问

针对上述案例，请同学们说说为什么乳腺癌根治术后不能在患侧输液。

2. 学生回答

☑️ 学习启示

（1）护生应具有爱伤观念，同情、理解癌症患者的痛苦，给予体贴和关怀。应用心理学知识和沟通疏导技巧，帮助患者正视身体的缺陷，走出人生低谷。

（2）护生应熟悉乳腺癌根治术、乳腺癌保乳术、乳腺癌整形手术等手术方法，掌握乳腺癌临床路径标准化护理常规，能对患者实施针对性专科化的护理，减轻患者痛苦，促进患者康复。

十二、护生注射操作不当造成药物外溅损失

📎 案例经过

患儿，女，8 岁，因性早熟就诊，9:00 遵医嘱给予注射用醋酸亮丙瑞林缓释微球（博恩诺康）皮下注射治疗。张护士指导护生王某注射此药。因该药物专用溶媒溶解后为油剂乳状混悬液，药物黏稠。护生王某进针后推注药液时药液自针栓与针头连接处喷出，损失约 0.5 mL 药液（总量 2 mL）。由于此药物价格昂贵（1980 元/支），患儿家长表示不满，后经主治医师与患儿家长沟通，将剩余药物经皮下注入，并取得家属谅解。

📖 原因分析

1. 护士因素

此药昂贵，对患儿的治疗极其重要，贵重药品让护生独立进行注射操作，护士缺乏用药安全风险意识。

2. 护生因素

护生在注射前未认真了解该药的性质及注射方法。

📋 整改措施

（1）严格执行贵重药物使用制度，使用前应了解药物的特性、注射方法及相关注意事项，保证给药安全、有效。

（2）特殊药物、贵重药品等，由护生操作时，带教老师应详细讲解、指导，并在旁监督其完成注射操作。

（3）特殊药物改进注射方法，药液抽吸后更换注射针头，减少针头阻塞的机会，减轻疼痛，同时避免发生注射意外。

（4）注射时患儿常因害怕而哭闹、挣扎不能配合，应做好安抚、引导工作，转移患儿注意力，使其情绪稳定，顺利配合注射操作。

🕯 经验教训

缓释微球用专用溶媒溶解后的药液为油剂乳状混悬液，药物黏稠，皮下注射时易发生针头堵塞、穿刺阻力大而引起喷溅等意外，注射时若患儿不能配合，注射更困难。患儿家

长爱儿心切，事关孩子生命安全，发生此类不良案例易引发护患纠纷。

📖 课堂互动

1. 课堂提问

针对上述案例，请同学们说说注射油剂或混悬液药物的相关注意事项。

2. 学生回答

☑ 学习启示

（1）学生应加强安全给药意识，树立以患者为中心的服务理念，努力学习药理学知识和注射技术。

（2）学生应掌握油剂、混悬液药物的正确注射方法，熟悉相关特殊药物的性质和注射注意事项，了解药物治疗对患者的重要性。

十三、护生错误调节输液泵速率

✎ 案例经过

某医院产科病房，2床产妇王某，28岁。医嘱予生理盐水48 mL+缩宫素20 IU（international unit，国际单位）输液泵静脉泵注，速度10 mL/h。护生在调节输液泵速率时，将10 mL/h错调为10滴/min（该输液泵设置的泵速单位有mL/h和滴/min两种）。护生操作后带教老师未再核对，责任护士在巡视过程时也没有认真观察。该药按医嘱需要5 h泵注完成，可是在输注1 h 15 min后输液泵报警提示药液结束，责任护士发现泵注速率错误，询问产妇，自述无不适。

📖 原因分析

1. 护生因素

（1）护生工作不认真，未认真查对医嘱和药物注射时间，使用输液泵前没有再次与老师确认输液速率。

（2）护生可能对输液泵使用不熟练或一知半解，缺乏虚心求教的态度。

2. 护士因素

（1）带教老师没有责任心，护生操作时未在旁指导，操作后没有进行复查。

（2）护士安全防范意识薄弱，各班护士皆未认真进行输液巡视观察，工作走形式，以至于不能及时发现差错。

整改措施

（1）加强护士的带教能力，加强对实习学生的管理。护生在没有带教老师指导的情况下不能独立进行各项操作。

（2）使用特殊药物时，尽量由带教老师亲自完成操作，边操作边示范讲解步骤和注意事项，让学生旁观学习。

（3）加强输液巡视，及时评估产妇病情，观察药物反应，监测患者用药疗效并做好记录。

（4）落实床边交接班制度。使用特殊药物患者，做到班班床边交接，检查用药速度、穿刺部位皮肤情况及用药反应等。

经验教训

缩宫素为特殊药品，用药过程中应随时观察调整，严格落实给药安全管理制度。责任护士带教未做到放手不放眼，用药前后均未与护生复核查对，不了解护生操作输液泵的熟练度，任由护生独立操作，留下安全隐患，若产妇发生意外，会造成医疗事故和纠纷。

课堂互动

1. 课堂提问

针对上述案例，请同学们说说输液泵使用注意事项。

2. 学生回答

学习启示

（1）护生应增强职业认同感和责任感。将专业护理和人文关怀有机结合，给患者提供优质护理服务。

（2）护生应学会根据药物的性质和医嘱正确调整药物泵注速度。了解输液泵原理、性能及多种速度调整方法，掌握输液泵操作方法，能够熟练使用输液泵并正确调节速率，熟悉输液泵报警原因及故障处理。

十四、护生加错输液药品

案例经过

2017 年 5 月 20 日上午 10 时，实习护生陈某为患者许某加药时，错误地把阿托品 5 mg 当作地塞米松 5 mg 加入液体中进行静脉滴注，导致患者出现阿托品化状态，幸好发现及时，处理及时，未造成严重后果。

📖原因分析

1. 护生因素

工作责任心缺失，加药时未严格执行药物查对，对相关药物药理性质不了解，安全用药意识薄弱。

2. 护士因素

带教老师带教不良，未进行药物查对即让护生独立进行加药操作。

3. 管理因素

科室药物管理不规范，阿托品属于高危药品，没有高危警示标识，与地塞米松混装。

📋整改措施

（1）上报护理不良事件，组织护士护生讨论、分析，进行安全用药教育。加强带教责任心，规范带教行为，护生各项操作必须在带教老师指导下完成。

（2）加强药品管理，高危药品应贴上高危警示标识，各类药物分区放置，对相似易混淆的药物应注意区别安放、标记。

（3）严格执行落实"三查七对"制度，科室质控督查落实到位。

🍶经验教训

阿托品与地塞米松包装相似，剂量相近，未分类放置容易混淆。护士和护生缺乏安全用药意识，没有认真查对，极易发生给药差错。且阿托品属于高危药品，用药不慎会造成阿托品过量中毒，甚至导致死亡。

📖课堂互动

1. 课堂提问

何为高危药品？高危药品如何管理和使用？

2. 学生回答

☑学习启示

（1）学生应具有慎独、慎思精神，严格执行各项规章制度和操作规程，严守查对制度。具有急患者所急、想患者所想的服务意识，以患者生命为重，努力学习专业理论知识，以娴熟的护理技术为患者实施人性化护理。

（2）学生应掌握阿托品和地塞米松药物的药理作用和不良反应，了解阿托品化的指标（瞳孔较前散大；口干，皮肤干燥；颜面潮红；肺部啰音减少或消失；心率加快等）。临床实践时能正确给药，观察患者用药反应，保障患者生命安全。

十五、护生注射后针头不小心刺伤患者家属

案例经过

2016 年 8 月 10 日，7:30 内分泌科 3 床患者刘某某要求注射早餐前胰岛素，护生杨某给予床边注射。转身时注射器针头不小心划到身后家属黄某的左前臂外侧皮肤，黄某感到针刺处剧痛，十分恼怒，要求赔偿道歉并担保无并发症和后遗症，护生很害怕立即报告带教护士和护士长。护士长立即启动针刺伤应急预案，给家属做好相应处理，并向家属道歉。因 3 床患者无血液传染病，追踪观察家属黄某半年无不良后果。

原因分析

1. 护生因素

（1）缺乏职业防护意识，没有想到针头裸露在外可能存在刺伤周围人员的风险。

（2）缺乏敏锐的观察能力，没有观察周围情况，未曾考虑到身后会站着家属。

（3）注射完毕没有按规范处置锐器。

2. 环境因素

病室床单位间距较小，操作空间狭窄。

3. 管理因素

治疗车上未配置锐器盒，护士操作完毕未能及时进行锐器处置。

整改措施

（1）加强护生管理，组织学习标准预防原则，提高职业防护意识。

（2）强化护生注射技术练习，正确掌握各项护理操作流程。

（3）操作前做好沟通交流，请家属及其他无关人员暂时勿靠近操作位置，避免距离过近误伤他人。

（4）按需求和要求配置锐器盒，注射完毕，及时处理针头。

（5）加强带教老师安全带教意识，对护生操作指导监管落实到位。

经验教训

病室操作环境欠佳。家属不了解护理操作流程和风险性，往往因为关心患者或好奇心围观护士操作，给护士操作造成不便，防范不及，容易发生损伤不良案例。护生注射后没有注意保护好裸露的针头，也未及时做锐器处理。

1. 课堂提问

针对上述案例，请同学们谈谈职业暴露局部处理应急预案。

2. 学生回答

☑ **学习启示**

（1）护理安全不仅包括患者的安全，也包括医务人员自身安全和家属、陪护人员的安全。护生应正确掌握锐器处理流程，保障患者及其他人员安全。

（2）护生在临床操作中应规范使用锐器盒，根据操作要求，选择大小合适的锐器盒，操作完毕直接将锐器放入盒内，避免针刺伤发生。

十六、护生未查对致口服给药差错

✎ **案例经过**

患者于某，女，38 岁。2019 年 9 月 21 日上午入院，入院生化全套检查结果显示：血钠 126 mmol/L、血氯 94.2 mmol/L。9 月 22 日上午医嘱予 10% 氯化钠 10 mL 口服 tid。主班护士将 10% 氯化钾 30 mL 备成 10% 氯化钠 30 mL 交给责任护士，责任护士只核对执行单上患者姓名、床号，未核对药名就将药品交给护生，也未将执行单一起交给护生，让护生独立分发给患者于某口服。下午 16:00 主班护士检查高危药品固定基数，发现 10% 氯化钾少了 3 支，而 10% 氯化钠多了 3 支，经追查发现上午错将 10% 氯化钾当成 10% 氯化钠发给患者口服，立即到患者床头查询，发现患者已服用 10% 氯化钾 10 mL，余 20 mL 仍放置于床头桌上，护士立即收回 10% 氯化钾 20 mL，重发 10% 氯化钠 20 mL 给患者。报告主管医生和护士长，安抚患者，给患者解释，患者表示不再追究。

📖 **原因分析**

1. 护士因素

（1）主班护士和责任护士备药、取药均未严格执行"三查七对"步骤，没有认真检查核对药名，凭主观感觉做事。

（2）没有执行口服药发放流程，未做到按医嘱顿服，一次性给了一天药量，存在服药量过多或过少的危险。

（3）带教老师违反带教管理制度，让护生独立发药，发药过程仍未执行查对制度。

2. 护生因素

盲目服从带教老师口头安排，没有认真查对药名、剂量。违反实习规定，未在带教老师指导下工作。

3.管理因素

高危药品 10% 氯化钾警示标识不明确或无标识，10% 氯化钾与 10% 氯化钠放置在同一位置。

整改措施

（1）科内组织护理人员和护生讨论，各自检讨反省，落实查对制度和实习管理制度。

（2）强调给药双人核对，查对流程须执行到位，给护生树立好榜样。

（3）带教老师要以身作则，高度自律，对护生做好传、帮、带。

（4）加强护生安全防范意识，坚持原则，对违反操作规程的工作要积极与带教老师沟通，达到安全共识。

（5）给药前应评估患者病情，关心、体贴患者，了解患者需求，按餐发药到口，观察患者用药后反应。

（6）落实高危药品警示提醒措施，药名相近、包装相近、剂量相近的药物应分开放置，有明显标记。

经验教训

定式思维常会造成思维盲点，且容易使人产生思维惰性。本例中护士正是由于定式思维而忽视了 10% 氯化钾与 10% 氯化钠因包装、剂量相近而存在给错药的危险，这两种药物只有一字之差但作用却有天壤之别。严禁未经双人严格查对盲目配药、发药。

课堂互动

1.课堂提问

针对上述案例，请同学们一起学习口服药发放流程。

2.学生回答

学习启示

（1）护生应养成严谨的工作态度，为患者提供细心、耐心、周到的护理服务。

（2）护生应了解氯化钾的药理作用、给药方法和注意事项，掌握氯化钾使用的禁忌证与适应证，能够为患者实施用药健康教育，观察用药疗效。

十七、护生接到危急值未及时向带教老师报告

案例经过

患者张某，子宫肌瘤合并贫血入院待手术治疗。2018年3月2日上午9:50，护生彭某接到检验科危急值电话报告8床患者张某血红蛋白43 g/L。护生接完电话后刚好来一患者咨询费用，就帮忙查看、解释，后又忙于其他工作忘了报告给责任护士。11:30下班前主管医生调阅检验报告时发现该患者重度贫血，立即输注悬浮红细胞4单位及口服补铁剂。追问检验科为何没有报告危急值，才知道护生忘记报告。经过及时治疗、纠正，患者1周后血红蛋白逐渐恢复正常，顺利完成手术。

原因分析

1. 护生因素

（1）危机意识不强，没有意识到危急值报告的重要意义，不明白血红蛋白43 g/L会引起严重的后果。

（2）临床经验不足，对工作的急缓安排不合理，工作思路不清晰。

2. 检验人员因素

检验科报告危急值人员未认真询问接收报告人信息。按规定护生不能接收危急值报告，应由带教老师接听。

3. 护士因素

责任护士没有全面掌握患者病情，未及时追踪重要检验项目的结果。

4. 医生因素

过于依赖危急值报告，未根据患者病情及时查看检验结果，未交代护士重点注意。

整改措施

（1）加强危急值报告管理的执行落实，提高护生安全防范意识，增强法制观念。

（2）督促护生加强理论学习，要求其掌握各项检验项目的正常值与危急值。

（3）责任护士全面掌握患者病情，动态评估病情变化，及时查看重要检验结果，特殊情况及时与检验科联系，追问危急值报告情况。

（4）带教老师指导护生合理安排护理工作，分清主次，按轻、重、缓、急应对处理各项工作。

（5）重点患者及重要检查检验，医护共同关注，及时发现问题、及时处理。

经验教训

危急值数据通常表明患者生理机能已经处于危险边缘，若及时处理，可能会挽救患者生命，否则会出现严重后果。护生对危急值的重要性认知不足，医生和护士过分依赖危急值报告，缺乏主动服务意识，未能在最短时间内及时发现问题。

课堂互动

1. 课堂提问
贫血最突出的体征是什么？如何分度？
2. 学生回答

学习启示

（1）学生应认真学习理论知识，掌握各项检查、检验的正常值和危急值，了解危急值报告的意义，明白临床危急值报告能够及时向临床医生提供危及患者生命安全的检查结果，为医生迅速、有效地进行干预处理争取更多的救治时间。

（2）学生可结合临床表现强化对危急值的记忆，将来在临床实践中接收到危急值报告时，能及时报告，并配合医生护士实施抢救护理措施。

十八、护生以床号呼叫患者致患者不满投诉

案例经过

患者张某，53 岁，因子宫肌瘤住院待手术。责任护士金某叫护生田某去告知患者到妇检室行阴道准备。护生没有称呼患者名字，而是喊"5 床老人"引起患者及其家属不满，认为叫床号是不尊重患者，因而投诉到护士长处。经护士长协调沟通解释，护生田某向患者道歉，取得患者及其家属谅解。

原因分析

1. 患者因素
患者处于更年期又临近退休，加上子宫肌瘤待手术，心里比较敏感，这个时期特别需要得到别人的认可和尊重。
2. 护生因素
护生年轻，缺乏临床经验和沟通艺术，不了解患者的心理特点，忽略了对患者尊重的重要性。

3. 护士因素

带教老师未认真指导护生进行健康教育与友好沟通。

📋 整改措施

（1）加强护生入科教育，指导护生掌握沟通技巧，注意语言文明礼貌，体现护理人的素养和人性关怀。

（2）注重患者的心理护理。围绝经期女性，心理比较敏感，情绪容易波动，心情易受外界各种因素的影响，护理人员在落实各项护理措施时应语言得当，态度真诚，为患者提供满意服务。

（3）护士应加强与患者的沟通交流，理解患者的感受，主动关心、理解患者，增进护患之间的信任，减少住院患者对环境的陌生感和担心病情的焦虑感。

⚖ 经验教训

临床大部分纠纷皆因沟通不良造成。护生对患者的心理状况缺乏足够的了解，以床号呼叫患者，导致患者及其家属感到没有得到最基本的尊重，故对护生的言行不满。护士在带教过程中没有考虑到"患者有被尊重的需要"，忽略了对护生的教育指导。

📖 课堂互动

1. 课堂提问

针对上述案例，请同学们谈谈护士语言有哪些要求。

2. 学生回答

☑ 学习启示

（1）护生应热爱本职工作，具有护理人文关怀理念，能为患者提供人文关怀服务。还应加强语言修养和护理礼仪教学，提高在护理沟通中语言应用的艺术性和有效性，提高人际交往能力。

（2）护生应学会关注不同年龄阶段女性的心理状态，掌握心理护理方法，关心、同情、理解、尊重患者，通过适当的语言沟通，增进护患之间的信任，减少人际冲突和护患纠纷。

十九、护生体温测量操作不规范致患者疑似发热

案例经过

患者金某，阑尾炎术后4天，15:00护生常规为患者测体温。测温时患者刚吃完点心，护生便将体温计交给家属，嘱患者休息半小时后再测体温。家属随手将体温计放在床头柜上。护生40多分钟后过来收取体温计，发现患者体温达39.8℃，立即报告带教老师，带教老师未复核即报告医生。医生认为上午查房的时候患者没有发热的迹象，嘱责任护士换支体温计再测一次，重测体温36.8℃。护士认真询问患者及其家属，了解到第一次测温前家属将体温计暂放在水杯旁，水温刚好可入口，体温计可能是受到水温的影响导致测量结果不准确。

原因分析

1. 患者及其家属因素

患者及其家属没有基本的医学知识，不了解体温计的原理，随手将体温计放在热水杯旁，导致水温升高了体温计温度。

2. 护士因素

（1）带教老师做事草率，发现患者体温异常没有结合病情判断复核就直接报告医生。

（2）责任护士对患者病情了解不全面，与患者沟通不足。

（3）责任护士缺乏评判性思维，医生上午查房没有发现患者有发烧的迹象，而责任护士却没有考虑到。

3. 护生因素

学生责任心不强，工作态度比较随意。患者刚吃完点心，实习护士应将体温计收回，半个小时后再测量。

整改措施

（1）发现患者体温明显与病情不符，应更换体温计复测一遍，并守护在床旁，确认后再报告医生。

（2）测体温时遇到患者进食或外出检查，应不发体温计，等待患者休息充分或回到病房后再进行测温。

（3）加强护生业务培训，规范护生的各项操作流程，让护生掌握正确的体温测定方法和相关的注意事项。

（4）加强健康教育，告知患者及其家属体温测量的注意事项。

课堂互动

1. 课堂提问

针对上述案例，请同学们谈谈测量体温的注意事项。

2. 学生回答

学习启示

（1）学生应认识到任何微小的偏差都有可能带来严重的后果。护理工作直接服务于人，护士的行为会对患者的健康产生直接影响，护生进行各项护理操作应认真负责，周到细致。

（2）学生须掌握体温测量的原理、测量的方法及注意事项，能够正确观察患者体温变化。掌握各种体温测量方法，不同体温测量的数值及波动范围，观察患者异常体温，并提供各项护理措施。

二十、护生饮食健康教育错误导致试验失败

案例经过

患者周某，男，67岁。9月24日以"低血糖原因待查"入住内分泌科，医嘱开出行"饥饿试验"，责任护士按要求嘱患者禁食，每隔2 h测血糖，直至血糖低于2.8 mmol/L抽血查血液中胰岛素水平，以判断低血糖原因。试验于9月24日10:00开始，22:00护生为患者测血糖3.81 mmol/L，以为患者低血糖，嘱患者立即进食改善低血糖，患者听从护生指导认为试验结束遂进食。夜班护士发现错误马上报告值班医生，于第二日重新开始饥饿试验。经与患者解释道歉后，患者及其家属表示谅解。

原因分析

1. 护士因素

（1）带教老师带教不认真，未告知学生该患者正在进行饥饿试验以及该试验的方法及

注意事项。

（2）责任护士与患者及其家属沟通时未告知全部的治疗方案和饥饿试验的方法、时间，健康教育实施不到位。

2. 护生因素

发现问题未及时报告带教老师，盲目处理，导致试验失败。

整改措施

（1）特殊治疗或特殊试验需班班交接，全科告知，并做重点标注，各班勤巡视，仔细观察治疗结果及试验情况。

（2）责任护士告知工作要落实到位，让患者及其家属充分了解试验过程及相关注意事项。必要时使用健康教育处方，告知患者及其家属该试验的重要性。

（3）护生必须在带教老师的指导下完成各项护理操作。遇患者病情变化应及时报告带教老师，不得盲目处理。

（4）定期组织护生进行专科理论学习及技能训练，提高护生临床实践水平。

经验教训

饥饿试验主要是用来鉴定低血糖的原因，专科性强，护生不一定能了解，需要带教老师用心言传身教，方能保证试验顺利完成。护士对患者及其家属没有详细告知试验情况，对护生缺乏指导，工作中监管失职，多方面因素造成该试验的中断，影响了患者的治疗进程。护士当引以为戒，加强带教和健康教育，提升自身工作素养。

课堂互动

1. 课堂提问

针对上述案例，请同学们说说，何为饥饿试验？如果发现患者血糖偏低该如何处理？

2. 学生回答

学习启示

（1）学生应认真学习法律法规，明确临床护士和实习护士的权利与义务。树立整体护理的意识，提高人文修养和信息沟通能力，学会以患者为中心，围绕患者的治疗问题进行信息传递和反馈，建立和维护良好的护患关系。

（2）健康教育是护理工作的重要职能之一。健康教育对培养沟通能力、建立有效护患关系、适应临床护理工作有着积极的意义。临床老师应指导学生评估患者的健康问题和需求，制订健康教育计划，并按照计划对患者实施健康教育。

二十一、护生错发输血申请单

📝案例经过

　　某医院血液科，5床患者，女性，81岁，白血病。主班护士让护生宋某发放输血申请单给5床患者家属，让其到住院处记账。护生错将输血申请单发给了隔壁6床患者家属，随后6床家属发现输血申请单是其他患者的，引发对护士工作的不满情绪。

📖原因分析

　　1. 带教老师因素

　　（1）违反实习带教制度，让护生独立进行输血的相关操作。

　　（2）带教老师没有指导护生识别患者身份的正确方法，仅以床号或凭主观印象行事。

　　2. 护生因素

　　护生责任心不强，分发输血申请单时未核对患者床号、姓名，导致操作错误。

　　3. 管理因素

　　（1）细节管理不到位，工作中有"二传手"甚至"三传手"现象发生。

　　（2）护理人员护理风险意识薄弱。

📋整改措施

　　（1）加强业务学习，提高护理人员责任心。

　　（2）严格执行带教制度，带教老师指导护生进行各项操作时应做到放手不放眼，现场认真指导护生完成各项护理操作。

　　（3）提高护理服务水平，提供优质护理服务，梳理、细化工作流程。

　　（4）严格落实输血身份识别，指导护生掌握输血患者身份识别的查对流程，分发输血申请单核对信息时要严谨细致，避免错误。

　　（5）加强与患者的沟通交流，告知患者及其家属输血的目的、方法及注意事项。

🕯经验教训

　　（1）组织全体护士学习查对制度及输血操作流程。

　　（2）加强护生理论与技能学习，指导护生严格执行患者身份识别制度。

　　（3）强化带教老师和护生法制观念，严格遵守规章制度。

课堂互动

1. 课堂提问

针对上述案例，请同学们谈谈患者身份核对的原则。

2. 学生回答

学习启示

（1）护生应增强职业责任感和提升人文素养，具有严谨细致、勤快敏捷的工作态度，具有护理风险意识和法制观念，进行各项操作前严格执行查对制度。

（2）护生须掌握患者身份识别制度，了解患者身份识别的重要性，进行各项操作前应认真核对患者信息，避免发生护理差错。

第十章　社区护理相关案例

一、社区护士用药剂量错误

案例经过

患儿陈某，男，5岁，因"支气管炎"在当地社区卫生服务所就诊，医生开出医嘱予青霉素40万单位肌内注射，qd，值班室护士王某与家属熟识，一边和家属聊天，一边抽药，结果把80万单位青霉素全部抽出来注射，造成用药剂量过大。后经密切观察患者病情变化，未引起不良反应。

原因分析

1. 社区因素

（1）社区护士职业素质不够高，在注射时与家属聊天，分散注意力，引起操作错误。

（2）社区护士工作责任心不强，没有按护理操作流程做好"三查七对"，抽吸药液时没有核对，注射前也未再次核对导致剂量使用错误。

（3）小儿用量小，没有引起社区护士足够的重视。

2. 家长因素

社区护士进行操作时，与护士聊天，干扰护士工作。

3. 管理因素

社区护士风险意识薄弱，对风险评估不足。

整改措施

（1）加强社区护士职业素养教育，提高科室整体的业务素质。

（2）严格按流程规范操作，操作前做好"三查七对"，确认无误后再执行注射。

（3）提高社区护士的工作责任心，做事情要认真负责，严谨慎独，进行各项操作时集中注意力，严禁与旁人聊天。

（4）重视儿童用药护理，关心、爱护幼儿，操作前认真核对剂量、解释用药目的，用药后密切观察用药反应。

（5）定期组织护理人员学习给药相关知识，提高护士安全防范意识。

经验教训

（1）社区护士对待工作态度不认真，马虎应付。

（2）社区护士违反操作原则，在执行护理操作时与患儿家属聊天，导致注意力不集中，出现给药错误。

（3）社区护理管理不规范，没有严格落实各项操作标准，存在很大的漏洞。

（4）社区护士风险防范意识不强。

课堂互动

1. 课堂提问

针对上述案例，请同学们谈谈作为一名护士如何防范给药护理差错。

2. 学生回答

学习启示

（1）学生应了解社区护理的服务内涵，包括护士应运用社区内可利用的资源，发挥护理功能，满足社区内居民的健康需求，学会运用护理程序，帮助社区居民解决存在的健康问题。

（2）护士应严格落实查对制度，重视儿童用药，准确计算小儿用药的剂量，遵循正确给药原则，严密观察儿童用药反应。

二、社区护理不当导致湿疹、脱皮

案例经过

患者林某，男，56 岁。因车祸致脑出血，抢救后苏醒，经治疗基本康复，留有后遗症需回家继续照护，回家时带有一条尿管，家属与社区卫生院联系，指派护理人员隔日为患者进行会阴护理，并指导其相关的护理措施，促进康复。半个月后发现患者会阴部皮肤皱褶处有湿疹、发红、脱皮现象，立即报告皮肤科医生，予氧化锌软膏涂抹，红外线照射，保持外阴清洁干燥，一周后逐渐好转。

原因分析

1. 患者因素

长期卧位，盆底肌肉松弛，膀胱肌张力下降，尿液容易从尿管旁渗漏，导致会阴部皮肤潮湿。

2.社区因素

（1）社区护士业务不熟练，进行会阴护理时没有认真观察患者外阴皮肤的情况，只是机械性进行会阴擦洗。

（2）社区护士对卧床患者的相关护理措施没有落实到位，未认真进行健康教育，指导家属有出汗、尿液外漏或会阴部潮湿时应及时擦干，并保持外阴部皮肤清洁干燥。

📋 整改措施

（1）强化护理风险防范意识，提高社区护士人文修养，避免再次发生类似不良案例。

（2）关心、爱护长期卧床留置尿管的社区患者，指导其家属保持患者全身皮肤清洁、干燥，特别是会阴部、臀部、骨突部皮肤，预防感染，避免形成压疮。

（3）指导家属妥善固定导尿管，避免因尿管反折、扭曲、受压引起尿液不畅，导致尿液外漏。

（4）护士进行会阴护理时需认真观察外阴周围皮肤情况，指导家属做好护理。

🧪 经验教训

患者因病留有后遗症，病情长，生活不能自理，生理机能下降，容易发生多种并发症。家属不懂得如何护理患者，社区护士没有及时正确指导，造成患者会阴部皮肤皱褶处出现湿疹、发红、脱皮现象，增加患者痛苦和经济负担。

📖 课堂互动

1.课堂提问

如何保持会阴部皮肤清洁、干燥？

2.学生回答

☑ 学习启示

学生应熟悉慢性病患者社区管理流程，能够为社区慢性病患者制订健康计划，开展健康教育，提供保健指导，保障社区居民健康。

三、社区幼儿输液外渗致肌肉及肌腱挛缩

✎ 案例经过

患儿王某，2岁，因左手中、环指掌指关节屈曲受限1年就诊。追问病史，既往在社区医院输液时发生输液渗漏，左手背肿胀。药物渗漏后，未能及时进行康复治疗，导致肌

肉及肌腱挛缩，失去了左手康复的最佳时机。

原因分析

1. 患儿因素

（1）年龄因素：3岁以内的患儿是输液渗漏的高发人群。因为小儿好动，依从性较差，难以长时间保持安静，故容易发生针头滑动的现象。

（2）病情因素：昏迷、惊厥的患儿，因意识不清容易造成针头移位导致渗漏的发生。营养不良、消瘦、脱水的患儿血管不充盈，穿刺时容易刺破血管引起渗漏。

2. 家长因素

部分家长对患儿输液过程中出现躁动、哭闹等异常情况缺乏应对经验。

3. 药物因素

输注的药物刺激性强、酸碱性大、浓度高，会对患儿的血管造成较大的损伤，也是导致输液渗漏的重要原因之一。

4. 护士因素

输液穿刺部位固定方法不正确，患儿哭闹后易出汗，致胶布松脱。护士没有经常巡视输液情况，未及早发现、早期处理，使输液部位呈无效固定状态。

整改措施

（1）患儿方面：应从儿童心理特点出发，应用有效的语言和行为，最大限度分散患儿的注意力，缓解患儿的惧怕心理。

（2）家长方面：加强与患儿家长的沟通，做好输液健康教育，及时向家长解释输液的目的及需要配合的工作。指导家长在婴幼儿输液时采取正确的抱法，可明显降低发生液体渗漏的概率。

（3）护士方面：经常巡视患儿输液局部皮肤情况，妥善固定局部，防止因哭闹、出汗等原因致针头滑出血管引起输液渗漏。

（4）输液环境方面：尽量为患儿提供安静、舒适的输液环境，播放一些舒缓音乐或动画卡通片，分散患儿的注意力，提高其对静脉输液的依从性。

经验教训

药物外渗是小儿静脉输液过程中较常发生的现象之一，多发生于制动性差的婴幼儿，如果得不到及时和有效的治疗，可能导致严重后果，对孩子的心理、生理造成不良影响。

课堂互动

1. 课堂提问

针对上述案例，请同学们谈谈输液外渗的一般表现。

2. 学生回答

（1）由于婴幼儿语言表达能力有限，往往不能直接描述身体感受和躯体症状。医护人员要有严谨的工作作风，在诊治和护理过程中，应详细询问家属患病的相关信息，审慎分析，并给予及时、恰当处理。

（2）学生须认真学习，掌握婴幼儿期成长的特点和心理需求，能够通过与婴幼儿互动沟通，安抚其不安情绪，给予心理关怀与呵护。

四、社区养老院护理不当导致压疮

✍案例经过

张某，女，74岁，5年前患阿尔茨海默病，在某养老院生活3年，大小便失禁半年，护理人员予成人纸尿裤穿戴。某日家属探访发现老人臀部皮肤出现一片溃烂，约有5 cm×4 cm，形成压疮，家属很气愤，立即投诉该养老院，后将老人转上级医院治疗，老人逐渐好转。

📖原因分析

1. 养老院因素

（1）护理人员缺乏基本的责任心与爱心，未对老人进行压疮风险评估，没有照护到位。

（2）养老院的护理人员业务水平有待提高，出现早期压疮没有正确、及时处理造成病情加重。

2. 老人因素

（1）老人年纪大，大小便失禁。穿戴着成人纸尿裤，会阴部及臀部皮肤长期受压、潮湿，频繁地擦拭刺激皮肤容易形成压疮。

（2）老人患有阿尔茨海默病，养老院对其活动范围及活动强度有一定的约束性，造成血液循环不良，加上年纪大皮肤弹性差易发生压疮。

（3）老人年纪大，有义齿，喜食软食等易消化的食物。养老院只提供基本的饮食护理，没有针对性的营养，造成老人营养失调。早期发生压疮后细微的创口不易愈合，也是压疮逐渐加重的因素之一。

3. 管理因素

养老院管理不规范，老人出现压疮未处理，也没有通知家属，造成病情加重。

📋整改措施

（1）加强养老院照护人员责任心教育，提高照护者职业素养和护理风险意识。

（2）组织护理人员学习预防压疮发生的相关知识并定期考核，提高护理人员整体的业务水平。

（3）加强老人基础护理照护，对大小便失禁患者进行压疮风险评估，密切观察压疮高危人群全身皮肤情况，护理人员落实交接班制度。

（4）为大小便失禁老人定期更换纸尿裤、衣物、床单被褥等，每次更换纸尿裤予擦洗会阴，保持皮肤清洁干燥。

（5）指导长期卧床老人定期更换体位，予海绵垫褥、水垫、气垫褥等保护骨突、受压部位。经常检查受压皮肤情况，发现异常情况及时报告，必要时与医生一起讨论制订治疗方案。

（6）有针对性地改善老人伙食，补充蛋白质、维生素，提高机体免疫力。

（7）协助老人进行适当的活动和必要的功能锻炼，预防压疮的发生。

经验教训

我国老龄人口逐渐增多，疾病谱的改变和慢性病患者的增加已成为老年护理一个重要的课题。加强养老院管理，建立健全养老院管理制度，为人民群众提供满意的老年护理服务已迫在眉睫。提高养老院护理人员的职业素养，具有爱心、耐心和责任心。认真执行各项规章制度和技术操作规程。定期开展传统文化教育，培养护理员尊老敬老、以人为本的服务理念。

课堂互动

1. 课堂提问

针对上述案例，请同学们谈谈压疮风险评估标准。

2. 学生回答

学习启示

（1）老年人身体各器官组织、功能已开始逐渐减弱，特别是皮肤弹性差，消化吸收功能下降致营养不良，护理时应更加注意观察皮肤情况，发现异常及时处理，避免病情加重。

（2）学生应理解压疮本身不是疾病，是因为没有得到良好的照护而造成的损伤。一旦发生压疮，不仅会增加患者的痛苦，甚至会引起感染，严重威胁患者生命安全。

（3）学生应掌握压疮产生的原因、临床表现、危险因素，以及高危人群的评估、预防及护理措施。能正确进行压疮分期，在护理工作中做到常巡视勤观察，有效防止压疮发生。

五、社区养老院老年人使用热水袋不慎造成皮肤烫伤

案例经过

陈某，女，70岁，在某养老院生活2年，怕冷，冬天睡觉喜用热水袋放置脚底保暖。2019年3月12日，晨起发现右脚背出现红肿及水疱，面积约12 cm×8 cm，陈某立即报告护理人员，护理员给予烫伤膏涂抹，同时协助医生处理水疱，密切观察皮肤情况，一周后好转无后遗症。

原因分析

1. 老年人因素

（1）老年人身体生理机能下降，冬天怕冷，养老院未能提供温暖、舒适的适宜居住环境。

（2）老年人皮肤组织老化，冬天血液循环不良，夜间熟睡后对痛觉反应性、敏感度减退，起床时感觉到皮肤疼痛或有烧灼感时，往往已经造成皮肤烫伤事实。

2. 养老院因素

（1）护理人员风险防范意识薄弱，风险预见性差，安全评估不到位。没有进行健康教育，未将可能存在烫伤的危险因素告知老年人，提高老人警惕性，避免烫伤的发生。

（2）养老院对老年人的生活关心不够，没有及时了解老年人的需求，只提供简单的生活照护。

整改措施

（1）加强养老院管理，改善老年人居住环境，冬天应配备暖气设备，避免老年人私自使用热水袋。

（2）提高护理人员的责任心，及时关注不同老年人的需求，有针对性地为他们提供生活照护和护理服务，满足老年人基本生活需求。

（3）对老年人进行健康教育，告知使用热水袋易引起烫伤的危害性，夜里气温过低，可以开暖气取暖，尽量不使用热水袋。

（4）密切观察老年人皮肤情况，发现异常情况及时处理，做好床边交接班。

（5）定期排查可能引起烫伤的危险因素，保证饮水机、沐浴室水龙头、暖气等设备性能完好，工作正常。

（6）组织人员定期学习老年护理的相关知识，提高照护人员业务素质。

经验教训

（1）老年人住在养老院，没有亲人的陪伴会倍感孤独，护理人员应给予关心、爱护，

尽量满足老人需求。

（2）随着老年人年龄的增长，疾病谱也发生改变，他们的需求也是多样化的，养老院应紧跟时代的脚步，改善环境，提供优美、适宜的养老环境，让家属放心、老人住得舒心。

（3）老年人身体生理机能开始下降，照护时不能机械地按照普通程序进行护理，更应注重老年人特殊的生理、心理变化，提供优质的个体化护理。

📖 课堂互动

1. 课堂提问

针对上述案例，请同学们谈谈如何预防老年人烫伤。

2. 学生回答

☑ 学习启示

老年人生理机能下降，社会角色转变，容易产生孤独、寂寞心理，表现为自卑与固执并存。学生应了解老年人特殊的心理需求，尊重、理解老人，多安慰、少刺激，提供周到细致的服务，让他们的晚年能感受到社会温暖。

六、社区养老院老年人进食不当导致窒息死亡

✒ 案例经过

薛某，男，78 岁，在社区养老院生活 2 年，儿女时常来看望他，他对目前养老院的生活能适应、感到满意。2017 年 2 月 11 日元宵节晚上，养老院给每个老人分发了一份汤圆，老人在进食过程中被噎住了，养老院立即拨打"120"急救电话，由于时间过长，医生赶来后老人已无自主呼吸、心跳，四肢冰冷，最终抢救无效死亡。后医生检查是汤圆呛入气管引起窒息导致死亡。

📖 原因分析

1. 老人因素

（1）老人年纪大，咀嚼和吞咽功能下降，唾液分泌减少，反射迟钝，容易引起食管痉挛，吞咽动作不协调而发生噎食。

（2）老人吞咽汤圆时注意力不集中，过急、过快。

2. 养老院因素

养老院安全意识薄弱，未全面评估老人的身体状况。

3. 食物因素

养老院出发点是关心老人，给每个人分发汤圆是想在过节的时候让他们感受节日的气氛、集体的温暖，但是汤圆滑溜、黏性高，老人食用易滑入气管造成窒息。

整改措施

（1）老年人年纪大，吞咽与消化功能均减弱，不宜食用黏性高、滑溜的食物，易引起噎食。

（2）老年人进食宜遵循"细、软、慢"原则。对于块头大的食物，应切成细状甚至是糊状，再给老年人食用。

（3）养老院厨房在烹煮的时候，应将食物加工软烂，或是选择炖品较好。

（4）指导老年人进食时速度要慢，应集中注意力。避免进食过程讲话、看电视、聊天，防止不小心噎住。

（5）老年人进食时，旁边应有护理人员进行照护，若发生意外能及时进行处理。

经验教训

老年人被水呛住或被食物噎住是常有的事情。老年人牙齿脱落，吞咽反射和消化功能减弱，食物宜细软易消化。汤圆滑溜、黏性高，不易消化，老年人进食速度过快或边进食边讲话，均有可能造成噎食。进食前应充分评估老年人情况，注意观察老年人进食过程，避免发生噎食而导致窒息甚至死亡。

课堂互动

1. 课堂提问

针对上述案例，请同学们谈谈老年人饮食护理的注意事项。

2. 学生回答

学习启示

学生应了解人口老龄化的现状，掌握老年人心理、生理上的改变，做好老年人的保健工作，为他们提供满意和适宜的医疗保健服务，提高老年人的生活质量。

七、社区养老院照护不周致老年人跌倒骨折

✎案例经过

王某，76 岁，在社区养老院生活 2 年。2012 年 8 月 26 日凌晨 5:00 左右，夜间巡视人员发现单人间王某所住房间内亮着灯，遂进屋查看，发现王某摔倒在床边。经询问老人已跌倒 1 个多小时，护理人员赶紧将其扶到床上休息。早晨 6:00 养老院通知家属，家属于 7:00 左右赶到养老院，并把老人送至医院检查。经诊断，老人左股骨颈骨折，并做了左股骨头置换术。1 个月后，老人因 "肺部感染、呼吸衰竭" 药物治疗无效死亡。

📖原因分析

1. 养老院因素
（1）养老院夜间值班人员未加强巡视，没有及早发现老人跌倒。
（2）住所内厕所地面潮湿，夜间光线不足，易引起跌倒。
（3）护理人员健康宣教不够细致，未正确指导老人夜间起床如厕注意事项。
2. 老年人因素
（1）老年人年纪大，视力下降、行动不便。
（2）老年人摔倒后未能及时求救。

📋整改措施

（1）养老院护理人员应提高安全防范意识，对新入院老人进行全面的防跌倒安全评估，加强对高危人群的护理防范。
（2）养老院改造老年人住所卫生设施，保持厕所地面干燥。墙壁设置扶手，房间内物品安置整齐、有序，避免老人夜里起来不小心碰触到，导致跌倒。
（3）加强与老年人的沟通、交流，做好老年人健康宣教，告知生活安全注意事项。指导老年人睡前尽量不饮水，减少夜间如厕的次数。
（4）制订老年人摔伤应急预案，组织相关护理人员进行培训及演练。

🗒经验教训

高龄老人独居在养老院单间，养老院安全防范意识不够，对老年人潜在的安全隐患评估不到位。同时，护理人员对老年人的安全教育力度也不足，未强化老年人自身防跌倒的安全意识，夜间巡视不到位，造成老年人跌倒后未能及时被发现。

📖 课堂互动

1. 课堂提问

针对上述案例，请同学们谈谈在临床实习中遇到老年人摔倒该如何应急处理。

2. 学生回答

☑️ 学习启示

学生应树立良好的职业道德，关心、爱护、体贴、尊重老年人。掌握老年人身体健康评估的方法，能与老人进行良好沟通，收集健康资料并准确记录，提出护理诊断、护理目标，制订护理计划并落实实施。

八、社区养老院瘫痪老人从轮椅跌落擦伤

✏️ 案例经过

梁某，男，79岁，住在社区养老院，意识清醒、下肢瘫痪，经常坐轮椅，外出活动依靠护理人员。由于下肢瘫痪，梁某坐姿导致轮椅重心偏后，且拒绝拉手闸。某日晚19:30左右，梁某在外观看演出时，想挪动轮椅位置，未与护理员打招呼便自行移动轮椅，由于重心不稳导致轮椅向后翻倒，梁某右侧肘部触地并擦伤。护理员立即送梁某去治疗室找护士擦药。梁某觉得自己没有事，便要求护理员不要将不良案例上报，故护理员当晚未将不良案例进行上报。次日早上，接班护理员发现并询问梁某伤情后，将不良案例上报。经医生检查：梁某除肘部擦伤外，无其他外伤、红肿、压痛等异常情况。

📖 原因分析

1. 患者因素

（1）梁某下肢瘫痪，无自理能力。

（2）梁某自我安全防护意识差，坐轮椅时拒绝拉轮椅手刹，未与护理员沟通便自行移动轮椅，发生意外不良事件后阻拦护理员第一时间进行上报。

2. 护理员因素

（1）护理员在不良案例发生后没有按照相关制度及时上报。

（2）护理员陪同梁某外出活动，没有细心照顾，导致老人轮椅向后翻倒。

（3）该房间护理员对梁某的安全健康教育不到位，未将坐轮椅不拉手闸的安全隐患告知老人。

整改措施

（1）护理人员及管理人员及时对老人住所存在的安全隐患进行排查，避免再次发生类似不良案例。

（2）提高老人安全意识，做好安全健康教育，告知老人坐轮椅不拉手闸可能会出现的意外，及时纠正其不良习惯。

（3）护理人员加强学习，提高风险意识。意外不良案例发生后应按不良事件上报。

（4）养老院加强管理，陪护人员关心、爱护、尊重老人，提供优质护理服务。

经验教训

老年人因疾病而变得自卑、固执，不能很好地配合做好自身安全防护工作。护理员对老年人安全教育不到位，对老人安全隐患评估不到位，陪护过程忽略了对老人的关注。患者对于自己的能力评估过高，没有充分认识到危险的存在。多种因素造成老人从轮椅上跌落。

课堂互动

1. 课堂提问
针对上述案例，请同学们谈谈护理坐轮椅的老年人时应注意什么。
2. 学生回答

学习启示

许多中风、瘫痪的老年人生活不能自理，而家庭护理又不能达到专业水平，需要社区、养老院协助完成。学生应掌握瘫痪老年人的护理要点，能够指导瘫痪老人进行床上肌肉锻炼，增强肌张力，正确使用轮椅，并告知老人外出使用轮椅的方法、注意事项。

九、阿尔茨海默病患者误食肥皂

案例经过

王某，78岁，阿尔茨海默病患者，日常生活不能自理，入住某社区养老院3年，完全靠社区养老院护理员照顾。患者思维混乱，每天不停走动和说话，辨别能力丧失。某天中午休息起床后，王某在护理员整理床铺时跑进卫生间，拿起肥皂就往嘴里边塞。护理员整理好床铺发现老人正在吃肥皂，当即抢下肥皂，通知医护人员。医生检查示生命体征正常，立即给王某进行催吐及洗胃处理。经观察，王某的嘴唇稍肿，随后护理员带她去医院检查，未发现生命危险，确认是由于肥皂碱性物质对口腔黏膜产生刺激的结果，医生给予口服药治疗。

📖 原因分析

1. 患者因素

老人患阿尔茨海默病，记忆力下降、出现幻觉，容易导致误食。

2. 养老院因素

（1）护理员疏忽大意，没有看护到位。

（2）养老院管理不到位，不应将肥皂、洗手液等物品放置在阿尔茨海默病患者的房间内。

📋 整改措施

（1）正确评估老人认知能力、行动习惯、饮食习惯等并详细记录。

（2）根据老人的评估结果，针对老人的认知状态、生活能力、生活习惯、兴趣爱好、行动能力等制订切实可行的个性化护理服务方案。

（3）对老人易误食的物品进行管理，如：老人在吃袋装食品时，护理员应提前把里面的干燥剂取出；将洗涤剂之类的东西放置在老人触及不到的地方；一些消毒物品应放在老人的日常生活范围之外；在老人玩橡皮泥时，护理员应多加注意，以防老人将它当作食品吃进嘴里；老人吃坚果之类的食品时，护理员应先把坚硬的外壳去掉。

（4）尽可能将老人安置在护理人员的视线之内。

（5）安排照护人员定期学习老年护理的相关知识，提高业务素质。

🧪 经验教训

护理员对老年人的认知能力评估不到位，监护监管不到位。没有将肥皂等化学物品妥善放置在患者不能触及的位置，导致该老人误食。

📑 课堂互动

1. 课堂提问

针对上述案例，请同学们谈谈老年住院患者安全防护不良案例的应对策略。

2. 学生回答

☑ 学习启示

（1）对于患有阿尔茨海默病的老人，学生在实习时应关注这类特殊人群的需求，给予更多的关心与耐心，让他们感受到爱与温暖。

（2）学生应掌握阿尔茨海默病的发病特点和临床表现，以及患病老人的心理特点，能够制订详细的护理计划，为老人提供周到的服务。

第十一章　其他典型护理案例

一、体位不当致肌内注射意外断针

案例经过

　　患者张某，女，30岁。护士遵医嘱对其肌内注射青霉素80万单位。注射时患者取不当坐位，护士未予纠正，操作时进针偏斜，针头自根部折断。当时断针尚有少许外露，由于护士惊慌失措，患者也躁动不安，取断针时提捏局部皮肤，结果断针没能取出，反而继续向肌内移动，最后只能经医生手术取出断针。

原因分析

　　（1）责任护士违反肌内注射操作流程，未指导患者选择合适的注射体位。青霉素80万单位剂量大，宜选择臀部注射，臀部注射时应取侧卧位。

　　（2）护士未正确指导告知患者如何配合药物注射及相关注意事项。

　　（3）护士进针操作错误，未掌握好进针角度、力度，致使针头断裂。

　　（4）护士应对突发不良案例能力差，惊慌失措，不能冷静处理。处置方法不当，发生针头折断后未能有效指导患者正确配合，失去最佳处理时机。

整改措施

　　（1）护理人员应严格执行并落实给药制度，遵守注射操作规范流程，重视注射安全。

　　（2）加强用药告知指导，注重护患沟通，取得患者支持与配合。

　　（3）定期组织护理人员培训学习，为患者提供优质、安全的护理服务。

　　（4）根据药液的量和注射方式，选择合适的注射器和针头。

　　（5）重视患者给药健康教育，加强与患者沟通交流，说明给药的目的、方法和注意事项，取得患者的理解与配合。

　　（6）遵循注射给药操作规范标准，选择合适注射部位。

　　（7）加强护理人员应急预案的培训学习，提高护理人员应急处变能力，掌握应急预案处理流程。

患者坐位不当，护士没有进行纠正。青霉素稀释液量较多，注射时间长，护士未根据药物的性质和量，帮助患者选择合适的体位。发生断针后没有沉着冷静处理和安抚患者，职业心理素质和应急应变能力差。

课堂互动

1. 课堂提问

针对上述案例，结合肌内注射操作规范流程要求，请同学们谈谈将来在临床实习中进行肌内注射时应注意什么。

2. 学生回答

学习启示

学生应认真学习专业基础知识，加强实践技能训练，培养风险防范意识，提升风险应对能力，更好地服务于患者。

二、输血器插入操作不当致血袋渗漏

案例经过

某医院血液内科，值班护士准备为 19 床患者徐某输注悬浮红细胞 2 单位。23:05 值班护士与医生核对无误后，将输血器针头垂直插入输血袋，挂到输液架后发现血袋外有血液外渗。检查输血袋发现输血器针头前方有一小破口，立即停止输血，血液未输入患者体内，护士立即将血袋（内含血液）送返输血科。

原因分析

1. 血袋因素

血袋外包装柔软且薄，连接处较短，而输血器针尖锋利且较长，插入时力度及方向不正确，易刺破输血袋。

2. 护士因素

夜班单岗值班，护理工作繁忙，工作不够耐心、细致，以致用力过猛造成针头偏离正确位置。

3. 管理因素

培训力度不够，护士输血安全防范意识淡薄。

📋 整改措施

（1）定期组织护理人员学习安全输血相关知识，正确掌握输血操作流程。

（2）护理人员进行输血前应充分评估患者病情，检查血袋的质量，操作动作轻柔、准确、规范。

（3）护理工作繁忙时，管理者应动态排班，增加值班人员，保证护理工作正常运转。

（4）输血过程加强核对、巡视，发现问题及时处理。

🧴 经验教训

（1）护理人员不能机械地忙于工作，应树立爱岗敬业的护理服务理念。

（2）输血安全环节管理必须常抓不懈，遵循规范操作标准和流程。

（3）提高护士主动服务意识，重视安全护理，提倡共情服务。

🧴 经验教训

1. 课堂提问

针对上述案例，结合静脉输血操作规范流程要求，请同学们谈谈将来在临床实习中进行静脉输血时应注意什么。

2. 学生回答

☑学习启示

（1）学生应懂得换位思考，急患者之所急、想患者之所想，尊重生命，主动为患者提供护理照护。

（2）学生应认识到现代护理不仅需要精湛的医疗技术，也需要温暖、细致的关怀和照护。护理人员应主动为患者提供优质的、令人满意的护理服务。

三、孕妇意外分娩在病床上

✒案例经过

某医院1床患者李某，孕39周，G4P1（怀孕4次，生产1次），在待产过程中宫口开至2 cm时助产士未将患者送进待产室，而是让患者留在病房，2 h后该孕妇将胎儿分娩在病床上。

📖 原因分析

1. 产妇因素

孕妇为第二胎，产程进展较快。

2. 护士因素

（1）助产护士工作责任心不强，未及时将宫口开至 2 cm 的孕妇送入产房观察产程，未为孕妇提供人性化分娩服务。

（2）助产护士没有按规范要求严密观察产妇情况，对其产程进展未做出正确的判断。

（3）助产人员对孕妇关心不够，孕妇 G4P1，根据经产妇分娩规律产程进展较快，助产护士思想上没有引起重视。

📋 整改措施

（1）按规定上报护理不良事件，并对该助产人员进行批评教育。

（2）定期组织业务学习，提高产科助产技术，确保产科质量安全。

（3）加强对经产妇产程观察。经产妇第二产程缩短，宫口开至 1 cm 送入待产室观察，宫口开至 3 ～ 4 cm 送入产房观察，并备好接生用物。

（4）助产护士为产妇提供良好的分娩环境，改善产房环境，增加待产观察室床位。

（5）加强与产妇的沟通，耐心回答产妇提出的问题，密切观察产程进展，指导产妇采取良好的应对措施，安慰产妇增强其自然分娩的信心。

（6）选派护理骨干外出学习新技术、新知识，提高产科专业技能，规范产程观察，保障母婴安全。

🔖 经验教训

（1）树立以人为本、以产妇为中心的护理服务理念，改善住院环境，为孕产妇提供良好的分娩环境。

（2）助产护士观察产程时应细致、沉着有序，避免意外发生。

（3）加强与产妇及其家属的沟通，及时为他们提供产程进展的信息，减轻产妇的焦虑，增加安全感。

（4）密切观察孕产妇产程进展，规范产程观察流程，发现异常及时处理。

📖 课堂互动

1. 课堂提问

请同学们谈谈第一产程主要的临床表现。

2. 学生回答

☑ 学习启示

（1）学生应具备扎实的理论知识和娴熟的专科技术，具有良好的沟通能力和共情能力，主动了解孕产妇的情况，及时准确判断产程，保障孕妇顺利分娩。

（2）学生应掌握各产程观察的主要内容，学会阴道指检和肛查，了解初产妇和经产妇产程进展的异同，学会密切观察产程进展变化，熟练绘制产程图，掌握顺产接生和会阴切开缝合技术。

四、会阴缝合针断裂

✍ 案例经过

产妇金某，于 2016 年 7 月 27 日 8:20 行会阴侧切分娩一男婴，体重 3700 g，Apgar 评分 10 分。产时失血不多，按常规缝合会阴伤口，阴道、肌层。当肌层给予外丝线缝合时缝合针断裂，约三分之二的断针滞留于侧切处肌肉层，立即通知医生及护士长，护送产妇行 X 线检查，取出断针，给予切口消毒后缝合。术后予抗生素应用预防感染，指导产妇保持会阴清洁干燥，4 天后医生拆线，切口愈合良好出院。

📖 原因分析

1. 护士因素

助产护士会阴缝合技术不熟练，持针器夹针操作方法不当造成缝针断裂。

2. 产妇因素

产妇在会阴缝合过程中不能很好配合，身体、臀部来回移动，缝合时用力不当致缝合针折断。

📋 整改措施

（1）安抚患者，告知断针取出后的预后情况，消除其紧张、害怕心理。

（2）加强巡视，密切观察病情，定时消毒更换切口敷料。

（3）定期组织业务培训学习，正确使用持针器，熟练掌握会阴缝合技术。

（4）加强与产妇的沟通，讲解分娩是正常生理过程，鼓励产妇说出疼痛的感受，指导放松方法，减轻产妇紧张情绪，取得产妇信任与配合。

（5）按规定上报护理不良事件，组织讨论、分析，吸取教训，改进工作。

🔖 经验教训

（1）助产技术直接关系母婴健康安全，鼓励护士参加在职教育学习，提高助产理论知识和技术水平。

（2）建立完善围产期评估制度并落实，更好地为产妇实施适宜的助产技术。

（3）注重产妇心理护理，给予安慰，指导产妇进行自我调节放松，可以通过谈话、听音乐等方法转移产妇注意力，减轻其焦虑和紧张感。

📖 课堂互动

1. 课堂提问

针对上述案例，结合会阴缝合操作规范流程要求，请同学们谈谈将来在临床实习中进行会阴缝合时应注意什么。

2. 学生回答

☑ 学习启示

（1）学生应加强职业道德和人文素养的培养，具有爱心、细心、耐心和责任心，主动给予产妇贴心、有温度的关怀。

（2）学生应加强助产技术练习，熟练掌握接生、会阴缝合技术。临床实践中能做到理论联系实际，在学习中不断完善自我，提高助产专业水平，为孕产妇及其家属提供安全、满意的优质分娩护理服务。

五、幼儿手指插入病房门缝被挤压受伤

✍ 案例经过

患儿李某，男，1岁半。因上呼吸道感染住院儿科病区，在病室门口玩耍时，将手指插入门缝隙处，家属在门内不知情，关门时致患儿手指挤压伤。

📖 原因分析

1. 环境因素

儿科病房的房门设计考虑不周到，忽视人文环境创设，存在安全隐患。

2. 患儿及家长因素

患儿年龄小、好动，自我安全防护意识差。家长不了解孩子玩耍特性，未曾料到孩子会把手指插入门缝，纯属无心之过。

3. 护士因素

巡视病房未提醒患儿家长随同照护并注意安全。

📋 整改措施

（1）增加健康教育内容，将门缝隙安全隐患纳入入院宣教内容，并在病室门上粘贴提示语。

（2）针对儿科病房特殊人群，对医院硬件设施进行相应的改进，在门与门框连接处的外面，在病房房门开启状态下，增设一条长 15 cm、宽 5 mm 的橡胶皮覆盖门缝，橡胶皮的两侧分别固定在门与门框上，使门在关闭时橡胶皮自然向外卷曲，防止患儿手指伸入门缝，从根本上杜绝门缝挤压伤的发生。

（3）有条件的病房内设置专供儿童游戏玩耍的区域，不让患儿在房门内外滞留或玩耍。

（4）护士经常巡视病房，发现患儿不当行为或处在不当区域，及时提醒带离。

经验教训

（1）创设安全、温馨、舒适的儿科住院环境，能够满足孩子运动和探索的需求，有效预防和减少意外伤害。

（2）加强与患儿及其家属的沟通交流，熟悉孩子心理特点，善于揣摩孩子的心思，多关注他们的愿望，及时回应孩子的需求和表达，提供适量的符合孩子年龄特征和发展需要的玩具。

课堂互动

1. 课堂提问

针对上述案例，请同学们谈谈在临床实习中如何预防小儿门缝挤压伤不良案例。

2. 学生回答

学习启示

（1）学生应具有高度负责、一丝不苟的工作态度，具有爱伤观念，尊重、理解、爱护孩子，给孩子一片温暖的栖息之地。

（2）学生应学会站在孩子的角度关注儿童健康安全，掌握预防婴幼儿坠床、跌倒、烫伤等意外的防范措施及应急处理预案，熟悉沟通指导技巧，了解学龄前儿童的生理和心理特点，给予相应的关怀和照顾。

六、输液轨脱落压伤

案例经过

某医院 1 例患儿在输液过程中，由于输液轨连同输液吊杆突然脱落砸伤患儿，导致患儿头面部软组织挫伤引发纠纷案例。

📖 原因分析

1. 管理因素

（1）医院输液轨长期使用，固定配件松动或老化，医院设备维护人员没有定期对病区设施进行检查、维修。

（2）管理者与护士对病房安全管理、设备管理不到位，未定期检查，不能及时发现问题并解决，安全管理质控流于形式。

2. 护士因素

护士在输液操作前没有对输液轨安全性进行评估检查。

3. 患儿及其家长因素

患儿幼小，患病输液后哭闹躁动不配合，引起输液吊杆来回晃动，拉扯输液轨道，有可能引起固定配件松动导致输液吊杆掉落。

📋 整改措施

（1）加强病区硬件设施检查、维护，设备维护人员定期执行、落实。

（2）落实病区安全制度，护理部、科室共查共管，护士长、护士同控同防。

（3）护士在进行各项护理操作前必须评估周围环境，确保病房各种设施性能良好，排除安全隐患。

（4）做好安全告知。对特殊不配合患者，详细告知其相关注意事项，加强巡视，及时制止不当行为，改进工作方法和流程。

🧪 经验教训

（1）输液前护士应常规对输液轨的安全进行评估，先目测输液轨是否有脱落的现象，再手动测试输液轨的牢固性（即用手抓住输液吊杆下拉测试承载力），发现问题及时联系相关部门进行维修，保持输液轨随时处于完好状态。

（2）医院管理者应重视医疗环境安全，改善医疗环境，保障患者就医安全。

📖 课堂互动

1. 课堂提问

请同学们说说将来在临床实践中如何给患者调节输液速度。

2. 学生回答

☑ 学习启示

（1）护士应具有慎重、细致、严谨的工作作风，具有敬畏生命、尊重人性的观念，灵活运用沟通技巧，积极关注患者，改善护患关系。

（2）护士应学会关怀式评估，评估患者病情、环境、设备等安全情况，评估患者的需求。

七、护士分离针头意外被刺伤

案例经过

患者徐某，男，36岁。2020年4月27日9:32因"黄疸"入住肝胆外科，4月28日检验免疫全套结果显示：乙型肝炎表面抗原弱阳性、抗梅毒螺旋体抗体阳性。5月1日11:25患者输液结束，护士拔针后分离头皮钢针时不慎刺伤自己的手指，立即按职业暴露处理流程对伤口进行紧急处理，并报告护士长，填写职业暴露个人登记表，上报院感科。

原因分析

（1）护士违反医疗废物处理管理制度，用手直接分离针头不正确，自我防护意识薄弱。

（2）医院对护士职业暴露防护培训落实不到位。

整改措施

（1）加强护士职业安全防范意识，组织培训学习预防针刺伤相关知识及职业暴露应急处理流程。

（2）强调护士不可用手直接分离头皮针，使用剪刀将头皮针剪断插进随车携带的锐器盒内。

（3）护士长安抚护士，减轻其心理压力，嘱其定期抽血化验检查。

经验教训

护士职业防护意识欠缺，为患者拔针后没有注意保护好裸露的针头，违反医疗废物处理原则，直接用手分离钢针，给针刺伤带来风险机会。

课堂互动

1. 课堂提问

针对上述案例，请同学们说说发生针刺伤后应如何处理。

2. 学生回答

学习启示

（1）学生应加强医院感染预防与管理知识学习，提高职业防护意识，掌握职业暴露应急处理流程。能够正确处理医疗废物及锐器，实施标准预防，做好防护。

（2）学生应掌握医疗废物分类及处理原则，严格遵守操作规范规程，禁止用手直接分离针头，是预防针刺伤发生的关键。

八、患者术后自行离院致咯血死亡

案例经过

患者于某，男，56岁，因"左肺癌"住院治疗。2017年9月27日在全麻下行肺段切除术，术程顺利，于18:10返回病房，查体结果显示：T 36.3℃，P 82次/min，BP 140/70 mmHg，病情稳定。9月29日医嘱改为二级护理、卧床休息。当日责任护士向患者及其家属交代卧床的重要性。医生曾多次向患者及其家属介绍病情，告知患者有活动后大出血死亡的危险，要求其卧床休息并留有陪护人员。2019年10月1日上午，患者因母亲生病，在护士为其静脉输液时提出请假要求，希望能回家看望母亲，护士告知目前病情需卧床休息，不可离开病房，患者表示同意。14:25输液结束，患者趁护士在病房忙碌，私自离开病区，在医院西门口等候家属期间突然大咯血倒地，14:58被门卫送往急诊室抢救，16:56抢救无效死亡。

原因分析

1. 患者因素
（1）患者遵医行为差，无视医护人员劝告，擅自离院。
（2）患者对自身健康不够重视，知识缺乏，合作依从性差，导致活动性大出血导致死亡。
2. 护士因素
（1）患者要求请假回家时，护士未引起重视，警惕性不强，未加强巡视。
（2）宣教不到位，没有做到重点提示。仅以口头方式告知活动会引起大出血，没能让患者真正理解卧床休息对肺癌术后恢复的重要意义，未取得患者及其家属的理解和配合。
3. 管理因素
病区管理不完善，住院患者可随意出入医院大门，住院管理制度落实不到位。

整改措施

（1）加强病区住院患者安全管理，强化住院告知，提高患者认知。
（2）护士应针对患者的病情及心理状况进行全面评估，制订针对性的护理健康教育计划。采取多种形式强化患者的健康教育，反复宣教，必要时让患者及其家属签署健康教育知情同意书。
（3）加强医院大门安保管理和病房管理，确保在第一时间发现患者离开病区并阻止。
（4）按规定上报护理不良事件，讨论分析，改进工作。

经验教训

（1）加强护理安全教育，严格落实重点患者、重点环节及特殊时间段的管理，执行落实交接班制度、分级护理制度。

（2）对不能合作的患者或有隐患的患者要及时上报，积极采取防范措施，提高警惕性，避免意外不良案例发生。

（3）护士长要提高危机意识，加大住院患者安全管理力度，加强安全护理患者培训，提高护理人员风险意识。

课堂互动

1. 课堂提问

针对上述案例，请同学们说说患者发生猝死的应急预案。

2. 学生回答

学习启示

（1）医护人员应提高护理风险意识，了解健康教育的重要性。详细、耐心地对患者实施健康教育。

（2）学生须掌握与患者进行沟通交流的方法和技巧，能为一般住院患者进行护理评估，根据病情做出相应的健康教育。

九、食物误入气管引起窒息

案例经过

患者李某，男，46岁。2014年11月9日行"甲状腺肿瘤切除术"，术后第二天患者在护工看护下自行经口进食，突然发生气道异物窒息，护士立即按误吸应急预案进行抢救并通知医师，经过施救后患者仍未恢复意识，转往ICU继续治疗。

原因分析

1. 疾病原因

甲状腺术后易发生出血压迫气管，以及喉头水肿、气管痉挛、呼吸道分泌物阻塞、气管软化甚至喉返神经损伤等并发症。窒息的发生可能是单种原因，也可能是多种原因综合作用的结果。

2. 患者因素

患者缺乏相关疾病医学知识，术后进食速度过快过急，导致食物误入气管造成窒息。

3. 护士因素

护士对患者术后饮食指导不到位，或无反复指导告知。对护工及其家属宣教缺失。

📋 整改措施

（1）术前充分评估患者病情，了解患者健康教育接受能力及配合程度。采取多形式、多途径实施术前、术后健康指导，切实保证患者能理解配合。

（2）做好家属及陪护人员的告知指导工作，提高其安全护理认知。

（3）对患者术后可能发生的并发症具有预见性，在床旁备好气管切开包及抢救物品。

（4）责任护士定时巡视病房，密切观察患者病情，重点观察手术切口有无渗血、渗液，保持引流管通畅，防止血块堵塞压迫气管引起窒息。

（5）评估患者吞咽情况，根据病情指导患者进食，避免进食过快、食物过硬、食量过多、温度过冷过热等。

💧 经验教训

（1）严格落实交接班制度，做好床旁交接，密切观察患者手术伤口情况，评估患者吞咽情况。

（2）加强术后健康宣教，根据病情及吞咽情况指导患者进食。

（3）护士熟练掌握甲状腺术后窒息抢救应急预案，并能正确实施抢救。

📑 课堂互动

1. 课堂提问

针对上述案例，请同学们谈谈甲状腺术后的饮食指导。

2. 学生回答

☑ 学习启示

（1）学生应养成自主学习的习惯，努力学习护理专业知识和护理技能操作，为患者提供安全、优质的护理服务。

（2）学生须掌握甲状腺护理常规，了解饮食健康教育对甲状腺术后患者的重要性，能正确为患者进行健康教育，有效预防患者发生呼吸道异物窒息。

十、产妇抑郁症跳楼自杀未遂

✎ 案例经过

产妇王某，32岁。因"头盆不称"行剖宫产术。术后第三天，遵医嘱予二级护理。2009年12月28日1:15下夜护士接班时巡视病房，产妇恶露正常，乳汁分泌少，新生儿母乳喂养不足，指导其添加奶粉混合喂养。随后去巡视其他病房。夜里3:50值班护士听到一声巨大坠地声响，11床家属喊叫"有人跳楼了"，随后护士进病房发现10床产妇不在病床和卫生间，家属在陪护床上睡觉。护士立即从二楼跑到一楼查看现场，发现产妇已坠楼呈昏迷状态。值班护士立即打电话报告值班医生、医院行政值班、科室护士长。急诊科医生诊断：全身多发性骨折、骨盆挫裂伤，即刻送往ICU抢救，1个月后出院，终身残疾。

📖 原因分析

1. 患者因素

产妇产后乳汁分泌不足，白天输液休息不够，在身体未恢复的情况下，夜间须经常起来添加奶粉进行混合喂养，生理和心理双重压力致使患者抑郁，从而产生轻生念头。

2. 家属因素

家属与产妇存在家庭矛盾，产后家属对产妇和新生儿漠不关心，以至于产妇跳楼后家属未能及时发现。

3. 医护因素

（1）医务人员不重视心理护理，未对产妇心理变化进行评估，未能及时发现产妇患有产后抑郁症。

（2）分级护理制度落实不到位，值班护士未按要求巡视患者。

（3）护理人力紧张，夜班护理工作普遍单岗值班，护士工作繁忙，存在安全隐患。

4. 环境因素

医院阳台未设防护栏，给产生轻生念头的产妇提供了跳楼的机会。

📋 整改措施

（1）医院开通绿色通道，成立抢救小组，对该产妇进行全力救治，挽回其生命。

（2）护士经常巡视病房，指导母乳喂养，观察产妇病情变化。指导家属照护新生儿，保证产妇有充足休息时间，减轻产妇压力。

（3）重视家庭矛盾对产妇的心理影响。了解产妇产后心理变化，关心、爱护产妇及婴儿，若发现产妇异常心理，情绪不稳定，及时疏导，并报告医生，酌情请专业人员进行心理辅导。

（4）严格落实护理分级制度，经常巡视病房，查看母婴情况并记录，对特殊产妇列入重点交接班内容，班班床头交接。

（5）保持病房安静、整洁、舒适，创造良好的住院环境，保证产妇足够的休息与睡眠。

经验教训

（1）改变产科目前固有的产前、产后分片段护理模式，建立产前、产时、产后护理无缝连接，从入院到出院为孕产妇提供全面、优质的整体服务。

（2）产后抑郁症对产妇本人、配偶及其子女影响较大。护士应引导家属重视产妇心理健康，积极配合各项护理及治疗，分担照护新生儿的任务，关心、爱护产妇，保证其足够的休息与睡眠。

课堂互动

1. 课堂提问

针对上述案例，请同学们说说什么是产后抑郁症。

2. 学生回答

学习启示

（1）护理人员应富有爱心、同情心和耐心，学会尊重、理解患者，自觉树立"以患者为中心"的服务理念。

（2）分娩是一个自然的过程，也是女性一生中较为重要的时期。产褥期是一个特殊的压力性时期，产妇情感和情绪易发生改变，产科护理应注重产妇的心理护理。学生要认真学习产科理论知识，掌握产褥期护理常规，了解产后抑郁症的相关知识，能够与产妇及其家属建立良好的护患关系，进行有效的健康宣教。

十一、精神分裂症患者自杀

案例经过

患者曾某，女性，38岁。诊断：精神分裂症。因多疑和多次在家自伤行为于2014年6月19日上午被家属送至精神病医院治疗。入院后医生开具医嘱：一级护理、防自杀等。当天15:00左右，曾某在病房中上吊自杀身亡。其丈夫、母亲和儿子都认为医护人员在工作中不尽责，存在过错，引发医疗纠纷。

📖 原因分析

1. 患者因素

精神分裂症患者，性格多疑，曾有自伤行为，为自杀倾向高危人群。

2. 护士因素

（1）护士对患者自杀风险评估不到位，没有意识到患者的自杀倾向，对可能出现的意外伤害预见性差，未及时采取有效的防范措施。

（2）护士忽略患者心理变化，入院后没有及时给予关注、关怀及心理疏导。

（3）护士对家属入院安全宣教、陪护及病情告知欠缺，导致家属对患者病情不了解，对可能发生的意外及陪护的重要性认识不足，中午回家离开病房数小时后惨剧发生。

3. 管理因素

（1）特殊患者巡视制度落实不到位，未早期发现患者自杀的蛛丝马迹并加以防范。

（2）病房物品安全管理存在漏洞，以致患者可以寻找到上吊的物品。

📋 整改措施

（1）入院时应认真评估患者的病情、心理状况，根据病情采取相应的保护措施（保护性约束，穿上为精神分裂症患者特制的保护性衣服）。

（2）责任护士加强巡视，密切观察患者的情绪变化和行为趋向，以同理心给予患者人文关怀和心理护理，发现异常及时报告医生。

（3）做好入院健康宣教，加强与家属的沟通，告知陪护时注意事项，如患者外出检查应陪伴，尽量不要让患者靠近阳台、窗户等危险地带。

（4）护士定期检查病房内所有物品，及时清理可能引发自杀的危险物品，包括窗户、阳台防护栏有无老化、松动或损坏等。

（5）对于自杀高危患者应做好重点交接班，加强巡视，专人陪护。

🔖 经验教训

（1）加强患者住院管理，入院后取下身上所有饰品，以及义齿、指甲刀、水果刀、绷带、绳索等危险物品，交由护士暂时保管。

（2）加强入院健康教育，告知家属患者护理风险评估的结果以及潜在的问题，取得家属的配合。

（3）护士加强对精神分裂症患者的巡视，对高危人群必要时实施安全防护措施，避免自伤和伤人不良案例发生。

（4）提高护理人员护理风险意识，掌握自杀倾向应急预案与处理流程。

（5）护士长定期组织护士对病房环境进行检查，防止患者利用病房现有条件自杀。

📱 课堂互动

1. 课堂提问

针对上述案例，请同学们说说精神障碍患者日常护理要点。

2. 学生回答

☑ 学习启示

（1）精神分裂症患者在病态下无法控制自己的行为，生活不能自理，经常伤人或自伤。学生应树立良好的职业道德素质，学会尊重患者、爱护患者，理解患者的痛苦，维护患者的各项权益。

（2）学生应具有良好的专业素质，熟练掌握各项专科护理技能，了解精神科护理常见意外不良案例应急预案，能够为患者提供专业化、人性化的护理服务。

十二、护士违反医院规定引发火灾致 5 人死亡

✍ 案例经过

2019 年 10 月 9 日 20:28，某医院护士李某在值夜班期间，借用患者亲属的打火机点燃蚊香，用输液挂钩钩住蚊香并悬挂在病历车的车把上，病历车靠着护士站墙壁，在蚊香正下方放着一个装废纸的纸箱。22:50 蚊香灰掉落在纸箱内冒烟起火。起火后不久，患者家属于某发现火情，叫醒妻子王某和同病室其他病人，一同逃出住院部大楼，并呼喊救火。医生林某听到喊声发现起火后，立即向"119"指挥中心报警。

护士李某听到哭喊声后被惊醒，迅速跑到楼梯口西边拿了一个灭火器想到现场灭火，返回时因距离护士站较远，加上当时火势很大，烟雾很浓，被迫撤出。本次事故共造成 5 人死亡，5 人受伤。5 名死者包括 1 名 76 岁患者和 4 名陪护人员，其中两人为 1 岁和 2 岁的女婴。

📖 原因分析

（1）值班护士违反医院不能用明火的规定，擅自点燃蚊香，又没有采取安全防范措施。

（2）消防安全主体责任落实不到位，相关部门监管不力，消防安全监督管理职责督促指导不到位。

（3）消防设施配备不足，没有按要求定点布施。

（4）该医院违反《中华人民共和国消防法》规定，在病房和疏散走道的外窗设置防盗网，影响逃生救援。

（5）科室易燃物品管理不当，未采取防蚊措施，护士使用蚊香存在火灾隐患。

📋 整改措施

（1）加强火灾隐患排查，改善住院环境和消防疏散通道，按要求配备消防设施，并定

期检查保持完好性。

（2）组织医护人员学习消防知识，提高安全防范意识，加强火灾应急预案演练，医护人员熟悉发生火灾后的疏散流程。

（3）医院病房内禁止一切明火操作。禁用蚊香、取暖器，禁止吸烟，禁止使用电饭煲、电水壶、电炒锅等非医用电器，防止火灾发生。

（4）病区走廊及消防通道严禁堆积杂物及仪器设备等，保证畅通。消防通道有明显的标识，防火门应确保具备防火分隔作用。主管部门不定期督查。

经验教训

医院是人员密集场所，且大部分患者行动困难，一旦遇到火灾等紧急情况时，无法同正常人一样及时逃生，是火灾防患的重点部门。本案例中护士消防防范意识不强，在医院未采取有效安全的防蚊措施下，自行使用蚊香，致使火灾发生导致5人死亡，行为严重，造成无法弥补的损失，值得深思和反省。

课堂互动

1. 课堂提问

针对上述案例，请同学们说说火灾应急预案。

2. 学生回答

学习启示

加强职业责任心和护理安全教育，培养护理人员慎独、严谨的工作作风。通过本案例，认识到安全重于泰山、患者生命高于一切的道理。

参考文献

［1］魏丽丽，李环廷，修红，等.56例典型护理不良事件案例剖析 [M]. 北京：科学出版社，2019.

［2］陈莹，王芳，项艳萍.护理不良事件案例分析与防范 [M]. 南京：江苏凤凰科学技术出版社，2014.

［3］赵德伟，陈彬.临床安全护理案例分析 [M]. 北京：人民军医出版社，2015.

［4］张连辉，邓翠珍.基础护理学 [M]. 北京：人民卫生出版社，2019.

［5］李惠玲.护理人文关怀 [M]. 北京：北京大学医学出版社，2015.

［6］史瑞芬，刘义兰.护士人文修养 [M].2 版.北京：人民卫生出版社，2017.

［7］秦东华.护理礼仪与人际沟通 [M].2 版.北京：人民卫生出版社，2019.

［8］周更苏，周建军.护理管理 [M].2 版.北京：人民卫生出版社，2020.

附录　课堂提问参考答案

第一部分　示范性案例

一、一位聋哑老人住进 ICU 里

1. 课堂提问

（1）与聋哑病人沟通时护士采用了哪些方法？

（2）昏迷的分级和临床表现各是什么？

（3）病人出现 ICU 综合征的原因是什么？

2. 学生回答

（1）聋哑病人无法通过语言沟通，护士们采用文字、图片、手势等方法，如用本子手写汉字、利用图文并茂的沟通卡片或者通过简单的手势进行沟通，暖心、细心、贴心的举动拉近了护患之间的距离，取得病人的信任，让其感受到了温暖。

（2）昏迷目前分为 3 个等级，分别为浅昏迷、中度昏迷、深度昏迷。浅昏迷：指意识完全丧失，仍有少量无意识自发动作，对于声、光刺激无反应，对外界刺激疼痛会出现退缩等防御反应及痛苦表情。生命体征无明显改变。中度昏迷：对于外界的刺激均无反应，自发动作很少，对强刺激的防御反射、角膜反射和瞳孔对光反射减弱，大小便潴留或失禁，呼吸加快或减慢，脉搏、血压等发生变化。深度昏迷：全身肌肉松弛，对各种刺激已无任何应，腱反射、吞咽反射、咳嗽反射、角膜反射以及瞳孔对光反射均消失，呼吸没有规则，血压下降，大小便失禁，生命体征极不稳定。

（3）ICU 综合征指的是患者在重症监护室治疗期间所发生的精神心理与行为失常的一系列表现。出现 ICU 综合征的原因如下。①个人因素：患者的性别、年龄和疾病情况等均是影响 ICU 综合征发生的因素，尤其是性格内向，有神经系统疾病、脑外伤、脑血管疾病的患者，以及痴呆患者、老年患者等，在 ICU 监护治疗时易出现情绪状态的变化，从而导致 ICU 综合征的发生。②药物因素：使用利多卡因治疗心律不齐，当静脉滴注速度达到 4 mg/min 时，大部分患者可出现谵妄等精神症状。H_2 受体阻滞剂、阿片类药物、苯二氮䓬类药物、茶碱类药物、皮质类固醇药物等也可引起精神症状。③心理因素：ICU 患者的生活自理能力受到限制，加上复杂仪器设备和监护措施使患者心理上承受很大的压力，约束带的使用更增加了患者的烦躁和不合作。患者处在与外界相对隔绝的状态下，就会产生烦躁不安、自卑、孤独的情绪。④环境因素：患者长时间卧床，持续性的灯光照射，使患者失去对日、夜的定向感，ICU 医护人员工作繁忙，病室嘈杂，患者终日看到的是密集的监护与治疗设备、昼夜不灭的监护光信号及医护人员忙碌工作的身影。

二、隔离不隔爱

1.课堂提问

（1）疫情防控期间重症患者无法探视，医院采取哪些措施缓解患者家属的焦虑和担忧，同时又不违反疫情防控期间的探视陪伴规定？

（2）如何做好危重病人的心理支持？

（3）如何从患者需求出发，做好优质护理服务？

2.学生回答

（1）解决患者家属的焦虑和担忧的措施：①为住进ICU的每一位患者都建立一个专属医护患微信群，责任护士每天在微信群向病人家属汇报患者一天的情况，发送患者现状和及时解答家属的疑惑，家属的疑问和担忧发在群里都会有人员回应，双方可以及时进行沟通和交流。②ICU特地申请购置了视频通话设备，每个病床安装一套视频通话设备，家属可以和病人进行视频和通话，见屏如面云相聚，患者再也不会感到恐慌与无助。

（2）危重患者通常在生理上和心理上都处于极度的疲惫和不稳定状态，特别需要心理支持。给予危重病人心理支持的方法有：①确保安全感。危重患者通常感到无助和恐慌，因为他们不能独立地保护自己的身体。护士需要向患者表示不管在什么情况下都会保护和照顾他们，给他们提供安全感。②鼓励情感表达。鼓励患者表达自己的情感，特别是男性和年长者。他们可能需要更多的时间来面对病情。③提供情感支持。护士可以通过倾听和安慰等方式，表达温暖和理解，给患者情感上的支持。④设定目标。当患者出现严重的心理反应时，帮助患者树立可以将其注意力从恐惧中转移出去的目标，助其脱离焦虑情绪。⑤提供娱乐。将诱人的书刊放到床头或为患者播放音乐、电影，让患者暂时忘却疾病带来的痛苦。⑥导入正确情绪。尝试鼓励患者参加社交活动、行动治疗等，以帮助他们处理负面情绪。⑦心理支持。给危重症患者提供保障，以发展他们的自我信念和情绪管理技能，减轻病情的影响，让患者尽早康复。

（3）从患者的需求出发，做好优质护理服务，应该采取以下行动：①建立关系。与患者建立信任关系，建立良好的沟通渠道，了解他们的需求和期望，能够适时回应他们的请求。②掌握信息。了解病情、医疗计划、疾病的治疗方法，协助患者了解病情，缓解紧张和不安情绪。③掌握技能。掌握护理技能和方法，以确保能够有效应对患者的需求，帮助患者提高生命质量。④满足患者的需求。在护理过程中，充分考虑患者的情况，照顾他们的情感和心理需求，营造温馨和舒适的护理环境。⑤协助并赞扬。积极协助患者完成日常生活活动，对于他们的努力和进步给予赞扬和鼓励。⑥维护机构的规定。遵守医疗机构的规定和操作程序，负责实施护理和监测患者。确保医疗设施的完好和卫生条件。

三、动起来，更好地活下去

1.课堂提问

（1）为防止ICU患者罹患ICU获得性衰弱，医护团队为患者采取了哪些措施？

（2）俯卧位通气的适应证和禁忌证是什么？

（3）护患沟通的技巧有哪些？

2.学生回答

（1）患者极易罹患ICU获得性衰弱，为了降低这种概率，在科主任、护士长及科室骨干的引导下，医护团队为患者详细制订个体化治疗方案，予以呼吸功能评估和训练、反复多次纤维支气管镜下肺泡灌洗治疗、振动排痰、咳嗽训练、胸廓关节活动训练、肢体功能锻炼、营养支持等一系列肺康复呼吸治疗措施。同时，ICU护士们费尽心思，也制订了早期活动的方案——通过规律的床上翻身，采取坐轮椅锻炼、协助站立行走等多种方式进行力量训练。

（2）俯卧位通气是指患者处于俯卧位进行的机械通气，是一种治疗急性呼吸窘迫综合征的辅助措施，一般是利用重力作用，增加背部的通气量和前胸部的血流量，改善机体气体交换。一般患者需要在医生的指导下改变自己的体位，使肺处于胸腔内较低的位置。让肺组织得到充分的扩张，改善肺的通气功能。①适应证：俯卧位通气适用于有呼吸困难、低氧血症的患者，可以暂时缓解患者呼吸困难的症状。②禁忌证：俯卧位通气在心脏、血压、呼吸等方面有一定的禁忌，有心脏病、高血压、呼吸急促症状的患者不能使用这种方法，否则会加重心脏负担，造成更严重的呼吸困难。俯卧位通气一定要在医生的指导下进行，不能自行盲目使用，另外，在做完后需要及时调整姿势，防止对胸腔造成过度挤压，使心脏负担加重。

（3）良好的护患沟通能改善护患关系，有助于促进患者早日康复，减少医疗纠纷，沟通技巧主要有以下几点：①听取患者的意见和需求。尊重患者的观点和体验，认可他们的主见，倾听他们所要表达的意思。②使用易懂的语言。使用简单、清晰、易于理解的语言来传递信息，避免使用抽象、专业术语或不必要的医学词汇。③调整沟通方式。针对不同患者的年龄、文化背景、性格、宗教信仰等因素，适当调整合适的沟通方式，以更好地满足他们的需求。④给予鼓励和安慰。在合适的时候，给予患者鼓励和安慰，增强他们的自信心，以实现更好的治疗效果。⑤保持积极的态度。护士的态度会影响患者的情绪和态度，所以护士应保持良好的情绪状态，给予患者充满希望和积极的信号。⑥及时沟通。及时与患者交流治疗计划，让他们了解自己的健康状况，能够更好地参与治疗过程。⑦尊重患者的隐私。保护患者的隐私权，始终保持谨慎和尊重，确保患者的隐私信息不被泄露。

四、感谢坚持，挽救一个家庭

1.课堂提问

（1）哪些措施可以迅速降低热射病病人的体温？

（2）如何引导患者及其家属积极配合治疗？

（3）夏日炎炎，如何预防热射病？

2.学生回答

（1）使用冰毯、冰帽、4℃冰盐水静脉输入、灌肠，酒精擦洗大动脉等综合降温措施可以迅速降低病人的体温。

（2）作为一名护士，可以采取以下一些方法来引导病人及其家属积极配合治疗：①建立信任关系。与患者及其家属建立良好的关系，让他们知道医护人员关心他们，愿意为他们提供帮助，并且能够回答和解决他们的问题。②清晰地传达信息。告诉患者他们的治疗计划，解释为什么这些治疗方式是必要的，并向他们展示治疗的效果和疾病的危害。③提供教育。提供有关患者疾病的信息和治疗选择的详细信息，以增强他们管理自身健康的能力。④实行合作治疗。了解患者的需求，以便更好地协助他们遵守治疗计划，并且寻求其他协助，如患者的家庭成员或社区组织。⑤鼓励病人自我管理。确信患者可以在治疗方案中积极参与并遵循推荐计划，让他们知道这有关他们的健康和生活质量。

（3）热射病是由于长时间在高温和高湿环境下工作或在户外参加运动等引起的体温过高的情况。预防热射病的方法有：①保持水分和电解质平衡，多喝水或其他饮料，避免多食腌渍类等含高糖分和大量盐分的食物。使用含有电解质的饮料（如运动饮料）以确保体内的盐分和水分平衡。②保护皮肤：在户外暴露的皮肤涂上防晒霜，穿宽松、透气的衣服，避免穿紧身衣物；佩戴遮阳帽，保护头部和颈部避免直接暴晒。③寻找凉快环境：避免在高温下工作或锻炼，最好在凉爽、有空调的环境。如果无法避免在高温环境下工作，要定时休息，避免长时间连续工作。④关注体感温度：对于老年人或患有慢性疾病的人，要注意体感温度，特别是在炎热天气或阳光强烈时。⑤尽早处理：一旦出现热射病的症状，如头痛、恶心、呕吐、体温升高等，应立即前往室内或阴凉环境并降低体温。

五、患者的感谢信

1.课堂提问

（1）如何理解医护工作者"大爱无疆、无私奉献"的精神？

（2）如何实施人文关怀护理服务？

（3）延伸护理服务的意义是什么？

2.学生回答

（1）作为一名护理人员，肩负着患者的健康和生命的重大责任。这种责任意味着必须放下个人利益、诉求和情感，全心全意为患者服务。这就是医护工作者大爱无疆、无私奉献的精神。这种精神是一种高度的职业道德和责任感，使护理人员努力为患者提供最优质的医疗护理服务，从而帮助他们恢复健康和改善生活质量。在这个过程中，可能会遇到各种困难和挑战，但必须坚持不懈，并始终保持理解、耐心和细心，以确保每个患者都得到及时有效的护理。

（2）人文关怀护理是一种注重护患关系、反思和尊重患者情感需求、信仰、文化背景和社会环境的一种护理理念。实施人文关怀护理的方法有：①倾听和交流。与患者建立良好的沟通和倾听的信任关系。倾听患者的需求和想法，并回应他们的感受。②尊重个人价值。尊重患者文化背景、信仰和个人价值观，避免刻板印象和歧视。③理解和共情。关心患者的情感需求，与他们建立共情联系，帮助他们积极面对病痛、疾病和治疗等有关问题。④满足需求。根据患者的意愿和需要提供适当的帮助和支持以提高其生活质量。⑤关注个体。将患者作为独立、有尊严的个人对待，并根据其特殊要求和需求开展护理工作，帮助其增强自我控制力和自我效能感。通过以上方法，护士能够提供更为人性化、细致和温馨的护理服务，帮助患者克服心理和情感上的困难，增强治疗的效果，为患者提供更加全面、专业和温暖的临床护理。

（3）延伸护理服务是指在医院以外的单位为患者提供的护理服务。其意义在于：①可扩大护理服务的范围和覆盖面。延伸护理服务能够为居民群体提供更加细致的护理服务，使得他们能够在不到医院的情况下获取专业的护理服务和咨询。②促进地域医疗资源的均衡发展。延伸护理服务可以让患者在家庭、社区等地方接受专业化治疗、护理与指导，缩短基本医疗资源区域分布不均的现状；同时也可以集中医疗资源开展条件限制较少的护理服务。③提高患者的满意度。延伸护理服务可以让患者在自己的家中、社区或其他地方进行康复治疗，提高他们的生活质量和幸福感。④降低医疗成本和缓解医疗压力。延伸护理服务可以有效利用患者的社区护理和康复资源，在减少医疗开销的同时，减轻医院的压力。⑤提高医护人员的职业满意度。延伸护理服务可以减轻医院内护理服务人员的工作压力，增加他们与患者之间的互动和合作，拓展他们的事业，丰富职业发展。

六、一份温馨的午餐

1.课堂提问

（1）如果你是患者，你觉得护士做些什么事会令你感动？

（2）膀胱造瘘患者居家护理注意事项有哪些？

（3）针对上述案例，你有何感想呢？

2.学生回答

（1）感动可以蕴含在平常工作的每一个细节当中，比如，入院时护士面带微笑的问好，早晨交班时一声亲切的问候，耐心地倾听患者并给出合理的解释，在患者情绪低落时给予适当的疏导和鼓励。

（2）膀胱造瘘患者居家护理注意事项有：①定期更换造瘘管。每个月更换一次造瘘管，保留时间过长，容易导致膀胱内炎症，还可能出现结石，甚至导致瘘管堵塞。②减少感染风险。多饮水，保持瘘管的通畅，每天至少饮水 2000 mL，每周至少更换引流袋 2 次。③保持局部卫生清洁。勤换衣物，每天清洗造瘘口周围皮肤，避免出现膀胱炎症。④妥善固定，避免牵拉管道，防止管道扭曲、折叠、堵塞，引流管和引流袋位置勿高于膀胱区。⑤出现寒战、体温升高至 38℃以上、膀胱有充盈感、集尿袋中无尿液、伤口流血或红肿、尿液中有结石、尿液浑浊伴有恶臭、尿液中有较多鲜红的血液等情况应及时就医。

（3）医学是医术与人文的结合体，而人文并不是独立在外可有可无的。作为护士，要时刻将"有时去治疗，常常去安慰，总是去帮助"牢记心中并付诸行动，多些相互理解，多些心灵沟通，多些换位思考，医患关系就会越来越好。

七、37℃的急诊科

1.课堂提问

（1）在急救护理工作中，经常会遇到各种突发状况，如遇见急危重症患者，同学们该如何在第一时间进行处置呢？

（2）根据上述案例，应该立即给予该患儿什么急救护理措施？

（3）遇到上述案例中没有监护人陪伴的情况下，孩子表现极度不安、恐惧、哭闹，同学们觉得该怎么处置？

2.学生回答

（1）遵守首诊负责制的原则，立即对患者实施救治并做好患者及其家属的安抚工作，在进行救治的同时，若在白天须上报科护士长，在夜间则上报行政总值班立即给予开通绿色通道，保证治疗及护理工作的顺利进行。

（2）应该立即给予患儿以下急救护理措施：①评估生命体征，检查呼吸、血压、心率、意识、瞳孔。②保持呼吸道通畅、给氧。③迅速开放静脉通路。④心电监护，监测生命体征。⑤详细询问病史，按照"CRASHPLAN[C=cardiac（心脏），R=respiratory（呼吸），A=abdomen（腹部），S=spine（脊柱），H=head（头颅），P=pelvis（骨盆），L=limbs（四肢），A=arteries（动脉），N=nerves（神经）]"检查程序仔细进行询问，对患者存在的伤情、潜在的问题、主要脏器功能状况进行初步评估，根据伤情制订并执行急救护理方案。⑥密切观察病情并记录出入量，发现异常及时通知医师做相应的处理。⑦完善各项辅助检查，如X线、B超、CT、各项化验（专人护送，注意患者安全）。⑧重视心理护理。

（3）细心关注孩子，多与患儿对视、说话，询问她的情绪需求，做好引导等；介绍医院环境，耐心地解释，让患儿适应新环境；取得患儿的信赖，抱一抱患儿，轻轻拍一拍、摸一摸患儿的脸颊、四肢等，必要时给其看图片、听音乐、讲故事；在患儿治疗过程中一定要边解释边安慰、鼓励、表扬患儿，而且要技能娴熟，增加患儿安全感和信任感。

八、用心工作，把爱传承

1.课堂提问

（1）在日常临床护理工作当中经常会遇到各种突发状况，如因特殊原因来不及办理入院手续的急危重症患儿，又或者如上述案例当中的弃婴，遇到此种情况应该如何在第一时间进行处置呢？

（2）遇到上述案例当中没有监护人的情况下，宝宝没有奶粉、纸尿裤等日常生活用品，你觉得该怎么处理？

（3）随着人们生活水平的逐渐提高，弃婴的事件很少出现，病区收治弃婴的消息能否在微信群及朋友圈进行发布？

2.学生回答

（1）遵守首诊负责制的原则，立即对患儿进行救治（如有家长也须做好家长的安抚工作），在进行救治的同时，若在白天须上报科护士长，在夜间则上报行政总值班立即给予开通绿色通道，保证治疗及护理工作的顺利进行。

（2）从人道主义出发，护理人员可以组织科室医护人员自发捐款，买来纸尿裤等日常生活用品以保证孩子生活护理能正常进行。

（3）现在网络媒体等信息非常畅通，作为医护人员具有保护病人隐私的义务，因此，不能随意向他人或任何媒体、网络平台泄露该患儿的相关信息。

九、大人也拥有哭的权利

1.课堂提问

（1）患者焦躁不安的情绪除了受疾病影响，还有其他的相关因素吗？

（2）小吴为什么要跟患者说自己经常哭的事情？

（3）患者最终在小吴面前放下戒心、放声大哭的原因是什么？

2.学生回答

（1）多数患者一人一室，几乎不出房门。封闭的场所、陌生的环境，又缺少与他人面对面的沟通，这些也是让患者容易焦躁不安的因素。

（2）小吴将自己的亲身经历告诉患者，能让患者更直观地体会到她的真诚，体会到她是真的希望患者不要强忍眼泪，把自己的情绪都封闭在心里。当情绪张力过大的时候，应该给情绪一个出口，释放自己的压力。

（3）小吴暖心的鼓励和耐心的引导，让患者真的体会到大人也拥有哭的权利，大人不必时时坚强，大人也可以有悲伤、委屈、焦灼不安的时刻，也可以有无法排解却能用眼泪疏泄的情绪。而小吴一直耐心开解，也让患者感受到小吴真心的关心，人在被关心的时候更容易卸下伪装和防备。

十、寒冬暖粥

1.课堂提问

（1）为什么肿瘤晚期患者进行静脉留置针封管都会有疼痛的感觉？

（2）肿瘤晚期产生腹水的原因有哪些？

（3）腹水的护理要点有哪些？

2.学生回答

（1）生命末期的患者，尤其是癌症晚期的患者，常常都已长时间受癌痛折磨，且因本身的恶病质，消瘦疲乏。此时的患者的痛觉会较常人敏感，轻微的触碰都可能引起患者的疼痛。而这位患者处于肝癌晚期，伴有腹水，全身状况比较差，长期应用高渗性、高刺激性的药物，静脉血管弹性随之减弱甚至硬化，加之痛阈降低，正压封管时的压力确实可能会引起疼痛。

（2）肿瘤晚期产生腹水的原因：①肝脏合成功能受损。大多数肝癌均伴有慢性乙型肝炎、肝硬化或肿瘤侵犯肝脏引起肝功能严重损伤，肝脏合成功能受损，导致白蛋白的合成不足，加上肝癌腹水患者蛋白摄入严重不足，血浆白蛋白下降，血浆渗透压降低，血浆渗透进入腹腔形成腹水。②门静脉高压。癌瘤、癌栓压迫或阻塞门静脉，造成门静脉高压，腹腔内静脉的静水压升高导致血浆漏出，或者癌瘤压迫、阻塞主要淋巴管，导致淋巴液回流不畅而使淋巴液漏出，形成腹水。③癌瘤向腹腔内转移并侵犯腹膜引起腹膜炎症，从而形成渗出性腹水。

（3）腹水的护理要点：①注意预防感染，尽量避免一切可以引发感染的风险。②注意肝癌患者的饮食，应保证一定数量优质蛋白，如鸡蛋、牛奶、鱼及豆制品等，限制膳食中的钠摄入量，适量补充维生素。③注意观察患者病情变化，如有无头晕、排黑色大便、腹胀，以及观察脸色、四肢、精神状态等。出现异常变化应及时就诊或立即报告医生，定时测量体温、脉搏、呼吸、血压以及记录出入量等。④定期复查，避免使用对肝肾损害大的药物。

十一、温暖输送，方得善终

1.课堂提问

（1）怎样才算善终？

（2）什么是缓和医疗？

（3）缓和医疗的原则是什么？

2.学生回答

（1）善终，俗语指好的结果、好的结局，也指一个人在生命的尽头，能够处于一种平静、满足的状态。这种状态并不仅仅是指身体的健康与安宁，更多的是指内心的平静、无悔和无愧。对此，欧美国家对善终提出了6个要求：分别是无痛苦的死亡、公开承认死亡即将到来、在家中去世且有家属和朋友的陪伴、"明明白白"地死——内心冲突和未尽事宜都得到了解决、认定死亡是个体的成长过程、用与个人爱好和个人特征相符合的方式死亡。

（2）世界卫生组织（World Health Organization, WHO）给缓和医疗的定义是：缓和医疗是一种提供给患有危及生命疾病的患者及其家庭的，旨在提高他们的生活质量及面对危机能力的系统方法；通过对痛苦和疼痛的早期识别，以严谨的评估和有效管理，满足患者及家庭的所有（包括心理和精神）需求。

（3）缓和医疗有3个原则：重视生命并承认死亡是一种正常过程；不加速也不延后死亡；提供解除临终痛苦和不适的办法。

十二、关怀的延续

1. 课堂提问

（1）肿瘤患者一般会出现的5个心理阶段是什么？

（2）癌痛分为哪几级？

（3）癌痛患者用药应遵循什么原则？

2. 学生回答

（1）肿瘤患者一般会出现以下5个心理阶段。

①否认期：患者拿到诊断书，表现出震惊、不言不语、面无表情、眼神呆滞、行为僵定。内心对话是"医生你一定是搞错了吧？不可能，去年体检也没事。"随后，要求复查；行为方面，向朋友打听权威医院，辗转本区域或国内医院就诊、咨询、检查，希望初步诊断是误诊，忽视医生尽快进入治疗的医嘱。

②愤怒期：当患者经过反复的检查、问诊，最终确定患癌后，随之表现出愤怒、悲哀、烦躁、不满、恐慌的情绪。内心对话是"为什么是我？老天对我太不公平，我也没做过亏心事。"部分患者出现冲动行为，为了发泄内心的痛苦而迁怒于家人和医护人员，甚至会出现拒绝治疗的情况。

③协商期（讨价还价）：患者求生欲最强的时期，会祈求奇迹出现，讨价还价式地，希望自己的疾病是初期，不严重。内心对话是"我的病刚查出来，应该是初期，我的疾病类型比较好治愈""我是个好人，老天一定会帮助我度过这一关的，可能是在考验我"。对于治疗，总是会出现讨价还价情况，"医生这个检查能不能不做，我之前已经做过了"等。

④抑郁期：经过初步的治疗后，患者的身体会比较虚弱，对周围的人、事、物不再关心，会出现巨大的失落感。内心对话是"这个世界与我无关，爱谁谁。"行为相对比较被动，不愿意和人沟通，喜欢一个人待着，无精打采，出现睡眠障碍。对治疗依从性也较为被动。

⑤接受期：逐渐适应治疗与医院的环境，接纳了患者这个角色，慢慢产生坦然面对疾病的心理状态。内心对话是"我认命了。"行为比较积极，会搜一些关于疾病相关的讯息，积极配合医生的治疗，有些患者会和其他患者分享抗病心得与经验。

（2）癌痛的量化评估方法包括数字分级评分法（numerical rating scale, NRS）、语言分级评分法（verbal rating scale, VRS）等。语言分级评分法根据患者对疼痛的主诉，将疼痛程度分为轻度、中度、重度3类。①轻度疼痛：有疼痛，但可忍受，生活正常，睡眠未受到干扰。②中度疼痛：疼痛明显，不能忍受，要求服用镇痛药物，睡眠受到干扰。③重度疼痛：疼痛剧烈，不能忍受，需用镇痛药物，睡眠受到严重干扰，可伴有自主神经功能紊乱或被动体位。

（3）癌痛患者用药应遵循以下给药原则：①首选口服给药。口服方便，是最常用的给药途径；长期使用阿片类止痛药时，首选口服给药途径。②按阶梯用药。根据疼痛程度，有针对性地选用不同性质、不同作用强度的镇痛药物。轻度疼痛选用非甾体抗炎药，如阿司匹林、对乙酰氨基酚、布洛芬等。中度疼痛选用弱阿片类药物（曲马朵、可待因等）或低剂量的强阿片类药物，并可联合应用非甾体抗炎药物以及辅助镇痛药物（镇静剂、抗惊厥类药物和抗抑郁类药物等）。重度疼痛首选强阿片类药（吗啡、羟考酮和芬太尼等），并合用非甾体抗炎药物以及辅助镇痛药物（镇静剂、抗惊厥类药物和抗抑郁类药物等）。③按时用药。按规定时间间隔规律性给予止痛药，有助于维持稳定、有效的血药浓度。④个体化给药。患者个体差异明显，在使用阿片类药物时，并无标准的用药剂量，应根据患者的病情，使用足够剂量的药物，尽可能使疼痛得到缓解。⑤注意具体细节。密切观察疼痛缓解程度和机体反应情况，注意药物联合应用时的相互作用，及时采取必要措施，尽可能地减少药物的不良反应，以提高患者的生活质量。

十三、优质护理在于点点滴滴

1.课堂提问

（1）胃癌患者的饮食原则是什么？如何选取适宜的食物？

（2）静脉输液选取静脉的方法是什么？

2.学生回答

（1）胃癌患者的饮食应遵循以下原则：①少吃多餐；②对食物要有选择性；③新鲜有营养；④宜多吃润肠食物；⑤注意保护胃黏膜。在食物选择方面，宜吃易消化、含热量、含蛋白质、含维生素A或维生素B或胡萝卜素的食物。比如：稀饭、软面条、软米饭、豆浆、蘑菇等。避免吃油煎、油炸的食物，适量食用含高纤维素的食物。避免吃含盐量高、刺激性强的食物，如腌制食物、辣味食物、生姜、酒等。忌食过硬、过热、过冷的食物，以免对胃肠黏膜造成损害。

（3）静脉输液应该选择粗直、弹性好、不易滑动的血管。

十四、温情呼唤，唤醒沉睡的生命

1.课堂提问

（1）什么是呼唤式护理？小陈护士护理老刘时一直呼唤他有什么作用？

（2）请你谈谈格拉斯哥昏迷评分（Glasgow coma scale, GCS）标准。

（3）请谈谈昏迷患者的康复训练有哪些。

2.学生回答

（1）呼唤式护理是除常规外科手术、高压氧治疗、药物治疗外，由操作者通过各种刺激手段干预昏迷患者，尤其是颅脑损伤患者，帮助其改善临床症状并逐步恢复意识的一种新型护理模式。其首要治疗目标是让患者尽早恢复意识，激发患者求生意识，刺激并激活脑部神经传导通路，从而逐步改善受损的神经功能。其主要特征是把昏迷患者当成清醒患者进行护理。

（2）格拉斯哥昏迷评分标准:15分为正常;13～15分为轻度昏迷;9～12分为中度昏迷;5～8分为重度昏迷。8分以上恢复机会较大，7分以下预后较差，3～5分并伴有脑干反射消失的患者有潜在死亡危险。

（3）昏迷患者的康复训练包括听觉恢复训练、触觉恢复训练、肌力恢复训练、心理康复等，应尽可能恢复和重建患者已丧失的功能，重塑其生活的信心。

十五、别怕，我们陪着您手术

1. 课堂提问

（1）手术患者常见的情绪反应有哪些?

（2）手术中如何做好清醒患者的心理护理?

（3）试述当患者感到精神压力大时应如何指导其缓解压力。

2. 学生回答

（1）手术患者在临床上常有一些情绪反应，正常的情绪反应没有太大的影响。但有些患者的情绪反应常常表现为恐惧、焦虑、过度担心，患者会对自己的病情反复进行扩大化，尤其是对手术后能否恢复正常，或者是否能达到预期目的产生怀疑态度，出现饮食较差、不能够及时入睡的症状，有些人甚至感觉人生或未来充满了不确定性，有些患者会突然大量地写信，甚至有向窗外远眺自杀的情绪。手术患者有比较严重的情绪反应时，家属和医生要与患者进行彻底的沟通，舒缓患者术前的不良情绪，必要时可以给予一定的镇静剂来缓解手术前的紧张情绪。

（2）手术中清醒患者由于处于高度紧张状态，手术室护士更应注意术中心理护理。①进行各项护理操作和治疗时应向患者做好详细说明以取得配合，搬动室内物品时应动作轻稳，避免不必要的响动。②术中尽量陪伴在患者身旁，密切观察手术进程及患者反应，随时询问患者感觉如何，告知手术进展过程，帮助其分散手术恐惧、紧张、焦虑心理。③对于心理较紧张的手术患者，手术室护士可与病人多沟通，如握握手、轻抚病人的头部等，缓解患者紧张压力。禁止闲谈、喧笑，不随意谈论与手术无关的事。④医护人员台上沟通时尽量使用眼神或动作示意，切忌使用会对患者心理产生恶性刺激的言语，以免加重其心理负担。

（3）当患者感到心理压力大时，医护人员可指导患者找知心朋友倾诉，与家人多沟通，适当运动，听听音乐或阅读书籍，也可以在安静环境中通过冥想凝神使思维发散缓解压力，也可以在短时间内调整呼吸频率改善焦虑紧张状态。

十六、人文关怀体现在细节

1. 课堂提问

（1）针对上述案例，请谈谈对接入手术间的手术患者应如何做好约束避免意外发生。

（2）试述住院患者中自杀的易发人群。

（3）发现住院患者有自杀倾向时应如何处理?

2.学生回答

（1）对接入手术间的手术患者尤其是危重患者应安排专人观察，并采取必要的约束，约束时应用约束带在患者双手、双膝上5 cm处进行约束，约束时松紧度以可插入两个手指为宜，同时应密切观察病人，做好解释工作。对极度躁动患者可用床单约束上半身等。

（2）住院患者中自杀的易发人群：有生活事件或慢性应急刺激合并躯体疾病患者；内科患者尤其是长期的慢性病及恶性疾病导致严重抑郁发作患者；治疗效果与现实期望不符的患者；长期未被家庭成员及社会关注支持的患者，心理失落感较大，如未及时进行心理疏导极易自杀；曾有自杀未遂既往史的患者，往往会再次计划自杀；有一些不良的生活习惯如吸毒成瘾、酗酒成瘾的患者。

（3）住院患者有自杀倾向时护理应注意：①严格交接班，要求每班护理人员密切关注该患者，严密监护，为患者进行护理操作时应加强沟通，有针对性地做好心理护理。②交代家属应时刻守候在患者身旁，发现异常及时呼救。③尽量将房间内可能造成伤害的物品全部收走，邻近门窗做好防护措施。

十七、用心观察，救人一命

1.课堂提问

（1）针对上述案例，请谈谈巡视病房时如何发现病情。

（2）试述对急诊手术患者如何做好心理护理。

（3）试述经皮冠状动脉介入治疗术后穿刺部位观察要点。

2.学生回答

（1）巡视病房时，须注意以下几点：①对老年患者要注意做好防跌倒、防坠床宣教。②对术后带有各种管道如胃管、尿管等的患者，应指导家属注意看护预防导管意外拔出，巡视病房时须注意观察各管道是否完好。③有些患者术后麻醉未清醒或肢体活动不灵活、瘫痪，所以巡视病房时一定要严密督促患者翻身，防止压力性溃疡的发生。④巡视过程中，尤其对一些有自杀倾向、心理疾患的特殊患者，要注意其心理动态及异常行为，预防自杀等意外发生。⑤个别患者基础病较多，有时候在睡梦中可发生心搏骤停，上厕所时过于用力可发生血管破裂，这就要求护士巡视病房时一定要注意观察患者去向，保证患者安全。⑥更换液体和输入特殊药物时，一定要告知患者及其家属不能自行调节滴速。加强巡视，对于特殊患者特殊药物做到心中有数、重点观察。若发现药物外渗，应立即更换注射部位，及时处理受损皮肤组织。

（2）急诊手术患者多为突发病，其病情急发病时间短，术前患者心理无适应过程，易出现紧张恐惧心理，作为手术室护士更应注意在手术抢救过程中，安慰鼓励患者，及时提供有效的心理支持，提高病人对手术的依从性。

（3）经皮冠状动脉介入治疗术后应密切观察穿刺部位出血情况，经股动脉穿刺者应评估双足背动脉搏动情况及双下肢皮肤颜色、温度变化。

十八、肿瘤君的孤独

1.课堂提问

（1）该患者处于临终状态的哪个心理反应阶段？

（2）从人文关怀的角度出发，护士应如何对其进行护理？

（3）何为共情？共情在护理工作中有何作用？

2.学生回答

（1）抑郁期。

（2）从人文关怀的角度出发，护士应进行以下护理：①允许患者用自己的表达方式；耐心倾听、不断鼓励；允许家属陪伴；尽量满足患者身心需要；心理疏导；预防意外发生。②死亡是人的自然归宿，每个人都摆脱不了它，护士应帮助临终病人坦然面对，可通过非语言行为如抚摸病人的前额，把病人的手放进被子里或帮他理一理散乱的头发等细小的动作，让病人感到安抚、友好、关心、尊重等，使他们在精神上得以宽慰，觉得自己仍是社会的一员，仍然受到人们的关心和爱护，使临终病人得到心理上的满足，这些都是提高临终病人生命质量的一种护理方式。

（3）共情又称为同感、同理心、投情等。共情是一种能力，指能设身处地体验他人处境，从而达到感受和理解他人情感的状态。共情在护理工作中的作用：可提高对患者需求和情绪的敏感度，增强对患者的理解力，是护患沟通的精髓，有助于提高护理人员倾听和换位思考的能力，可以帮助患者走出病魔的阴霾。

十九、无声的交流

1.课堂提问

（1）如何与气管切开患者进行有效沟通？

（2）行气道内吸引时应注意什么？

2.学生回答

（1）认真评估患者病情；尊重、理解、安慰、鼓励患者；选择适宜的非语言沟通方式，如触摸、手语、写字板等；密切观察患者的身心状况。

（2）行气道内吸引时应注意：①吸引前后宜调高氧气流量吸入 2～3 min。②调节负压（成人 0.02～0.04 MPa），检查吸引器装置是否紧密。③注意手部卫生。④吸痰顺序：声门下吸引→口鼻腔内吸引→气管内吸引。⑤气管内吸引时，要更换吸痰管，插入吸痰管时应零负压，将吸痰管插至适宜的深度，边旋转边向上提拉。⑥宜浅吸引，若吸引效果不佳时则可深吸引。⑦吸痰动作要轻柔，每次吸痰不超过 15 s，连续吸引应少于 3 次。⑧吸痰过程中应注意观察患者呼吸、面色，痰液色、性状、量等。⑨遵循无菌原则，每次吸痰时均须更换吸痰管。⑩取下的吸痰管及手套丢至医疗垃圾桶内。⑪吸痰管型号适宜，吸痰管外径应不宜超过气管内套管内径的 1/2。⑫进食后 30 min 内不宜进行气道内吸引。

二十、主任的床边查房

1.课堂提问

（1）杨主任为什么打断了住院医师的病情汇报？

（2）与视力残疾患者沟通时应注意什么？

（3）餐后 2 h 的正常血糖值是多少？

2.学生回答

（1）杨主任打断了住院医师的病情汇报是为了避免"三级盲"对患者自尊心的打击。

（2）与视力残疾患者沟通时应注意：视力残疾患者由于主动观察世界的主要途径受限，绝大多数患者心理上会自卑、多疑。体验和适应周围环境只能通过听力和触摸，因此主观上十分敏感，需要得到更多的理解和尊重。医护人员在沟通中，时刻保持着"我"的信息，避免"你"的信息，应避免或减少语言中批评或者指责的意味，增加患者心理舒适感。

（3）餐后 2 h 的正常血糖值为 7.8 mmol/L 以下。

二十一、小举动大滋养

1.课堂提问

（1）这个案例讲的是哪个护理操作的内容？

（2）这个案例讲述了什么故事？

（3）看完这个案例，同学们有哪些护理体会？

2.学生回答

（1）案例显示的是静脉输液操作过程中护理人员对患者的人文关怀。

（2）这个案例讲述的是一位输液患者由于看到为其输液的护士是个小姑娘，表现出不信任的态度，护士通过沟通和人文关怀，在转移患者注意力的瞬间为患者成功穿刺进针，最终获取患者信任的故事。

（3）通过对案例的学习，了解到沟通分为两个层面：一个是内容层面，一个是关系层面。丈量关系的三把尺子分别为权利、距离和位置。输液前，阿姨的态度让护士很为难，但是护士没有放弃，没有一走了之，而是本着尊重、谦卑的心态，用耐心、真心打开了关系之门，加强沟通，找准突破口，通过和阿姨简单的聊天，知道她背后的故事，了解了她的苦衷，产生了共情，拉近了关系。

二十二、被耽误已成定局了吗？

1.课堂提问

（1）这个案例讲述了什么故事？

（2）这个案例中，护士采用什么方法让患者转变态度？

2.学生回答

（1）案例讲述的是一位 62 岁脑梗的患者，出现走路不稳情况，觉得自己没办法康复，自暴自弃、放弃康复的故事。

（2）面对患者自暴自弃的治疗态度，护士先是通过沟通了解患者心理的顾虑，知道患者觉得自己错过了最佳康复治疗时间，认为走路姿势没有办法改善，治疗态度一直很消极。护士与患者沟通，并分享一个类似的且最后治疗效果明显的案例，增强患者康复治疗的信心，使其积极配合康复治疗。

二十三、把"混乱"的生活理得明明白白

1.课堂提问

（1）这个案例中，患者出现了什么问题？

（2）这个案例中，护士采用什么方法让患者转变态度？

2.学生回答

（1）患者出现了焦虑的心理现象。

（2）护士观察到患者的异常睡姿，推测患者可能存在心理问题，便通过聊天的方式，鼓励患者说出内心深处的想法。知道患者对自己住院造成妻子要"两头跑"照顾自己和岳母感到内疚，且因为疫情防控住院期间没法到处走动、没人聊天，觉得很焦虑。护士便引导患者通过"反向思维"的方法，让患者思考最近这段生活的收获，从而使患者内心豁然开朗，不再焦虑。

二十四、见义勇为，及时施救

1.课堂提问

（1）针对上述案例，你觉得许医生有必要全程陪护患者转运至医院急诊科吗？

（2）社会上好心人帮扶倒地的老年人反被讹诈的事件时有发生，你认为老人倒地该不该扶？

（3）如果你在场，你该如何救助摔倒在地的老人？

2.学生回答

（1）救护车来了，有专业的急救医护接诊，许医生可以不陪同老人去医院，但是他还是选择全程陪护，体现了他是个有责任感、有爱心的人，全程陪同给老人带来暖心的安慰。

（2）老人倒地该扶，理由如下：助人为乐是中华民族从古至今的美德，我们要将这种美德进行传承，不能因为有人扶了被讹诈而因噎废食，不能因为偶然事件的出现就否认了千百年来的传统美德，应该看到更多美好的东西，让世界充满爱。

（3）首先上前查看老人神志是否清楚，呼唤是否有回应，能否正确回答问题，对于清醒、能够回答问题者，检查身体有无外伤、出血，若有出血及时包扎止血，注意有无颈椎、脊柱损伤的可能，不可随意搬运或抱起老人。同时拨打"120"急救电话，对于跌倒后呼之不应、不能回答问题者，应及时施救，在救护车到来之前，让老人头偏向一边，防止呕吐物造成窒息。若老人发生心跳、呼吸停止，立即实施心肺复苏术。

二十五、因为爱

1.课堂提问

（1）从护理角度来说，"爱"到底是什么？请说说你对"爱"的理解。

（2）你觉得护患之间应该怎么做才能和谐相处？

（3）如果你是护士，对案例中的王阿姨会是什么态度呢？

2.学生回答

（1）从护理角度来说，"爱"是一个生命对另一个生命的珍惜、怜爱，由心里的共情逐渐转变为行动，给予患者温暖、细致的照顾与帮助。每个人对"爱"的理解不一样，但不管是什么，爱的前提是关怀、是宽容、是互相体谅。

（2）护理人员应具有良好的沟通能力、精湛的护理技术、丰富的护理理论知识、沉稳的工作心态，给患者提供暖心的服务；管理者须安排合理的床护比例；患者也需要一起努力，积极配合治疗。

（3）对待癌症患者，要以更大的爱心和耐心尊重、包容、理解、陪伴他们。主要有以下几个方面：①帮助患者保持积极心态。鼓励患者以积极、乐观、向上的心态来面对疾病，帮助其树立战胜癌症的信心。②提供合理的饮食指导。使患者保持营养均衡，荤素搭配，多食富含维生素和微量元素的食物，保持良好的饮食习惯和饮食规律，少食多餐，忌烟酒。③避免刺激。不和癌症患者说悲伤和令人沮丧的事情，不描述其他癌症患者病情加重或者死亡的情况，以免在心理上给患者造成不良的刺激，影响患者身体的恢复。④包容。癌症患者由于长期患病，很容易造成情绪不稳定或突然情绪崩溃，要尽量包容患者，通过陪伴和安慰缓解其消极情绪。

二十六、沟通，是信任的桥梁

1.课堂提问

（1）高龄老人及其家属难沟通的原因是什么？

（2）本案例中，家属不让护士给老人翻身是为什么？

（3）人与人相处，信任是基础，你觉得护患之间的信任应该如何建立？

2.学生回答

（1）原因是高龄老人及其家属不相信护士，从心理上认为护士不会把家属当作家人、不会真心为患者着想，对护士及护理专业工作缺乏应有的认识，或者曾经遭遇过不愉快的护理经历，又或是患者入院时宣教和沟通不足。

（2）家属不让护士给老人翻身是不信任护士能做好，质疑护理能力，从另一方面反映出患者及其家属对护理工作的不认同。病房的吵闹、护士不能及时到位等都是引发不满的导火索。老人的疼痛、家人的担心未能及时得到疏导，护患之间未能建立信任关系，患者及其家属的期待和渴望未能得到满足。

（3）护理人员要具备娴熟的护理技术和人文关怀技术。护患在开启真正的交流之前，患者往往把技术看得更重要一些。是不是第一时间来到患者床边，是不是穿刺时"一针见血"，是不是准确有效地回答患者的提问，都会给患者及其家属留下不同的印象。在护理工作中，说话声小一些、脚步声轻一些、动作轻柔一些等，本身就是人文素养的体现。在临床实习的护理学生往往会处于双重而矛盾的角色中，一方面操作技术被患者"嫌弃"，另一方面在沟通方面又受患者"欢迎"，实习的学生正处于求知的阶段，更愿意倾听患者的絮叨，有时间帮助患者完成一些微小的要求，从而与患者建立起信任的关系。

二十七、"倾听"拉近心的距离

1.课堂提问

（1）作为一名儿科护士，除了知晓患儿的病情，在沟通互动过程中还要做到哪些？

（2）瑶瑶妈妈出现消极情绪都是源于某种需求没有被满足，那么患者有哪几种合理的心理需求？

（3）人性都是渴望被认同和理解的，那么护理人员该从哪几个方面与患者及其家属共情呢？

2.学生回答

（1）还要提前用心了解他们背后的故事，包括家庭成员、此次住院的主要照顾者、治疗方案的决策者及家庭成员之间关系是否融洽等。充分的了解才是良好护患沟通的开始。

（2）被尊重、被关爱、被接纳的需要，知晓病情的需要，安全与康复的需要，合理的医疗支出的需要，保护隐私的需要。

（3）护理人员可以从以下几个方面与之共情：①了解患者家庭背景。②留意患者的情绪表达。③尝试从患者角度出发来思考问题。④找准情绪背后深层次的困扰原因。

二十八、门有距离，爱无边界

1. 课堂提问

（1）针对小儿心理特点，请谈谈对小儿手术患者可采取哪些暖心措施来缓解他们的恐惧、紧张心理？

（2）小儿手术中应注意什么？

（3）小儿缺氧时用氧浓度是多少？

2. 学生回答

（1）针对小儿患者心理特点，手术室护士可在患者交接处墙面贴上可爱的卡通贴画，使环境温馨而有童趣，让患儿进手术室的第一眼注意力就能被吸引过去。购置孩子喜欢的小玩具，清洗消毒后放置在一起。也可布置游戏桌，使小患者在等待麻醉的时候，由爸爸妈妈陪着玩耍，减轻恐惧感。另外可以购置电动小汽车让宝宝们开心而又放松地进入手术间。巡回护士可给予患儿"母（父）爱式"的服务，将患儿抱入手术间，播放小朋友喜欢的动画片或儿歌，陪患儿聊天等，让患儿在不知不觉中进入麻醉状态。

（2）小儿手术中应注意：①小儿体温调节能力较差，手术中应注意保暖。②全麻患儿应有专人守候至完全清醒，密切观察病情，注意血压、呼吸、脉搏、口唇及发绀情况，保持患儿呼吸道通畅。③凡进行输液、麻醉、手术等操作时应适当约束固定，保持输液通畅，严格控制输液速度。④关心爱护患儿，通过聆听和沟通主动了解患儿的需求及感受并对其保持敏感性。⑤摆放体位时注意体位垫柔软、舒适，并注意保护患儿稚嫩的皮肤。

（3）小儿缺氧时应立即头面罩给氧至少 5 L/min，待血氧饱和度正常后可给予鼻导管给氧 0.5～1 L/min，面罩给氧 1～2 L/min。

二十九、关爱，让手术不再冰冷

1. 课堂提问

（1）对乳腺癌术后自我形象紊乱的患者如何做好心理护理？

（2）乳腺癌术后功能锻炼护理应注意哪些？

（3）试述本案例中体现的人文关怀内涵。

2. 学生回答

（1）乳腺癌术后患者由于自身乳房被切除，对自己的胸部常感觉异常、自卑、绝望，尤其是知识程度高的职业女性及年轻女性容易出现自我形象紊乱。因此，应加强心理护理，同情、关心、尊重患者，并告知患者可以通过隆胸、戴义乳或重建乳房手术等恢复形体曲线，增强自信心。指导患者要有正确的人生观和审美观，不要过于关注自己身上的改变。同时对未婚及新婚未育患者应注意帮助其树立生活信心，鼓励患者面对现实，调整心态，不良情绪应及时释放、及时疏导，可适当参加体育锻炼，保持乐观情绪，积极配合治疗。鼓励患者家属给予患者支持和帮助，促进其康复和提高生存质量。

（2）乳腺癌术后功能锻炼护理应尽早进行，术后 24 h 肩部制动，可做伸指、握拳、屈腕活动。术后 1～3 天进行肘关节伸屈运动，术后第四天可做肩关节小范围活动，循序渐进，再到整个肩部运动，尽量恢复患侧上肢功能，同时要注意动作幅度适当，避免牵拉。术侧手臂禁止测血压、注射或抽血。

（3）医疗护理工作中应用人文关怀行为去尊重和关爱患者，做到与患者共情，贴近其内心的情绪，让患者更好地感知护理人员对他们的理解和关心，用仁爱之心去尊重和善待身边的每一个人。人文关怀需要医护人员把爱心、责任心、耐心融入每一个环节中，让患者感受到温暖的同时在心理上也获得满足感和安全感。

三十、不中用了，活着没意思

1. 课堂提问

（1）李先生为什么在手术前后判若两人？

（2）请分析李先生不配合护士护理的原因。

（3）如何在患者和护士之间建立关怀式确认？

2. 学生回答

（1）李先生在手术前生活工作正常，觉得自己是个正常人。手术后的李先生，生活不能自理，护理操作如给药、输液、测量生命体征等，不会影响他的自尊，但给他做口腔护理、皮肤擦洗、导尿等，他就会觉得难为情、难堪，甚至耻辱。

（2）李先生术后因生活不能自理产生了自卑感甚至耻辱感，这些感受可能在某些程度上影响患者对治疗护理的配合程度。

（3）关怀式确认是温和的、自然的、顺势而为的。护患之间的信任关系是建立关怀式确认的有力保障和良好开端。护士娴熟的护理技能和丰富的理论知识是建立护患信任关系的关键，同理心是建立护患信任关系的催化剂。

三十一、一颦一笑总关情

1. 课题提问

（1）林大爷第一次透析时为什么缄默无言？

（2）李护士为什么要讲自己爷爷的故事？

（3）林大爷最终为什么主动配合维持性透析？

2. 学生回答

（1）尿毒症病程长，家人对林大爷的疾病习以为常，忽略了患者的感受，未及时对他表达关心，造成他对家人的误解和对自我因疾病产生自卑心理。

（2）李护士用共情理论，把林大爷的担忧和顾虑释放出来，达到让其接受治疗的目的，医患关系拉近，更利于开展工作。

（3）医护依靠娴熟的技术和有效的沟通，用真心换真情，关心爱护患者，鼓励家属共同参与，给予患者家人般的爱和关怀，重塑患者治疗的信心和信念，正因为如此，林大爷最终愿意主动配合维持性透析。

第二部分　警示性案例

第一章　护士行为相关案例

一、护士看错化验单致门诊胃镜检查预约错误

1. 课堂提问

同学们知道体检胃镜检查的工作流程吗？

2. 学生回答

①患者携带预约单及各种检查单到服务台预约检查时间。

②护士核对各项检查、化验单，根据化验结果分类进行预约。

③告知患者检查前注意事项。

④检查当日，患者在等候区等待呼叫。

二、孕妇门诊检查化验单粘贴错误

1. 课堂提问

同学们了解门诊产前孕妇学校健康教育的内容吗？

2. 学生回答

门诊产前孕妇学校健康教育是按孕前、孕期、分娩期、产褥期、新生儿期等几个阶段进行有计划、有组织、有评价的教育活动，采取一对一的个体化互动式教学，内容丰富多彩、系统灵活，以结合实例、模拟操作、自由讨论的形式，使准妈妈们整个孕期身心都处于接受治疗护理的最佳状态。

孕妇学校有孕期营养及保健、胎教、分娩前准备、分娩过程及分娩方式的选择、无痛分娩、母乳喂养、新生儿护理、游泳抚触、产褥期保健等课程。这些课程可让孕妇及其家属对怀孕、分娩的整个过程有系统的了解，可减轻孕妇及其家属的焦虑。

三、入院风险评估不到位致压疮发生

1. 课堂提问

针对上述案例，请同学们谈谈压力性损伤的高危人群有哪些。

2. 学生回答

压力性损伤的高危人群有：①神经系统疾病患者。②营养状况不佳的患者。③70岁以上老年人。④手术患者。⑤重症患者。⑥石膏固定的患者。⑦大小便失禁的患者。⑧高热患者。⑨长期卧床患者。⑩使用连续气道正压通气的新生儿。

四、错误医嘱未核对清楚

1. 课堂提问

针对上述案例，请同学们谈谈阿托品中毒的临床表现。

2. 学生回答

阿托品中毒的临床表现主要有：

①口干、咽干、皮肤干燥、体温升高。

②心率加快，大部分患者心率可达 140 次/min 以上。

③瞳孔扩大，视物模糊。

④腹胀、便秘，老年人会有排尿困难。如果中毒量较大时可引起中枢的改变，导致血管运动中枢出现麻痹而导致血压下降、休克，有时还会出现中枢神经系统症状，如烦躁多语、出现幻觉、谵妄、惊厥、昏迷、呼吸抑制，严重中毒时可因呼吸循环衰竭而死亡。

五、医嘱漏执行

1. 课堂提问

请同学们说说什么是分级护理，以及一级护理的内容有哪些。

2. 学生回答

医护人员根据患者病情和（或）生活自理能力，确定不同级别的护理。分级护理分为四个级别：特级护理、一级护理、二级护理和三级护理。

符合以下情况之一，可确定为一级护理：①病情趋向稳定的重症患者；②病情不稳定或随时可能发生变化的患者；③手术后或者治疗期间需要严格卧床的患者；④自理能力重度依赖的患者。

一级护理的护理要点：①每小时巡视患者，观察患者病情变化；②根据患者病情，测量生命体征；③根据医嘱，正确实施治疗、给药措施；④根据患者病情，正确实施基础护理和专科护理，如口腔护理、压疮护理、气道护理及管路护理等；⑤提供护理相关的健康指导。

六、隐患重重的口头医嘱

1. 课堂提问

针对上述案例，请同学们说说应如何执行口头医嘱。

2. 学生回答

在非抢救情况下，护士不得执行口头医嘱。在危重患者抢救过程中，医师下达口头医嘱后，护士须复述两遍，医师确认无误后方可执行。抢救结束后及时据实补写口头医嘱内容。

七、护士未核对交叉配血单致配血错误

1. 课堂提问

针对该案例，请同学们谈谈配血前查对制度。

2. 学生回答

①采集标本前 2 人核对医嘱、输血申请单各项内容，需各项信息完全相符，再打印条

码，选择正确标本采集试管。

②操作者和核对者（或使用 PDA 扫描系统）至患者床边，核对患者身份与输血申请单、采集试管的信息，确认无误后采血。原则上采集血样一针一次一人。

③核对有疑问时，应重新查对。错误之处不能在输血申请单和标签上直接修改，应重新填写正确输血申请单及打印标签。

④交叉配血标本采集后应由双人再次核对信息，并在输血申请单上双签名。标本签发，由专职人员运送交接。

八、护士血标本采集错误

1. 课堂提问

针对上述案例，请同学们谈谈什么是 HCG 值，它为哪些疾病的诊断、治疗提供依据？

2. 学生回答

HCG 全称人绒毛膜促性腺激素，血 HCG 水平是准确诊断早孕的重要依据。怀孕 8～10 周血 HCG 达最高峰。宫外孕早期，血 HCG 水平较正常妊娠低，对疑有异位妊娠患者，检测血清 HCG 有助于明确诊断。先兆流产患者 HCG 水平的高低可为确定临床治疗方案提供主要依据。

九、护士标本采集错误

1. 课堂提问

针对上述案例，结合标本采集操作规范要求，请同学们谈谈在临床实习中进行标本采集时应注意什么。

2. 学生回答

①标本采集的结果会直接影响到患者诊疗方案的选择，采集时应做好"三查七对"，保证标本采集的准确性。

②采集时严格遵循无菌操作要求，避免标本受到污染影响检查结果。

③采集标本严格执行规范标准流程。

④耐心解答患者提出的问题，认真核对，直至患者满意。

十、新护士尿培养采集方法错误

1. 课堂提问

针对上述案例，请同学们谈谈尿标本采集的注意事项。

2. 学生回答

①尿液标本应按要求留取，必须确保新鲜。

②尿标本应避免经血、白带、精液、粪便等杂物混入，女性患者月经期不宜采集。

③若会阴部分泌物过多，先行清洁或冲洗会阴后再收集。

④标本留取后要及时送检，避免细菌繁殖、细胞溶解或被污染等。

十一、新护士静脉微量泵输注速度调节错误

1. 课堂提问

针对上述案例，请同学们谈谈静脉微量泵使用注意事项及报警原因。

2.学生回答

①注意事项：使用微量泵时应经常巡视，注意其工作是否正常，若发现故障应及时处理。严密观察液体输入情况，防止空气栓塞的发生；规范使用微量泵，做好微量泵的维护和保养。

②报警原因：存在气泡、输液管堵塞、输液结束等。

十二、新护士灌肠操作不当致肠穿孔

1.课堂提问

针对上述案例，请同学们谈谈患者灌肠如何避免此类不良事件发生。

2.学生回答

①灌肠前了解患者病史，明确患者是否患有痔疮或肿瘤。

②灌肠前全面评估患者的病情，掌握灌肠的适应证及禁忌证。

③灌肠前做好对患者的解释工作，消除患者焦虑或紧张情绪，使患者放松肛提肌，避免外括约肌痉挛导致插管困难。

④选择合适的肛管，充分润滑肛管的头端。

⑤掌握肛管插入肛门的距离，不保留灌肠的肛管插入深度为 7～10 cm；保留灌肠的肛管插入深度为 10～15 cm，嘱患者灌肠后尽量保留较长时间，以达到更好的疗效。

⑥掌握灌肠的温度，一般常规大量不保留灌肠液温度为 39～41℃，小量不保留灌肠和保留灌肠溶液的温度为 38℃。高热或中暑患者可用 4℃生理盐水灌肠，迅速降低体温。

⑦灌肠袋距肛门高度为 40～60 cm，操作中注意病情变化，重视患者的主诉，如灌肠过程中出现剧烈腹痛、面色苍白、出汗较多、心慌气急等症状应减慢或停止灌肠。

十三、转科患者被护士送错科室

1.课堂提问

针对上述案例，结合患者转科转运流程，请同学们谈谈将来在临床实习中进行转运患者应注意什么。

2.学生回答

患者转科交接过程应严格按照"患者安全第一"原则进行；患者转出前，转科护士与护送护士要再次核对确保患者身份正确、随身物品齐全、安全措施完备，填写"患者转科交接记录单"；转运过程中护送护士应随时观察患者病情变化；患者到转入科室后，转入科室护士与转出科室护士共同确认患者身份，核对无误签字交接；转出、转入科室护士应该提前做好各项准备工作；交接过程须在"患者转科交接记录单"完整记录，转出、转入科室护士签字。

交接方法及内容：

①主班护士与责任护士交接清楚（如诊断、患者基本情况、带入液体等），认真核对医嘱以及转科交接单，向家属解释清楚要迁到哪一个科室以及转科过程中的注意事项等。

②护送过程中密切观察患者情况，到达转科科室后与交接护士认真核对患者的床号、姓名等信息，再次核对医嘱与转科交接单，核对无误后方可确认。

③与转科科室护士认真交接患者的病情、治疗及护理等各项措施。回科后要与医嘱护

士做好交接（如迁往科室，何时迁等），并将带回的物品妥善处置。

十四、护士不慎泄露患者病情致使病情恶化

1.课堂提问

（1）在本案例中，责任护士在进行整体护理时犯了什么错误？

（2）本案例中责任护士的整体护理工作应遵循哪些伦理规范？

2.学生回答

（1）这是一个非常典型的没有为患者恪守秘密的案例，责任护士违反了保护患者隐私的职业义务。

（2）与患者的密切沟通是收集患者资料的有效方法。但是在了解了患者的生活状况、家庭背景等社会要素之后，应该根据患者的需要提供护理服务，并为其保守秘密。尤其是在患者明确要求为其保守秘密、不可告知其儿子真实病情的情况下，不应该将患者的社会资料作为饭后谈资与他人谈论，以至于让患者的儿子听到，影响高考。

十五、长期使用呼吸机致压疮

1.课堂提问

结合上述案例，请同学们说说压力性损伤常用风险评估工具。

2.学生回答

压力性损伤常用风险评估工具：布雷登压疮危险因素预测量表（Braden scale for predicting pressure sore risk，简称 Braden 量表），包括6个条目，即从患者的感觉、移动、活动能力、皮肤潮湿、营养状况、摩擦力和剪切力6个方面来进行评估。除"摩擦力和剪切力"一项外，各项得分均为1～4分，总分6～23分，评分越低表明发生压疮的风险越大。

十六、术后护理不到位致压疮发生

1.课堂提问

针对上述案例，结合压疮护理知识，请同学们说说，压疮的预防措施有哪些？

2.学生回答

①保持患者皮肤清洁卫生、完整性好、无异味、无瘙痒，床单位清洁干燥平整。

②为高危患者建立床头翻身卡，每2 h翻身一次并记录，记录体位应与实际情况相符；翻身、变换体位时避免拖、拉、推等动作。

③患者处于各种卧位时应采用软枕或其他设施垫于骨突处。

④根据病情给予患者使用气垫床。

⑤平卧需抬高床头时，一般不高于30°，半卧位时足底垫枕屈髋30°，并在腘窝下垫软枕。

⑥长期卧床患者每日进行主动或被动全范围关节活动，体位放置正确，舒适安全，肢体处于功能位。

⑦告知患者及其家属压疮发生、发展的预防知识和护理措施。

十七、术后患者身份识别错误

1. 课堂提问

针对上述案例，请同学们谈谈将来在临床实习中该如何对手术患者进行身份识别。

2. 学生回答

①护士在术前访视过程中要为患者佩戴腕带，注明病区、床号、姓名、年龄、住院号、血型、过敏史等信息。

②送患者去手术前病房护士再次核对患者腕带信息，与医嘱单、手术交接单信息相符，确认无误后方可送入手术室。

③患者进入手术间，巡回护士、麻醉师、主刀医生再次共同核对患者身份。

④术后返回病房，手术室护士应与病房护士再次核对交接。

十八、术后忘记清点纱布致遗留腹腔

1. 课堂问答

针对上述案例，结合手术室物品清点规范流程要求，请同学们谈谈将来在临床实习中进行手术室物品清点时应注意什么。

2. 学生回答

①医疗机构应有物品清点制度和相关的应急预案，明确规定清点的责任人、要求、方法及注意事项等，所有相关医务人员应遵照执行。

②手术室应规范器械台上物品摆放的位置，保持器械台的整洁有序。

③手术前巡回护士应检查手术间环境，不得遗留上一台手术患者的任何物品。

④台下巡回护士、洗手护士应提前 15～30 min 洗手，保证有充足的时间进行物品检查和清点。手术全程始终知晓各项物品的数目、位置及使用情况。

⑤清点时，洗手护士与巡回护士须双人查对手术物品的数目及完整性。巡回护士进行记录并复述，洗手护士再确认。

⑥手术中减少交接环节，手术进行期间若患者处于病情不稳定、抢救、手术紧急时不得交接班。

十九、产妇会阴侧切伤口愈合不良

1. 课堂提问

针对上述案例，结合会阴缝合操作规范流程要求，请同学们谈谈在临床实习中进行会阴缝合时应注意什么。

2. 学生回答

①会阴缝合前按规范做好产妇会阴部皮肤的消毒。

②会阴缝合时严格执行无菌操作要求。把握好缝合的深度，做到不留死腔，预防感染。

③熟练掌握会阴侧切缝合技能，缩短切口暴露时间，降低会阴感染发生率。

④对患者提出的问题耐心解答、认真核对，直至患者满意。

二十、产后阴道血肿未发现

1. 课堂提问

针对上述案例，请同学们说说第四产程需要观察哪些内容。

2. 学生回答

①产妇的生命体征及意识状态。

②产妇子宫收缩情况。观察恶露的量、颜色、气味，预防感染发生。

③产后膀胱充盈情况。若产后膀胱过度充盈，影响子宫收缩，易引起产后大出血。

④产后会阴伤口情况。观察有无阴道壁血肿，观察 2 h 如无异常方可转入母婴室休息。

二十一、产后阴道填塞纱布滞留未取出

1. 课堂提问

针对上述案例，请同学们谈谈当产妇回病房时，产房护士与病房护士交接内容有哪些？

2. 学生回答

产妇的生命体征、产时阴道出血情况、子宫收缩情况、会阴伤口情况、新生儿娩出时的各种信息、母乳喂养情况、产时用药情况、卫生处置情况、皮肤情况和产后宣教情况。

二十二、新生儿脐带水肿渗血

1. 课堂提问

针对上述案例，请同学们说说新生儿断脐的方法。

2. 学生回答

①棉线结扎法：用 75% 酒精消毒脐轮及周围，在距离脐轮 0.5 cm 处用无菌粗线结扎第一道，再在结扎线外 0.5 cm 处结扎第二道。结扎时注意用力要适当，既要扎紧防止脐带出血，又要避免用力过猛造成脐带断裂。在第二道结扎线外 0.5 cm 处剪断脐带。挤出残血，用 2% 碘酊消毒创面，覆盖无菌纱布，用脐带卷包裹好脐带。

②钳夹法：用 75% 酒精消毒脐轮周围 5 cm 及脐轮上 5 cm 的脐带，在距脐轮 2 cm 处夹紧脐带夹，确定脐带夹切割器的婴儿端面朝向新生儿腹部，将脐带放入脐带夹并紧靠前角，预留脐带 0.5 cm，缓慢用力挤压上下壳体，分离脐带夹，将护脐垫开口端置于婴儿端脐带夹的下方，消毒包裹好脐带。

③气门芯套扎脐带法：用 75% 酒精消毒脐轮及周围，在距离脐轮 1 cm 处夹上套有气门芯的血管钳，在血管钳上方 0.5～1 cm 处剪断脐带，牵拉气门芯上的棉线，将气门芯套扎在脐带上，用碘伏消毒液消毒脐带断端，覆盖无菌纱布，再用脐带卷将新生儿腹部包裹好，松紧度适宜。

二十三、早产儿长期吸氧致失明

1. 课堂提问

针对上述案例，请同学们说说新生儿长期给氧应注意什么。

2. 学生回答

①掌握适应证：氧疗应该用于有缺氧、发绀、窒息、惊厥等症状的患儿。

②密切观察病情变化：吸氧过程中若患儿呼吸困难好转和青紫减轻，就应减小氧流量和输氧浓度。尽可能采用间歇给氧方式，防止患儿持续长期吸入高浓度氧而发生氧中毒。

③鼻导管给氧，氧流量为 1～2 L/min，氧浓度为 25%，严重缺氧者，氧流量为 5 L/min。冬天，湿化瓶内水可加温，湿润氧能减少对呼吸道黏膜的刺激。保持呼吸道和鼻导管通畅。

④及时测定血气指标，尽可能用最低浓度给氧，使氧分压维持在 6.7～10.6 kPa。

⑤观察并记录呼吸频率及节律、体温、面色和肤色、尿量。

⑥吸氧过程中严格执行消毒隔离技术，防止肺部感染。

二十四、消炎药未皮试致患者死亡

1. 课堂提问

请同学们针对上面的案例，谈谈你怎么看待案例中的护士的做法。将来你们在临床工作中应注意一些什么？

2. 学生回答

案例中的护士只是简单地向患者介绍要注射的药物，并没有把头孢曲松的药效、副作用等介绍清楚，健康教育没有做到位。使用抗生素药物前应详细询问患者过敏史、用药史和家族史。同时遵医嘱进行给药前皮试，皮试阳性者禁用该药物，青霉素阳性者慎用头孢类抗生素。重视特殊药物的使用方法，在使用须皮试的抗生素类药物时，必须准备好抢救药（如盐酸肾上腺素、地塞米松等）并巡视观察患者 30 min，无任何不适方可离去。

二十五、护士忘记解开止血带致患者死亡

1. 课堂提问

针对上述案例，请同学们谈谈你们的想法。

2. 学生回答

练习静脉输液操作时很多人经常会忘记松开止血带，原来还以为这不是重要的步骤，现在才知道忘记松止血带也能引发这么严重的后果，以后练习静脉输液操作，一定要认真对待每一个操作步骤。静脉输液巡视也很重要，操作完毕要加强病房巡视，观察输液部位有没有肿胀、渗出、红肿等。

二十六、护士责任心不强致患儿死亡

1. 课堂提问

结合上述案例，请同学们说说急诊护理工作的特点，并分析该护理人员的行为。

2. 学生回答

急诊护理的特点是随机性强、时间性强和病情复杂。急诊护理伦理规范：争分夺秒，急患者之所急；理解、宽容、关爱患者；认真负责、不轻易放弃生命；团结协作、共同救死扶伤。

案例中护士没有责任心，未密切观察患儿病情变化，自作主张让患儿离开医院，导致患儿失去生命，造成严重后果。

第二章　药物相关案例

一、注射胰岛素后未按时进餐引发低血糖

1.课堂提问

针对上述案例，请同学们说说短效胰岛素为什么必须在饭前 30 min 注射？

2.学生回答

因短效（普通、正规）胰岛素皮下注射 30 min 后开始起效，2～4 h 作用最强，餐前 30 min 注射，其高峰浓度恰与餐后高血糖浓度一致。若注射 30 min 后未进食易引发低血糖反应。

二、执行单打印不清致给药错误

1.课堂提问

针对该案例，请同学们谈谈注射胰岛素的注意事项。

2.学生回答

①注意胰岛素剂型、剂量，抽药时要准确。

②注射部位需用 75% 酒精消毒，注意经常更换注射部位，以防局部组织硬化，脂肪萎缩，使胰岛素吸收不良或影响治疗效果。

③餐前 30 min 注射，应按时定量进食。

④注意观察不良反应，如低血糖反应、荨麻疹、血管神经性水肿、过敏性休克等。如患者出现头晕、心悸、多汗、饥饿甚至昏迷等低血糖反应，应立即测血糖。若患者有吞咽的动作应迅速给予含碳水化合物食物或糖水，必要时静脉注射 50% 葡萄糖注射液；如果患者神志不清，立即静脉注射 50% 葡萄糖注射液 40～60 mL，然后用 10% 葡萄糖注射液静脉滴注直到患者清醒、血糖正常。

三、药物浓度使用错误

1.课堂提问

针对上述案例，请同学们谈谈静脉滴注氯化钾注射液的注意事项。

2.学生回答

①见尿补钾：一般尿量超过 500 mL/ 天时方可补钾。如果患者伴有休克、少尿，应尽快恢复血容量，待尿量超过 30 mL/h 后再静脉补钾。

②补钾浓度：一般将 10% 氯化钾注射液 10～15 mL 加入 5% 葡萄糖注射液 500 mL 中滴注，忌未稀释直接静脉滴注与推注，以免血钾浓度突然升高导致心脏停搏。

③补钾速度：一般不超过 10 mmol/h。成人静脉滴注速度不超过 60 滴 /min。

④静脉补钾过程中必须注意对肾功能进行监测。

四、静脉给药剂量错误

1. 课堂提问

针对上面的案例，请同学们谈谈给药差错的报告及处理流程。

2. 学生回答

一旦发生给药差错，立即采取补救措施，配合医生进行治疗、抢救，观察病情变化，做好相关记录。

发生给药差错后，护士应立即报告护士长，护士长应立即报告护理部及值班护士长，科室应于 24 h 内在护理管理信息系统填写"护理不良案例报告单"。给药差错未对患者造成不良反应的，护士长于 24 h 内通过电话或微信报告护理部，科室应于 72 h 内在护理管理信息系统填写"护理不良案例报告单"。及时安抚患者及其家属，患者及其家属若有异议，按有关程序保留封存给药错误有关的器具、药物或液体送检。

五、微量泵注射给药错误

1. 课堂提问

针对上述案例，请同学们说说给药查对制度的内容。

2. 学生回答

①严格执行"三查七对"，确保正确的药物给正确的患者。

②配制前检查药品质量。

③药物配制时必须双人核对。

④对于易致过敏药物，给药前应询问患者用药史以及有无过敏史等。使用麻醉药、精神药物、毒性药物时，要经过反复核对，用后保留安瓿及时交回药房。给多种药物时，要注意有无配伍禁忌。

⑤药物使用时要核对患者身份、询问过敏史、注意观察药物反应，对患者及其家属提出的疑问，须澄清后方可离去。

⑥一般情况下不可执行口头医嘱，遇到抢救患者执行口头医嘱时，须执行者复述两遍后方可执行，抢救完毕及时补开医嘱并签名。空安瓿经两人核对后方可弃去。

六、输注配伍禁忌药物

1. 课堂提问

针对上述案例，请同学们谈谈药物配伍禁忌定义和分类。

2. 学生回答

①配伍禁忌的定义：两种以上药物混合使用或制成制剂时，发生相互作用，使药物出现中和、水解、破坏、失效等反应。

②配伍禁忌的分类。药理配伍禁忌：配伍药物的疗效相互抵消或降低，或毒性增加。物理配伍禁忌：改变了原先药物的溶解度、外观形状等物理性状，常见的有分离、沉淀、潮解、液化。化学配伍禁忌：改变了药物的化学性状，使用药物减效、失效或毒性增强，甚至引起燃烧或爆炸等，常见有变色、混浊、沉淀、水解、燃烧或爆炸。

七、使用青霉素前未皮试

1. 课堂提问

针对上述案例，请同学们谈谈青霉素引发过敏性休克的应急预案。

2. 学生回答

①护理人员给患者应用药物前应询问患者是否有该药物过敏史，按要求做过敏试验，凡有过敏史者禁做该药物的过敏试验。

②正确实施药物过敏试验，过敏试验药液的配制、皮内注入剂量及试验结果判断都应按要求正确操作，过敏试验阳性者禁用。

③该药试验结果阳性患者或对该药有过敏史者，禁用此药，同时在该患者医嘱单、体温单上注明过敏药物名称，在床头挂过敏试验阳性标志，并告知患者及其家属。

④经药物过敏试验后接受该药治疗的患者，凡停用此药3天以上，应重新做过敏试验，方可再次用药。

⑤抗生素类药物应现用现配，特别是青霉素水溶液，在室温下极易分解产生过敏物质，引起过敏反应，还可使药物效价降低，影响治疗效果。

⑥严格执行查对制度，做药物过敏试验前要警惕过敏反应的发生，治疗盘内应备肾上腺素1支。

⑦药物过敏试验阴性，第一次注射后观察20～30 min，注意观察巡视患者有无过敏反应，以防发生迟发型过敏反应。

八、化疗药外渗致静脉炎

1. 课堂提问

针对上述案例，请同学们谈谈，在临床实习中遇到患者发生化疗药物外渗应如何处理？

2. 学生回答

①化疗药物一旦外渗，应立即停止输液，给予局部回抽残留药物，报告医生，立即进行局部封闭，常用0.5%利多卡因注射液5～10 mL加地塞米松5 mg进行局部封闭。

②局部可涂喜辽妥软膏或者用50%硫酸镁溶液湿热敷，密切观察渗出区域皮肤颜色、温度等变化及关节活动情况并记录。

③可抬高患肢，以利于静脉血回流，促进局部肿胀的吸收，急性炎症期过后，可给予理疗以促进皮肤的康复。

④做好交接班，每班床头交接患者的皮肤情况。

九、硫酸镁药液外渗引起皮炎

1. 课堂提问

针对上述案例，请同学们说说硫酸镁注射液外渗用马铃薯外敷的药理依据。

2. 学生回答

马铃薯属于薯类食物，含有大量淀粉、龙葵碱等，能够消肿散瘀。淀粉具有高渗作用，外敷起到消肿止痛的作用；龙葵碱具有兴奋平滑肌以及加强血液流通的作用，可以在短时间内使肿胀消退。从马铃薯中可提取一种凝集素，该凝集素具有杀菌和阻碍革兰杆菌增长的作用，同时还有镇痛和加速患处愈合的功能。

十、药液外渗致皮肤肿胀淤紫

1. 课堂提问

针对上述案例，请同学们谈谈遇到类似相关情境时应注意什么。

2. 学生回答

①对高警示药品，要做好标识，提醒护士禁止从外周静脉输入。

②护士应该认真学习高危药品种类及使用方法。

③护士应该掌握危重患者交接班流程，并严格执行。

④输液应该避开约束带使用部位，便于护士观察输液情况，同时也可避免约束带挤压输液通路造成输液外渗。

⑤严格执行交接班内容，对特殊患者或沟通障碍患者应加强巡视、观察。

十一、错用灌肠液致患儿检查中断

1. 课堂提问

针对上述案例，请同学们谈谈小儿腹股沟疝的临床表现。

2. 学生回答

小儿腹股沟疝的典型症状是腹股沟区有可触及复性包块，即在大腿根部突出一个包块，可大可小，身体站立位时向前突出，平卧时或自行用手按压便可压回。很多患儿的腹股沟疝进入阴囊，造成阴囊一大一小或双侧增大。当孩子出现上述症状，家长应考虑患有腹股沟疝。随着患儿年龄增长，疝囊将不断增大，并可能发生嵌顿和绞窄，甚至引起睾丸或卵巢梗死、萎缩，故应适时治疗。

十二、坐浴药物浓度未混匀致外阴灼伤

1. 课堂提问

针对上述案例，请同学们说说使用高锰酸钾溶液坐浴的注意事项。

2. 学生回答

使用高锰酸钾溶液坐浴时，溶液温度不宜过高，防止烫伤，水温一般在 $38 \sim 40\,℃$，坐浴时间 $20 \sim 30$ min，水量不宜过多。阴道出血者禁止坐浴。

十三、口服药漏发致患者病情加重

1. 课堂提问

针对上述案例，请同学们谈谈功能失调性子宫出血患者使用雌激素治疗的注意事项。

2. 学生回答

①必须按时服药，避免发生子宫突发性出血或不规则出血。

②口服大剂量性激素会引起肝功能受损等不良反应，用药之前应遵医嘱测定肝功能，肝功能受损者遵医嘱停药。

③应用雌激素类药物止血后应逐步减量，直至维持量。

十四、药房发错出院带药

1.课堂提问

请同学们谈谈口服给药的健康教育。

2.学生回答

①一般药物在饭后服，胃动力药、易于被消化酶破坏及妨碍食物吸收的药物，则在两餐之间或餐前服，如吗丁啉。

②胶囊及糖衣片应整片吞服，不能有破损，否则可刺激胃肠道或导致在不适当酸碱度下被破坏，影响药效。需要减少剂量的药片可掰开(不能粉碎)按量服用。

③舌下含服药物要放在舌下，不要吞咽或咬破，也不要饮水，以免影响药效，如硝酸甘油。

④口含片放在颊黏膜与牙龈之间，让其慢慢融化，如溶菌酶、草珊瑚含片。

⑤乳剂可用水稀释，混悬剂用药前要摇匀。

⑥铁剂不能接触牙齿；水剂需用量杯核准剂量；量小的油剂必须用滴管，可先在杯内加入少量的冷开水，以免药液附着在杯上，影响服下的剂量。

⑦出现呕吐症状时，暂停服药，并报告医护人员。

十五、给药方法错误导致患儿死亡

1.课堂提问

针对上述案例，请同学们说说执行医嘱的注意事项。

2.学生回答

①医生查看病情后开出医嘱并从电脑录入电子医嘱，医嘱录入完毕应通知当班护士及时执行。

②护士及时接收医嘱并认真核对患者信息、医嘱内容。

③医嘱须经双人核对无误后方可执行。

④医嘱执行后须在执行单上签字并记录执行时间。

⑤凡需下一班护士执行的临时医嘱，要认真交班，并在交班本上注明。

⑥不得随意修改医嘱或无故不执行医嘱。有疑问时应及时向医生反馈，核实后方可执行。当医生拒绝核实有疑问的医嘱时，护士有责任向上级医生或科主任报告。

十六、护士换错药引发纠纷致患者死亡

1.课堂提问

针对上述案例，请同学们谈谈在临床实习中为患者更换输液点滴应注意什么。

2.学生回答

①严格遵守无菌技术操作原则，认真执行查对制度，防止差错事故发生。

②根据患者病情、用药原则、药物性质合理安排输液顺序，调整输液速度，注意药物间的配伍禁忌。

③输液前必须排尽输液管及针头内的气体，输液中及时更换输液瓶，加压输液时要有护士看守，输液完毕及时拔针，以防止空气栓塞的发生。

④输液过程加强巡视，认真倾听患者的主诉，密切观察患者的全身及局部反应，及时处理输液故障，并主动配合医生处理各种输液反应。

⑤若发生输液给药差错，要立即停止输液，及时上报，及时补救，并做好交班和记录。

十七、给药操作不规范致患者死亡

1.课堂提问

针对上述案例，请同学们谈谈在临床实习中遇到类似相关情境时应注意什么。

2.学生回答

①学好药理学，掌握药物相关知识，正确合理给药，保证患者用药安全。

②在给药过程中，非特殊情况不得中途离开，如需离开，应做好交接交代，确保无隐患。

③严格遵守查对制度、交接班制度、给药制度。

④给药过程应密切观察病情变化，关注患者的感受。

⑤老年人由于生理机能的衰退，用药时更要注意控制量和速度，避免发生意外。

十八、用药后未认真观察病情致患者死亡

1.课堂提问

针对上述案例，请同学们说说妊娠高血压综合征使用硫酸镁时须注意哪些事项。

2.学生回答

①硫酸镁静脉给药时速度要慢。

②硫酸镁肌内注射时要达深部。为减轻注射时的疼痛，可于 25% 硫酸镁 10 mL 中加入 1%～2% 普鲁卡因 2 mL。

③硫酸镁注射前须备 10% 葡萄糖酸钙注射液 10 mL，如发生镁中毒，可立即静脉推注。

④发现下列情况时必须停止注射硫酸镁：膝腱反射消失；呼吸少于 16 次/min；尿量少于 25 mL/h 或 24 h 尿量少于 600 mL。

第三章　导管相关案例

一、操作前未评估致气管切开套管意外脱出

1.课堂提问

针对上述案例，请同学们谈谈在临床实习中患者发生气管切开套管意外拔除应如何处理。

2.学生回答

发现患者气管切开套管被拔除→立即报告值班医生，给予吸痰、简易呼吸器辅助呼吸、调节氧流量、观察生命体征及血氧饱和度→协助医生重新置入气管套管→加强巡视，继续密切观察病情→做好护理记录与床旁交接班→填写"护理不良案例报告单"→逐级上报至护理部。

二、术前留置导尿管误插入患者阴道

1. 课堂提问

针对上述案例，请同学们谈谈在临床实习中为女性患者导尿时应注意什么。

2. 学生回答

①严格遵照无菌技术操作原则进行，预防泌尿系统感染。

②向患者耐心解释术前留置尿管的目的，取得患者及其家属的配合。

③为女性患者导尿时，注意辨别女性患者尿道口和阴道口。如果误入阴道，应立即更换无菌导尿管重新插入。

④选择光滑和粗细合适的导尿管，插管时动作应轻柔，避免损伤尿道黏膜。

⑤对膀胱高度膨胀且又极度虚弱的患者，第一次放尿时不得超过 1000 mL。因为大量放尿，使腹腔压力突然降低，血液大量滞留在腹腔血管中，导致血压下降；又因为膀胱内压力突然减低，易引起膀胱内黏膜急剧充血而发生血尿。

三、胃肠减压装置开关忘记开启

1. 课堂提问

针对上述案例，请同学们谈谈引流管护理注意事项。

2. 学生回答

①熟知各种引流管的作用，正确连接，妥当固定，以免脱落或滑入体腔内。

②观察、记录引流液的颜色、性状及量。

③避免压迫或扭曲引流管，保持引流通畅，必要时采用负压吸引。

④维持引流装置的无菌状态，防止污染，引流管皮肤出口处必须按无菌技术操作原则换药，每日更换引流袋。

⑤掌握各类引流管的拔管指征、拔管时间及拔管方法。

四、鼻饲管误插入气管

1. 课堂提问

针对上述案例，结合鼻饲法的操作规范流程要求，请同学们谈谈在临床实习中如何判断胃管有无误入气管，如何确认胃管在胃内？

2. 学生回答

若胃管误入气管，会出现呛咳、发绀、呼吸困难等症状，应立即拔出。

确认胃管在胃内有三种方法：①把注射器连接胃管末端回抽出胃液。②把听诊器放在胃部，用注射器接胃管向胃内快速注入 10 mL 空气，有气过水声。③将胃管末端放在盛水的治疗碗内，无气泡逸出。

五、搬移不当致胸腔引流管脱落

1. 课堂提问

针对上述案例，请同学们说说发生管道滑脱的应急处理流程。

2. 学生回答

①发现患者发生管道滑脱后，立即采取相应措施，必要时通知医生。

②密切观察患者病情变化，认真做好护理记录。

③根据医嘱要求及患者病情需要，给予再次置管。

④给予患者适宜的约束措施，防止患者再次拔除管道。

⑤发生管道滑脱后按护理不良事件上报。

六、脑室引流管被患者自行拔出

1.课堂提问

针对上述案例，请同学们说说在临床实习中若患者发生脑室引流管意外拔除应如何实施应急处理。

2.学生回答

护士发现患者脑室引流管脱出→立即报告医生→医生评估患者病情→密切观察意识、瞳孔和生命体征的变化→协助医生给予头部相应部位的消毒包扎，安抚患者→必要时行急诊头颅 CT 检查→加强巡视，密切观察患者意识、生命体征→填报"护理不良案例报告单"并上报→做好护理记录。

七、患者无约束自行拔除气管插管

1.课堂提问

针对上述案例，请同学们谈谈在临床实习中遇到类似相关情境时应注意什么。

2.学生回答

①除有紧急情况外护士不可离开危重患者身边。

②护士有事暂时离开危重患者身边前，应认真评估患者的病情，确认患者是否存在拔管倾向。

③护士离开危重患者床旁时应认真对照核查表，确定患者约束带等安全措施到位。

④护士离开危重患者身旁时应该叫其他护理人员帮忙照看。

⑤对清醒患者应该加强沟通，做好健康教育，安慰患者，提高患者配合度。

八、经外周静脉穿刺的中心静脉导管被患者自行拔出

1.课堂提问

针对上述案例，请同学们谈谈在临床实习中若患者发生 PICC 意外拔除应怎么应急处理。

2.学生回答

患者发生 PICC 意外拔除→护士应立即到患者身旁查看脱管部位情况→评估穿刺部位是否出血→给予患者穿刺处消毒、加压包扎，使用无菌敷料压迫止血→查看 PICC 尖端是否完整→密切观察穿刺处有无渗血、红肿、发热等→嘱患者 24 h 内减少置管侧肢活动→通知医生评估病情→加强巡视，密切观察病情变化→填写"护理不良案例报告单"上报。

九、患者约束不力自行拔除股静脉导管

1.课堂提问

针对上述案例，请同学们谈谈在临床实习中遇到类似情境时应注意什么。

2.学生回答

①一般情况下护士不可离开危重患者身边。

②护士离开危重患者身边前,应认真评估清醒患者心理状态,确认是否存在拔管倾向。

③护士离开危重患者床旁时应认真对照核查表,确定患者约束带等安全措施到位。

④护士离开危重患者身旁时应该叫其他护理人员帮忙照看。

⑤患者一旦清醒,表现出拔管倾向,护士应提高警惕,做好肢体约束等防护措施。

十、患者自行拔除导尿管

1.课堂提问

针对上述案例,请同学们说说导管安全管理制度的内容。

2.学生回答

①护士认真评估患者意识状态及合作程度,确定患者是否存在管路滑脱的风险。

②对存在管路滑脱风险的患者,护士应对患者及其家属进行管路滑脱防范的健康教育,使其充分了解预防管路滑脱的重要性。

③对有管路滑脱风险的患者应制订防范措施,必要时在家属同意情况下采取适当的约束,并做好交接班。

④各导管标识清楚,妥善固定并严格交接,加强巡视观察,做好护理记录。

⑤非计划拔管应按护理不良事件管理制度要求进行上报、记录。

十一、患者睡眠中自行拔除锁骨下深静脉导管

1.课堂提问

针对上述案例,结合管道护理,请同学们谈谈临床实习中实施管道护理应注意什么。

2.学生回答

①保持管道通畅,合理妥善固定管道,保持管道不打折、不扭曲、不受压、不缠绕、不脱落,保持管道通畅,防止逆流。

②管道妥善固定后要做好标记,定时巡视,密切观察,可有效防止管道脱落。

③严密观察穿刺部位皮肤情况,保持管道清洁。若被污染,及时消毒、换药。

④观察记录患者体温变化,如患者出现发热症状,应立即报告医生及时处理。

⑤多与患者沟通交流,了解患者对管道安全的认识和耐受程度,及时疏导和安抚。

十二、术后患者自行拔除空肠营养管

1.课堂提问

针对上述案例,请同学们说说患者发生躁动时的应急预案。

2.学生回答

①发现患者突然发生躁动,立即说服并约束患者,防止发生意外,并通知值班医生。

②定期观察患者神志变化,监测生命体征,保持呼吸道通畅,必要时遵医嘱给予镇静药物。

③观察约束带使用情况、约束带固定松紧程度及约束部位皮肤情况等。

④协助医生告知患者家属,取得家属理解和配合。

⑤做好护理记录,必要时遵医嘱建立静脉通路,备好抢救仪器和物品。

第四章 跌倒、坠床相关案例

一、老年患者如厕不慎跌倒

1. 课堂提问

针对上述案例，请同学们谈谈在临床实习中进行防跌倒护理时应注意什么。

2. 学生回答

①增强老年人防跌倒意识，加强防跌倒知识和技能的宣传。

②指导老年人适度锻炼，加强肌肉力量，提升柔韧性、协调性。

③指导老年人保持膳食营养均衡摄入，适当补充钙和维生素 D，适度晒太阳。

④对平衡能力和感知功能障碍所致跌倒的老人，提倡使用轮椅、助听器、老花镜和助步器等。

⑤指导老年人着装宽松、舒适，外出、活动、如厕时应穿上防滑鞋。

⑥指导老人合理用药，小心地改变体位。

⑦老年人跌倒后可能会对跌倒产生恐惧心理，应及时对其进行心理疏导。

二、患者转床过程摔倒

1. 课堂提问

针对上述案例，请同学们说说患者转运途中突然发生病情变化时的应急预案？

2. 学生回答

①患者转运须有专人陪同，危重患者转运须由医护人员陪同并携带急救用物。

②转运途中须仔细观察患者生命体征和病情变化，注意听取患者主诉。

③发现患者突然发生病情变化，配合医生立即给予紧急救治。必要时立即将患者送入距离最近的医疗单元实施急救。

④及时通知病房主管医生、护士长。必要时报告医务部、护理部或院总值班室。

⑤协助医生通知患者家属，如医护抢救工作紧张可通知院总值班，由院总值班通知家属。

⑥密切观察患者病情变化，做好护理记录。

三、颅脑损伤、高血压患者翻身起床不慎坠床

1. 课堂提问

结合上述案例，请同学们说说跌倒/坠床风险评估及防范措施。

2. 学生回答

跌倒/坠床高危人群：步态稳定性和平衡功能受损的患者；视觉、听觉、触觉、前庭及本体感觉障碍的患者；中枢神经系统功能受损的患者；骨骼、关节、肌肉功能受损的患者；24 h 内使用过精神类药物、镇静镇痛药、催眠药、降糖药、降压药、利尿剂等药物的患者；≥70 岁或≤7 岁，或有跌倒/坠床史的患者；其他如心血管疾病患者、躁动患者、

手术/分娩后首次下地的患者。

跌倒/坠床风险评估：当患者入院后应及时对患者做出评估，对有跌倒/坠床高危因素的患者，要建立"患者跌倒/坠床风险评估和预防记录表"。首次评估后每周至少评估一次，超过1个月，每月评估一次。患者发生病情变化、用药变化或发生跌倒时，应立即重新评估并记录。

患者跌倒/坠床的防范措施：有跌倒/坠床高危因素的患者，告知患者及其家属相关注意事项，同时让患者或其家属在"预防患者跌倒/坠床告知书"上签字。责任护士提高护理风险意识，对存在危险因素的患者，要及时制订防范计划和措施，做好交接班。加强巡视，随时了解患者情况，必要时加强陪护。

四、新生儿坠床

1. 课堂提问

针对上述案例，请同学们谈谈新生儿娩出后要观察的内容。

2. 学生回答

①保持新生儿呼吸道通畅，维持有效呼吸。

②维持适宜环境温度，保持新生儿体温稳定。

③指导母乳喂养，观察新生儿大小便情况，判断母乳喂养是否充足。

④每天监测新生儿体重，观察新生儿生长发育情况。

⑤观察脐带残端是否渗血，保持脐周干燥。

⑥指导家属进行正确的臀部护理。

五、患儿手术台上坠落

1. 课堂提问

针对上述案例，请同学们说说坠床/跌倒应急预案处理流程。

2. 学生回答

①得知患者不慎发生坠床/跌倒后，立即赶到现场，同时通知医生。

②初步评估患者的意识、受伤情况，测量生命体征。必要时实施紧急抢救措施。

③协助医生检查患者，为医生提供信息，遵医嘱进行正确处理。

④如病情允许，将患者移至床上进行救治。

⑤遵医嘱进行必要的检查和治疗。

⑥通知患者家属并交代病情。

⑦密切观察患者病情变化，做好交接班。

⑧汇报护士长，按照"患者坠床/跌倒预防及报告制度"上报护理部。

六、术后患儿返回病房不慎从平车坠落

1. 课堂提问

针对上述案例，结合平车使用规范要求，请同学们谈谈在临床实习中进行平车转运患者时应注意什么。

2. 学生回答

①转运前做好评估。评估患者年龄、病情、体重、意识状态、病情、躯体活动能力、

病损部位及心理反应，向患者及其家属解释平车运送的目的、注意事项及合作程度。

②使用前应保证平车完好无损，放置位置合理，移动前应先固定。

③搬运时注意动作轻、稳、准确，妥善安置各种管道，避免牵拉滑脱，确保患者安全、舒适、保暖，骨折患者应固定好骨折部位再搬运。在运送过程中保证输液和引流的通畅，特殊引流管可先行夹闭，防止牵拉脱出。

④推车时，护士应站在病人头侧，注意观察患者面色、呼吸、脉搏变化。

⑤上下坡时，患者头部保持在高处一端，车速不可过快，注意保暖。

⑥进出门时应先将门打开，不可用车撞门。

第五章　烫伤相关案例

一、家属私自给患者使用热水袋致皮肤烫伤

1.课堂提问

针对上述案例，结合烫伤护理知识，请同学们谈谈在临床实习中进行烫伤预防时应注意什么。

2.学生回答

①患者入院后责任护士应进行全面的护理风险评估，及时发现存在或潜在的安全隐患。

②加强巡视，密切观察患者病情变化，对于生活不能自理或部分自理伴有不同程度肢体感知觉障碍的患者，提供生活帮助，将呼叫器放置在患者触手可及之处，满足患者的各种需求。

③加强患者及其家属的安全宣教，增强其防烫伤安全意识，杜绝私自使用热水袋，防止烫伤。

④将热水瓶、电蚊香片等热源远离患者，避免发生意外烫伤。

二、热水袋使用不当导致皮肤烫伤

1.课堂提问

针对上述案例，同学们谈谈在临床实习中为患者进行热疗法应注意什么。

2.学生回答

①正常人热疗温度为 60 ~ 70℃，昏迷患者、婴幼儿、老年人及感觉迟钝及循环不良患者水温应低于50℃。

②经常检查热水袋有无破损，热水袋和塞子是否配套，以防漏水。

③热水袋灌水三分之一满即可，以免压力过大，引起疼痛。

④热水袋应放置于所需部位，袋口朝身体外侧，时间不超过 30 min。

⑤特殊患者使用热水袋，应用一块大毛巾包裹热水袋或将其放置在两层毯子之间，以免烫伤。

⑥加强巡视，定期检查局部的皮肤情况，必要时床边交班。

⑦如发现皮肤潮红、疼痛，应停止使用，并局部涂凡士林以保护皮肤。

三、患儿病房绊倒、跌倒损伤

1. 课堂提问

针对上述案例，请同学们说说跌倒的应急预案。

2. 学生回答

发现患者跌倒→立即通知医生，进行病情初步判断及采取紧急抢救措施→通知患者家属→如病情允许将患者移至抢救室或患者床上→进一步检查与治疗及病情观察→记录患者摔倒的经过及抢救过程→按上报程序上报。

四、护士使用电吹风致烫伤

1. 课堂提问

针对上述案例，请同学们谈谈将来在临床实习中遇到类似相关情境时应注意什么。

2. 学生回答

①护士应对昏迷患者的感知情况进行评估。

②昏迷患者本身无法表达自身感受，应禁止对其使用热或冷相关仪器，避免烫伤或冻伤，防患于未然。

③特殊情况需使用电吹风，操作前后均应评估患者肢体感觉功能及皮肤情况，控制温度，采取低温风干，电吹风与皮肤保持适当距离（一般 30 cm），并控制使用时间（一般不超过 15 min）。

④患者衣服或床单潮湿应及时更换，不能因为更换麻烦或节省工作时间使用电吹风，引发烫伤不良事件。

五、新生儿辐射台烫伤

1. 课堂提问

针对上述案例，请同学们说说日常如何护理新生儿。

2. 学生回答

①新生儿刚出生皮肤比较娇嫩，容易受伤。沐浴时应使用无刺激性的清洁液，沐浴后用软毛巾吸干水分，不可用力擦拭，换纸尿裤衣物时动作要轻柔，避免拉、扯造成皮肤损伤。

②新生儿刚出生对外界环境变化的反应比较迟钝，温度过高或过低都易造成伤害。护理时应认真、细致周到，经常触摸其四肢温度，观察体温变化。

③新生儿臀部皮肤易发生红臀，注意勤换尿片，保持清洁干燥，每次更换纸片都应观察臀部皮肤变化，必要时用温水擦洗臀部。

④正常新生儿皮肤薄嫩，血管丰富，体表面积相对较大而易散热，新生儿体温调节中枢功能不成熟，体温易随环境温度的改变而变化，温度过高易致皮肤受损、体温升高。

⑤新生儿出生后应从面色、体温、吸吮、活动、睡觉等各个方面进行密切观察，发现异常及时报告处理。

六、患儿不慎烫伤

1.课堂提问

针对上述案例，请同学们谈谈小儿的烫伤应急处理措施。

2.学生回答

①轻度烫伤：立即用冷水冲洗烫伤皮肤。如果形成水疱，不能将其弄破，须立即消毒，报告医生处理。

②严重烫伤：首先不能强行脱下衣服。应用剪刀小心剪开衣服，慢慢取下，不要碰到烫伤的皮肤。然后用冷水冲洗烫伤皮肤，或用冷毛巾冰敷在烫伤处。不要摩擦皮肤，随后立即报告医生处理。

第六章 护理文书相关案例

一、患者护理文书记录与病情不符

1.课堂提问

针对上述案例，请同学们谈谈在临床实习中遇到类似相关情境时应注意什么。

2.学生回答

①掌握各项护理文书记录规范，遵守护理文书记录原则。

②责任护士准确观察患者生命体征，记录内容必须真实、准确无误，不能主观臆断，养成良好的工作习惯。

③护士要有严谨的工作作风，各项操作必须真实、可靠，不能流于形式。

二、患者护理记录与病情不符

1.课堂提问

请同学们谈谈危重患者护理记录内容。

2.学生回答

护士根据医嘱和病情对危重患者住院期间护理过程进行客观记录。凡特护、病危、病重、特殊治疗及大手术后三天内的患者均应使用危重患者护理记录。内容包括患者姓名、科别、住院病历号（或病案号）、床位号、页码、记录日期和时间、出入液量、体温、脉搏、呼吸、血压等，以及病情观察、护理措施和效果、护士签名等。记录时间应具体到分钟。

三、护理文书记录前后矛盾

1.课堂提问

请同学们谈谈护理文书管理的要求。

2.学生回答

①医院成立护理文书书写质量监管小组，按医院电子病历质控要求，职责明确。

②成立三级质量动态监控，提高护理书写水平。

③以卫健委《病历书写基本规范》《电子病历应用管理规范》等文件为依据，完善我院护理文书书写质量考评标准。

④了解护士在临床实际护理文书书写中遇到的困惑，及时研讨，提出解决方案。

⑤科室定期对护理人员进行护理文书书写培训。

四、电子体温录入错误

1.课堂提问

针对上述案例，请同学们说说电子体温单记录的内容。

2.学生回答

①电子体温单自动生成患者姓名、性别、年龄、入院日期、科室、病案号等楣栏内容和日期、住院日数、术后日数等表格栏内容，核对信息准确性。

②录入患者入院、分娩、转入、死亡时间及出院名称，以上信息显示在 42 ~ 40℃横线之间。手术、请假、拒测只录名称不录时间，除手术外，其他信息显示在 35℃横线以下。

③如在 14 天内再次手术，电脑记录方式为第一次手术日数作为分母，第二次手术日数作为分子。

五、血压录入错误

1: 课堂提问

请同学们说说护理重点内容包括什么。

2.学生回答

①重点环节：患者交接安全、正确识别患者身份、药品管理、用药安全、危重患者的护理、围手术期的护理、输血安全、管道管理、皮肤压伤、跌倒/坠床等。

②重点人员：新护士、规培/轮转护士、进修护士、实习护生。

③重点时段：夜班、午班、节假日、工作繁忙时。

④重点患者：疑难危重患者、新入院患者、手术患者、老年患者、接受特殊检查和治疗的患者、有自杀倾向及精神障碍的患者。

六、电子护理记录单出入量统计错误

1.课堂提问

针对上述案例，请同学们说说临床护理工作中应如何做好 24 小时出入量记录。

2.学生回答

出入量：根据医嘱记录出入量。记录应当将前一日 24 小时总入量录入在相应日期栏内，每 24 小时填写 1 次。如患者是凌晨入院的，将入院至 7:00 的出入量以分子形式录入在入院当日的相应格子内，后 24 小时以分母形式记录。例如：500/3000。

七、医嘱执行后未签名致重复执行

1.课堂提问

针对上述案例，请同学们谈谈执行医嘱的要求。

2.学生回答

①医嘱单用碳素墨水或黑色水笔填写，字迹清楚，不得随意涂改。

②医嘱内容及起始、停止时间应有医师签全名方能生效。

③护士阅读医嘱后应与电脑录入核对无误后，方可申请执行，打出执行单双核对双签全名。

④因特殊原因不能执行，应立即报告医师由医师停止医嘱。

⑤各种皮试结果应填写在皮试药物的右边括号中，同时在体温单上注明。

⑥临时医嘱需要"取消"，应由医师在一组医嘱前用红笔注明"取消"，并在整组医嘱后签名及注明具体时间，执行护士栏内已签名的，执行护士应在医师签名后以分母形式重新用红色笔签名。

⑦在同一时间内有数条医嘱均由同一护士处理，签名者只需在第一条及最后一条采取封头、封尾签名。

⑧处理转科、迁床医嘱时，应更改体温单及长期、临时医嘱单上的床号及科别。

⑨转科、手术后医嘱及重整医嘱，应在其上用红色笔画红线。

八、医嘱取消后未落实到位

1.课堂提问

请同学们说说交接班内容包括哪些。

2.学生回答

①病区日志：当日住院患者总数及出入院、转科（院）、手术（包括分娩）、病危、病重、死亡人数。

②对于新患者、危重患者、手术前后患者、特殊处理患者（检查、操作、治疗）及其他病情有变化的患者，须把患者诊断、病情、治疗、药物、护理措施、注意事项等交接清楚。

③各种检查、标本采集的准备。

④交接班护士共同巡视病房，检查是否达到清洁、整齐、安静、安全、舒适的要求及各项制度落实情况。

九、手术患者腕带信息错误

1.课堂提问

请同学们说说手术交接制度包括哪些内容。

2.学生回答

①病区或急诊科与手术室之间要认真进行手术患者交接。

②患者离开病房或急诊科之前，护士应评估患者生命体征、意识状态、皮肤完整性、药物过敏史、留置管路、禁食、术区皮肤准备情况。帮助患者摘除首饰、发卡和义齿，完成术前准备；准备带入手术室的病历、影像资料、药物、导尿包等物品，特殊情况须重点说明，与手术室做好交接；交接情况记录在"手术患者交接记录单"中。

③患者手术完毕，离开手术室之前，手术室护士应评估患者生命体征、意识状态、皮肤完整性、镇痛方式、留置管路等情况，备齐带回病房的物品和药物，特殊情况需重点说

明，与病区护士做好交接，交接情况记录在"手术患者交接记录单"中。

④病房护士与手术室人员、麻醉恢复室人员在患者交接中如有疑问须当面询问交班人员，立即解决。

⑤"手术患者交接记录单"项目填写完整，内容正确并签名，随病历归档保存。

十、新生儿性别标识错误

1.课堂提问

针对上述案例，请同学们说说患者身份识别制度的内容。

2.学生回答

①医护人员进行任何操作前，必须核对患者身份。至少同时使用两种及以上确认患者身份的方法(如姓名、住院号、身份证号、医保卡等)，不得以床号作为确认依据。

②留观、住院患者宜使用"腕带"标识。重点部门包括重症监护室、急诊室、手术室、新生儿科，以及意识不清、语言交流障碍的患者应使用"腕带"作为确认身份标识。"腕带"记载信息包括：患者姓名、性别、年龄、住院号、联系电话和特殊的识别条形码。传染病、药物过敏等特殊患者腕带与床头卡必须有标识。

③意识不清、语言交流障碍、镇静期间的患者及新生儿等无法向医务人员陈述自己姓名时，由患者陪同人员参与核对。

十一、药袋信息不清楚致出院带药分发错误

1.课堂提问

针对上述案例，请同学们说说分发口服药的工作流程。

2.学生回答

①医生下医嘱出院带药，主班护士处理医嘱，打印出院带药执行单。

②药房工作人员认真核对出院带药者床号、姓名、药物种类、剂量、服用方法等。

③药房工作人员将药物送至病房，与责任护士进行双核对，确认无误后交由责任护士分给患者。

④责任护士携带药物及执行单到患者床旁，再次核对各项信息，告知用药的注意事项，然后再发给患者。

⑤患者或家属在执行单上签字。

第七章　健康教育相关案例

一、术前饮食健康教育不到位致手术延缓

1.课堂提问

针对上述案例，请同学们谈谈对案例中护士的做法，你有何想法？

2.学生回答

①护士告知患者手术前注意事项后，没有让患者复述一遍确认患者是否记住，同时未执行、落实交接班制度及围手术期评估制度。

②在护理工作中，健康教育至关重要。因人因病实施健康教育要落实到位，让患者理解，让家属明白，能真正帮助患者尽快恢复健康，早日回归家庭和社会。

二、术后饮食宣教不到位

1.课堂提问

针对上述案例，请同学们模拟此情境中的护士与患者沟通来避免护患之间的冲突。

2.学生回答

该护士应该说："您好，老先生，您这个肠道手术啊，要等到你肛门有气排出来才能吃东西，也就是我们说的放屁，只要您排气了，说明您的肠道开始要正常运作了，就可以吃东西啦。"

三、给药健康教育不到位

1.课堂提问

针对上述案例，请同学们说说青霉素过敏反应的预防措施有哪些。

2.学生回答

①使用各种剂型的青霉素之前，必须详细询问患者的用药史、家族史和过敏史。有过敏史者禁止做过敏试验；无过敏史者，凡首次用药、停药3天以上、用药过程中更换批号者必须重新做过敏试验，试验结果阴性时方可用药。过敏体质者应慎做药物过敏试验。

②用药前做药物过敏试验，准确判断试验结果，试验结果阴性时方可用药，结果阳性者禁止使用。

③试验液要现用现配。用药前做好急救准备工作，备好0.1%盐酸肾上腺素、注射器、氧气装置及其他急救物品。

④排除其他影响因素，不能在同一时间内，在同一手臂做两种及以上药物过敏试验，以免影响结果的准确判断。

⑤空腹时不宜做过敏试验，以免因低血糖导致晕厥，与过敏反应的表现相混淆。

四、特殊用药未签署知情同意书

1.课堂提问

针对上述案例，请同学们谈谈在临床实习工作中应注意什么。

2.学生回答

①案例中的护士在给患者使用白蛋白自备药时，未履行告知制度，没有做好解释工作并让患者签署护理告知书。

②严格遵守医院的规章制度，患者住院期间做各种检查、处置，以及用药时，均须事先向患者（家属）说明目的、方法、注意事项，并签署护理告知书，做好健康教育工作。

五、患儿口服铁剂未告知注意事项

1.课堂提问

针对上述案例，请同学们谈谈口服铁剂的注意事项。

2.学生回答

①口服铁剂时应使用吸管服用，避免其与牙齿相接触引起对牙齿的腐蚀与染色。

②补铁剂适合在饭后服用，以减轻对胃肠的刺激。

③口服铁剂不宜合用抗酸药。服药期间应多食用一些富含维生素 C 的水果、蔬菜，或服用维生素 C 片剂，以促进铁的吸收。忌食花生、核桃、葵花子、浓茶、咖啡等，以免破坏铁剂的有效成分。

④铁剂在胃肠道内与硫化氢结合会使大便颜色变成黑色，易被误以为是上消化道出血而引起的黑便。患者应事先知晓，避免不必要的惊慌。

⑤服铁剂易导致便秘，因铁剂致肠蠕动减弱，故要求多吃富含纤维素的食物，如青菜等，以保持大便通畅。

六、精神病患者健康教育不到位致死亡

1.课堂提问

针对上述案例，请同学们谈谈，你如何看待案例中护士的做法？在工作中应注意什么？

2.学生回答

①案例中的护士给患者及其家属做了术后健康教育，但是家属还是给患者喂食了，说明该护士的健康教育没有做到位。

②电疗术后护士应按时巡视病房，密切观察患者病情变化和治疗效果，发现异常及时报告医生。

③特殊治疗除了做好口头的健康教育外，可以用书面的形式让家属阅读，再次强化教育，直至患者及其家属完全理解并接受，并签署知情同意书。

④重视精神分裂症患者的心理护理，提高其自信心，消除自卑感。创造良好的就医环境，让患者感受温暖，早日康复。

第八章　护理服务态度相关案例

一、患者咨询出院带药事宜引发纠纷

1.课堂提问

针对上述案例，请同学们谈谈临床实习中与患者进行沟通时要使用哪些沟通技巧。

2.学生回答

①良好的护患关系，信息交流和人际关系是护理工作中一个重要的部分。护理关系离不开人与人之间的交流和沟通，护士除了与同事沟通信息外，在按护理程序护理病人的每一个环节中，也需与病人进行沟通，有效的沟通能增进护患间的相互理解，提高信任度，减少护患矛盾。

②护患沟通的专业性和工作性的特征：多渠道；范围广、需要运用多学科知识；具有一定道德和法律意义；以病人为中心；等等。

③沟通的形式：使用语言、文字、符号、肢体动作等进行沟通，包括语言沟通和非语言沟通。语言沟通包括书面语言和口头语言。书面语言：以文字符号为传递信息的工具，如报告、信件、文件、书本等。书面沟通不受时空限制，具有标准性和权威性，并便于保

存，以便查阅或核对。口头语言：以口头语言为传递信息的工具，包括交谈、演讲、汇报、电话、讨论等，使用语言沟通应注意选择合适的词语、语速、语调和声调。

二、静脉穿刺失败后沟通不到位引发纠纷

1.课堂提问

针对上述案例，请同学们模拟此案例中的邓护士，与患者进行良好的沟通。

2.学生回答

如果我是邓护士，我可以这样说："对不起，让你受疼了，刚才那位护士如果真像你说的那样，她就真该被批评了，等我给你扎上针，就报告给护士长，让护士长好好批评她，好吗？"边说边为患者做好穿刺，然后握着刚才穿刺失败的那只手说："要是穿刺的地方有什么不舒服，要及时告诉我，我会马上过来给你解决的！"加强巡视，观察患者病情变化，关注并倾听患者的诉求，给予生活上的关心，主动与患者沟通。

三、护理服务态度生硬引发矛盾

1.课堂提问

针对上述案例，请同学们思考，如果你是吴护士，应如何与患者进行沟通说明？

2.学生回答

先向患者介绍自己，问清楚患者为何要在这上边写字，向患者解释处方单的用途和重要性，并取用别的空白纸张给患者，问清患者实际困难，尽量帮助其解决。

四、患者输完液无人处理引发矛盾

1.课堂提问

请同学们思考，如果你是案例中的医嘱护士，应如何做好接听呼叫铃的沟通解释工作？

2.学生回答

医嘱护士接起呼叫铃电话，应礼貌性告知患者不用担心，在床边安心等待，马上会有护士前去处理。立即找到其责任护士告知6床点滴结束，请前往处理。

五、护士不重视家属病情反映致患者死亡

1.课堂提问

针对上述案例，请同学们谈谈在临床实习中遇到类似相关情境时应注意什么。

2.学生回答

①护士应遵守分级护理制度，密切观察患者生命体征和病情变化，养成良好工作习惯。

②护士应掌握脑出血患者护理专科知识，做到预见性护理。

③脑出血患者随时可能发生病情变化，不能因为病情基本稳定就忽视病情观察。

第九章　临床教学相关案例

一、护生为入院患者佩戴腕带没有核对信息

1. 课堂提问

针对上述案例，请同学们谈谈为患者佩戴腕带的操作程序。

2. 学生回答

①患者入院由住院处打印手腕带信息，包括患者姓名、性别、年龄、住院号、联系电话和特殊的识别条形码。

②入院后护士与患者或家属共同核对后亲手为患者佩戴，并嘱咐不得自行脱下。腕带松紧要适宜，以腕带与手臂间隙能放入患者本人一指为宜。

③护士为患者佩戴手腕带前应向患者或家属解释目的及注意事项，以取得患者及其家属的配合。

④佩戴腕带前检查患者手腕部皮肤血运情况，避免在手腕部损伤处、新鲜疤痕处、血运不良处佩戴腕带。局部无异常者可将腕带佩戴在手腕部。如果双手腕部都无法佩戴则改在脚踝部佩戴。

⑤护理人员应经常检查患者腕带有无脱落、局部皮肤有无擦伤以及局部血运情况。

二、护生备药时未查对药液质量

1. 课堂提问

针对上述案例，请同学们说说给药差错发生后的应急预案。

2. 学生回答

①立即停药，静脉用药者保留静脉通路，改换其他液体和输液器。

②报告医生，遵医嘱给药。

③给药差错发生后，情况严重者应就地抢救，必要时进行心肺复苏，口服者清除胃内容物。

④及时向护士长、科主任及护理部汇报。

⑤密切观察患者病情变化，记录患者生命体征、治疗抢救过程。

⑥保留输液器和药物送检；患者家属有异议时，立即按有关程序对药物、输液器具进行封存。

三、护生查对不认真给患者备用过期药物

1. 课堂提问

请同学们说说药品检查内容及给药原则。

2. 学生回答

药品检查内容：药品有无变质、变色、浑浊，有无产生絮状物，有无容器裂痕／液体瓶口松动，药品有效期和批号。标签模糊不清或缺损的药品不得使用。

给药原则：应根据医嘱给药，严格执行"三查七对"制度，正确、安全、合理给药，观察用药反应，发现给药错误应及时采取措施。

四、护生输液毕未签字

1. 课堂提问

针对上述案例，请同学们说说护理不良事件处置内容是什么。

2. 学生回答

科室对发生的不良事件，根据其类型，采取及时处置、归口处置、分级处置、分类处置的原则，落实处置的时限和对口处置的要求，及时消除不良案例影响度，减少不良案例导致的损失，将可能造成的损害或损失降到最低程度。对可能发生纠纷的不良事件的相关资料及物品，应妥善保管，以备鉴定。

五、护生换瓶排气操作不当引发家属不满

1. 课堂提问

针对上述案例，请同学们谈谈静脉输液时该如何预防空气栓塞。

2. 学生回答

①输液前认真检查输液器质量，将输液管内空气排尽。

②输液过程，加强巡视，发现故障及时处理，连续输液应及时更换输液瓶，输液毕及时拔针。

③如果发现空气进入患者体内，量少要密切观察患者生命体征，量多嘱其立即采取左侧卧位和头低足高位，予氧气吸入，并做好抢救的各种准备。

④密切观察患者病情变化，及时记录，发现异常及时处理。

六、护生办理迁床未更改药液瓶床号

1. 课堂提问

针对上述案例，请同学们思考，如果由你来办理患者迁床，你该怎么做？

2. 学生回答

①向带教老师请教，问清楚迁床流程及相关注意事项，如哪些地方需要做好迁床的标识、哪些环节需要更换标识，然后做好笔记，主动请带教老师再核查一遍操作流程及内容。

②一些治疗性的操作应再次核对医嘱，特别是药物，以免遗漏造成护理差错。

③迁床时应与患者进行充分沟通，征求患者的意见，并详细了解各项护理措施落实情况。

④迁床过程中随时与带教老师沟通，迁床结束汇报带教老师，请示复核。

七、护生采集血标本不当导致溶血

1. 课堂提问

针对上述案例，请同学们谈谈采集血常规标本的注意事项。

2. 学生回答

①采集血常规标本前不需要禁食、禁饮，尽量不食油腻刺激性强的食物，避免血液呈

乳糜状态，影响检查结果。

②采血过程止血带不宜扎太久，以免引起局部淤血、静脉扩张，影响检验效果。

③抽血后要轻轻晃匀真空管，使标本内抗凝剂与血液充分混匀。

④严禁在输液和输血的肢体或接头处抽取血样标本，应在对侧肢体采集。

⑤严格执行无菌操作技术，防止血标本污染，抽血前应检查抗凝剂是否符合要求，采血针头是否在有效期内。

八、护生为新生儿注射卡介苗操作不当

1.课堂提问

针对上述病例，请同学们谈谈皮内注射进针时的注意事项。

2.学生回答

①注射时一手绷紧注射部位皮肤，另一手持注射器，示指固定针栓，注射器刻度与针尖斜面朝上，与皮肤呈5°刺入。

②将针尖斜面完全刺入皮内后，放平注射器，一手拇指固定针栓，另一手推入药液，使局部隆起呈半球状皮丘。

九、护生输液结束撕胶布时致皮肤撕脱伤

1.课堂提问

针对上述案例，请同学们说说静脉输液拔针的注意事项。

2.学生回答

①输液完毕及时拔针，严防造成空气栓塞。

②按压部位为靠近皮肤穿刺点，以压迫静脉进针点，防止皮下出血。勿用力按压，防止损伤血管。

③拔针时若遇到胶布粘贴过紧不好撕去，可以用棉签蘸些许75%的酒精，轻轻擦拭，较容易去掉胶布。

十、护生用错药物剂量引发严重药物反应

1.课堂提问

针对上述案例，请同学们说说，什么是护理不良事件？氨甲蝶呤的副作用有哪些？

2.学生回答

护理不良事件指在护理活动工作过程中，任何可能影响患者的诊疗结果、增加患者痛苦和负担，并可能引发医疗纠纷或者医疗事故，以及可能影响医疗工作的正常运行和医务人员人身安全的不良案例。包括患者在住院期间发生的跌倒/坠床、压力性损伤、给药差错、管路滑脱、标本错误、药物外渗、走失、误吸或窒息、烫伤，以及其他与患者安全相关的、非正常的护理意外不良案例。

氨甲蝶呤是常见的化疗药物，异位妊娠患者使用该药消灭异位的胚胎进行保守治疗。其主要副作用为可能造成肝、肾功能损害，黏膜溃疡，腹泻等，严重的甚至会出现骨髓抑制、血小板减少等反应。

十一、护生在患侧肢体静脉输液致水肿

1.课堂提问

针对上述案例，请同学们说说为什么乳腺癌根治术后不能在患侧输液。

2.学生回答

乳腺癌根治术后会造成局部淋巴回流受阻和静脉回流受阻。患侧输液会加重局部回流受阻，加重肢体肿胀，易出现血栓。在术后患者护理过程中应告知患者尽量不要使用患肢提拉过重物体，肢体不能受压，下垂时间不要过长，要将患肢适当抬高，增加淋巴液的回流。同时不宜在患肢采血、静脉注射、测量血压等。

十二、护生注射操作不当造成药物外溅损失

1.课堂提问

针对上述案例，请同学们说说注射油剂或混悬液药物的相关注意事项。

2.学生回答

①注射油剂时，先用两手对搓药瓶后再抽吸。

②如为混悬液，应先摇匀后再抽吸。

③注射时均应选用稍粗的针头，刺入要深，并固定好针栓，以防用力推注时，注射器和针头脱节引起喷溅，同时注射此类药物速度宜快，以免增加患者的疼痛感。

④注射前和患者（儿）充分沟通解释，安抚患者，让其配合放松肌肉，有助于药物顺利注入，减轻疼痛。

十三、护生错误调节输液泵速率

1.课堂提问

针对上述案例，请同学们说说输液泵使用注意事项。

2.学生回答

输液泵通常用于需严格控制输液量及输液速度的患者，输液泵的产品型号多样，性能各异。使用微量泵时应经常巡视，注意输液泵的工作是否正常，及时发现和处理输液泵的故障；严密观察液体输出情况，防止空气栓塞的发生。规范使用输液泵，做好输液泵维护和保养。

十四、护生加错输液药品

1.课堂提问

何为高危药品？高危药品如何管理和使用？

2.学生回答

高危药品也称为高警示药品，是指那些若使用不当会对患者造成严重伤害甚至使患者死亡的药物，特点是其引起的差错可能不常见，但一旦发生则后果非常严重。

高警示药品贮存管理：①定量、单独存放，并粘贴专用标识。②严格管理，每日核对，严格交接。③易混淆药品（包括看似、听似、一品多规等）应分开放置并有明确标识。④加强高警示药品的有效期管理，严格按照药品说明书进行贮存、保管，保证先进先出先

用，定期检查。

高警示药品使用管理：①使用高警示药品时，应双人复核签字，确保准确无误。②使用高警示药品时，应向患者交代用药注意事项。

十五、护生注射后针头不小心刺伤患者家属

1. 课堂提问

针对上述案例，请同学们谈谈职业暴露局部处理应急预案。

2. 学生回答

①用肥皂液和流动水清洗污染的皮肤，用生理盐水冲洗黏膜。

②如有伤口，应当在伤口旁轻轻挤压，尽可能挤出损伤处的血液，再用肥皂液和流动水进行冲洗。禁止进行伤口的局部挤压。

③对受伤部位的伤口进行冲洗后，应当用消毒液如 75% 乙醇或者 0.5% 碘伏进行消毒，并包扎伤口；被暴露的黏膜，应当反复用生理盐水冲洗干净。

十六、护生未查对致口服给药差错

1. 课堂提问

针对上述案例，请同学们一起学习口服药发放流程。

2. 学生回答

① 评估患者病情、治疗情况、适合口服给药的时机及体位。

② 评估患者的服药能力及给药方法：婴幼儿、管饲或吞咽困难等患者需将药物碾碎，昏迷患者不宜进行口服给药。

③ 检查药品质量，保证药品在有效期内。

④ 双人核对，保证药品与服药单一致，核对内容包括：患者姓名、住院号、药名、浓度、剂量、用法、用药时间、药物质量。

⑤ 护士洗手、戴口罩，携带发药盘（车）、药品、服药单等去患者床边。

⑥ 使用两种以上的身份识别患者，核对患者信息。告知患者服药的目的及注意事项，解答患者或家属有关服药的疑问。

⑦ 对于因手术、检查等暂时不服药者，待患者返回病房或可以服药时再发药给患者，并做好交接班。

⑧ 协助患者取舒适体位服药。自理能力完好的患者，让其自行服用药物。

⑨ 对于危重患者及不能自行服药的患者，护士应喂药；对于鼻饲的患者，可将药物碾碎，从胃管注入。

⑩ 告知患者药品的服用方法：健胃药宜饭前服用，助消化药及对胃黏膜有刺激性的药物宜在饭后服用，降压药晨起后服用，催眠药在睡前服用，驱虫药宜在空腹或半空腹时服用；缓释片、肠溶片、胶囊应整片吞服，不宜咀嚼服用；对牙齿有腐蚀作用的药物如酸类和铁剂，应用吸管吸服后漱口以保护牙齿；对呼吸道黏膜起安抚作用的药物，服用后不宜立即饮水；服用磺胺类药物后应多饮水；服用强心苷类药物，需要监测患者心率、节律，脉率低于 60 次/min 或节律不齐时，应暂停服用，并告知医生。

⑪ 护士再次核对并在服药单上签名确认。记录服药的效果、不良反应的表现及处理

措施。

十七、护生接到危急值未及时向带教老师报告

1.课堂提问

贫血最突出的体征是什么？如何分度？

2.学生回答

皮肤黏膜苍白是贫血最突出的体征。一般以观察甲床、口唇及眼结膜是否苍白为依据。

临床上贫血分级：①轻度，血红蛋白（hemoglobin, Hb）90～120 g/L；②中度，Hb 60～90 g/L；③重度，Hb 30～60 g/L；④极重度，Hb ＜ 30 g/L。

十八、护生以床号呼叫患者致患者不满投诉

1.课堂提问

针对上述案例，请同学们谈谈护士语言有哪些要求。

2.学生回答

① 护士语言应具文明和礼貌性。护士作为有知识、有文化的专业技术人员，在使用语言时应随时注意维护自己的职业形象。在与患者或周围工作人员交谈时一定注意使用文明的语言，并在职业活动中坚持使用表示谦虚恭敬的礼貌用语。

② 护士语言应具准确性。在工作过程中除了坚持文明礼貌用语外，在交谈过程中保持语言的准确性也是必要的。发音准确，即在交谈中避免说错字、别字；口齿尽量清晰，避免引起别人的理解错误。在内容上尽量做到简明扼要，以利于他人理解；避免使用方言和土语；在与患者沟通时，应注意根据患者的不同文化背景使用患者能够理解的词汇，避免使用一些难以理解的专业术语。

③ 护士语言应具规范性。在工作中要注意语法的规范使用，语言要符合语法要求，特别要注意语法的系统性和逻辑性，不能颠三倒四。说话时还要注意语调适宜，根据说话的内容、环境来把握语调的强弱、高低、轻重。说话的语速也应与情景相融，说话太快会影响到语音的清晰度和有效性，说话太慢或停顿太长，容易使听话人感到说话言不表意，从而降低了对说话人的信赖程度。

十九、护生体温测量操作不规范致患者疑似发热

1.课堂提问

针对上述案例，请同学们谈谈测量体温的注意事项。

2.学生回答

①避开影响体温的各种因素。测温前有进食、运动、沐浴等活动应休息半小时后再测。

②发现体温与病情不符时，应重新测量并在床旁监测。

③集中测量多个患者的体温时，在测量前后均应仔细清点体温计的数量及检查其有无损坏，以免将体温计遗留在患者床上造成意外伤害。

④给婴幼儿、昏迷、危重患者及精神异常者测量体温时，应有专人看护，以免发生意外。

二十、护生饮食健康教育错误导致试验失败

1. 课堂提问

针对上述案例，请同学们说说，何为饥饿试验？如果发现患者血糖偏低该如何处理？

2. 学生回答

饥饿试验指禁食 48～72 h，取血标本测血糖、胰岛素、C 肽，之后每 6 h 测一次。若血糖浓度 < 3.3 mmol/L，应改为每 1～2 h 测一次，血糖 < 2.8 mmol/L 出现低血糖症状时结束试验。

患者若出现肌肉震颤、心悸、出汗、饥饿感、软弱无力、紧张、焦虑、认知障碍，严重时抽搐、昏迷，说明患者发生低血糖。神志清醒者，可给予约含 15 g 糖的糖水、含糖饮料或饼干、面包等，15 min 后测血糖如低于 2.8 mmol/L，继续补充以上食物一份。如病情危重、神志不清者，应立即给予静注 50% 葡萄糖 40～60 mL，或静滴 10% 葡萄糖液。

二十一、护生错发输血申请单

1. 课堂提问

针对该案例，请同学们谈谈患者身份核对的原则。

2. 学生回答

①患者身份确认必须至少使用两种身份查对方式：姓名、身份证号、病案号或出生年月，并让患者陈述自己的姓名（对特殊患者如婴幼儿、昏迷患者、有语言障碍等无法沟通的患者，请陪同家属陈述患者姓名）和/或核对手腕带。床号不能作为患者身份的确认依据。为无名患者进行诊疗活动时，须双人核对。

②有腕带条码、条码标签及扫描设备的科室，在执行治疗时需扫描条码确认。用电子设备辨别患者身份时，仍需口语化查对。

③有疑问应及时解决。

第十章　社区护理相关案例

一、社区护士用药剂量错误

1. 课堂提问

针对上述案例，请同学们谈谈作为一名护士如何防范给药护理差错。

2. 学生回答

①严格执行查对制度，遵循给药"五正确"：将正确的药物，按正确的剂量，用正确的方法，在正确的时间，给予正确的患者。

②给药时，须双人核对，核对无误后方可执行。

③患者对所用药品有疑问时，护士应再次核对医嘱，以防给药错误。

④严格执行交接班制度，尤其是对转院、转科、手术回室患者的药物要认真交接，以防漏用药、重复用药等。

二、社区护理不当导致湿疹、脱皮

1. 课堂提问

如何保持会阴部皮肤清洁、干燥？

2. 学生回答

① 每日用温开水清洁外阴，平时不要用化学剂洗液，更不要用手或清洁器清洁内阴道，以免破坏阴道内环境，改变正常菌群的平衡。

② 清洗阴部的盆和毛巾应专人专用，并定期煮沸消毒。

③ 每日换洗干净内裤，内裤应柔软宽松，以棉织品为宜，不宜穿化纤或过紧的内裤。内裤与袜子以及其他衣物不可同洗。

④ 大小便前应清洁双手，擦拭肛门要由前向后，即由尿道向肛门方向擦拭，以免将某些病菌带入阴道，增加感染风险。

⑤ 阴部瘙痒时应避免过度搔抓、摩擦，或以热水洗烫等方式止痒，更不要滥用强刺激的激素类外涂药物。

三、社区幼儿输液外渗致肌肉及肌腱挛缩

1. 课堂提问

结合上述案例，请同学们谈谈输液外渗的一般表现。

2. 学生回答

局部皮肤颜色苍白或红晕，继之肿胀。头皮外渗局部肿胀，容易及早发现。四肢静脉外渗呈弥散性肿胀，以针尖为中心向四肢均匀扩散，不易察觉，所以要对比两侧左右肢粗细、弹性和色泽。

四、社区养老院护理不当导致压疮

1. 课堂提问

结合上述案例，请同学们谈谈压疮风险评估标准。

2. 学生回答

若压力性损伤 Braden 量表评分 ≤ 18 分，应建立风险评估表：分值 15 ~ 18 分，每周评估 1 次；分值 13 ~ 14 分，每周评估 2 次；分值 10 ~ 12 分，每天评估 1 次；分值 ≤ 9 分，每班评估 1 次。儿童压疮风险评估量表（Braden-Q 量表）：分值 16 ~ 23 分，每周评估 1 次；分值 13 ~ 15 分，每周评估 2 次；分值 10 ~ 12 分，每天评估 1 次；分值 ≤ 9 分，每班评估 1 次。病情变化再评估。

五、社区养老院老年人使用热水袋不慎造成皮肤烫伤

1. 课堂提问

结合上述案例，请同学们谈谈如何预防老年人烫伤。

2. 学生回答

① 养老院应有防烫伤标识，及时发现烫伤的高危因素，采取有效措施尽可能减少烫伤的发生。

②护理员做好老人防烫伤知识的宣教，确保患者安全。

③养老院妥善放置饮水机、热水瓶，防止烫伤。

④浴室冷、热开关标识醒目，教会老人正确调节水温的方法。必要时协助老人沐浴。

⑤使用热水袋时应评估患者年龄、意识、自理能力、肌力、治疗情况、局部皮肤状况、有无感觉迟钝和障碍以及合作程度，并向老人讲解注意事项。

六、社区养老院老年人进食不当导致窒息死亡

1.课堂提问

结合上述案例，请同学们谈谈老年人饮食护理的注意事项。

2.学生回答

①食物宜杂：为平衡吸收营养，保持身体健康，各种食物都要吃一点。

②多吃蔬菜：蔬菜含有大量的维生素、矿物质和纤维素，多吃可预防心血管疾病和便秘。

③补充优质蛋白质，建议多吃鱼、虾。

④数量宜少：避免增加胃肠负担，引起腹胀不适和消化不良，老年人每餐以七八分饱为宜。

⑤注重色、香、味、形调配，饭菜应软、细。

⑥吃饭速度宜缓慢，利于消化吸收。

⑦口味宜淡，每天控盐6 g以内。

七、社区养老院照护不周致老年人跌倒骨折

1.课堂提问

针对上述案例，请同学们谈谈在临床实习中遇到老年人摔倒该如何应急处理。

2.学生回答

①发现老年人摔倒，立即通知医生，初步判断病情，进行紧急抢救措施。

②老年人发生摔伤应制动，检查摔伤部位，判断可能发生的病症（肌肉挫伤、骨折等）。

③搬运摔伤老人时，要根据老人摔伤的轻重程度选择适当的方式。

④摔伤未造成骨折者，可搀扶或用轮椅将老年人送至床上休息。

⑤老年人摔倒后若发生骨折，应先用夹板固定骨折部位，再用轮椅或垫有木板的平车搬运老年人。

⑥认真记录老年人摔倒的经过及抢救过程。

⑦及时通知家属，将老年人送至专科中心诊治，及时报告主管领导。

八、社区养老院瘫痪老人从轮椅跌落擦伤

1.课堂提问

结合上述案例，请同学们谈谈护理坐轮椅的老年人时应注意什么。

2.学生回答

①老年人知觉、感觉、注意力下降，对刺激的反应变得迟钝，使得其遭遇危险时不能

立即作出判断，容易发生意外伤害，在照顾中要特别注意防范。

②在搀扶老人坐上轮椅前，首先要先了解老人的身体状况和活动能力，并与老人沟通，得到老人的积极配合。

③做好外出活动时的安全照顾，移动要平稳、缓慢。

九、阿尔茨海默病患者误食肥皂

1.课堂提问

结合上述案例，请同学们谈谈老年住院患者安全防护不良案例的应对策略。

2.学生回答

①老年住院患者入院后要对其进行风险评估和安全隐患评估，尽量消除安全隐患。

②制定安全防护制度，重视针对安全方面的健康教育和护理。

③护理过程中严格执行操作规程，提高安全防范意识。

④定期培训护理员，重视陪护管理。

⑤将护理安全文化融入护理管理中，提高护理人员的风险防范能力。

第十一章　其他典型护理案例

一、体位不当致肌内注射意外断针

1.课堂提问

针对上述案例，结合肌内注射操作规范流程要求，请同学们谈谈将来在临床实习中进行肌内注射时应注意什么。

2.学生回答

①严格执行无菌操作及查对制度，预防感染及差错事故的发生。

②两种药液同时注射时，应注意是否有配伍禁忌。

③注射时注意避免损伤坐骨神经，对需长期注射者，应交替更换注射部位。

④对患者提出的问题耐心解答，认真核对，直至患者理解。

⑤2岁以下婴幼儿不宜选用臀大肌注射，因幼儿在未能独立行走前，其臀部肌肉发育不完善，臀大肌注射有损伤坐骨神经的危险，应选用臀中肌或臀小肌注射。

⑥采取正确的注射部位，使肌肉放松，减轻疼痛与不适。

二、输血器插入操作不当致血袋渗漏

1.课堂提问

针对上述案例，结合静脉输血操作规范流程要求，请同学们谈谈将来在临床实习中进行静脉输血时应注意什么。

2.学生回答

①严格执行无菌操作及查对制度，必须由两名医务人员进行查对。

②输血前后及两袋血之间需要滴注少量生理盐水。

③如输注库存血，须认真检查库存血质量。

④血液内不可随意加入其他药品。

⑤输血过程中，要加强巡视，根据患者病情及年龄，严格掌握输血速度。

⑥输完的血袋送回输血科保留 24 h。

⑦让患者了解输血反应的症状及防治措施，告知患者，一旦出现不适症状，应及时使用呼叫器。

⑧告知患者勿擅自调节输血速度。

三、孕妇意外分娩在病床上

1.课堂提问

请同学们谈谈第一产程主要的临床表现。

2.学生回答

规律宫缩；宫口扩张；胎头下降；胎膜破裂。

四、会阴缝合针断裂

1.课堂提问

针对上述案例，结合会阴缝合操作规范流程要求，请同学们谈谈将来在临床实习中进行会阴缝合时应注意什么。

2.学生回答

①胎盘娩出后应尽快缝合会阴，减少暴露时间。

②将无菌纱布塞入阴道暂时止血，暴露好切口，用可吸收手术缝线连续缝合阴道黏膜层，第一针应在超过切口顶端 1 cm 处缝合，以防血肿，结扎后肠线不剪断，不留死腔，连续缝合至处女膜环内侧打结。

③连续缝合肌肉及皮下组织。

④会阴缝合完毕取出阴道内纱布，常规肛查有无肠线穿过直肠黏膜，若有则拆除重缝。

五、幼儿手指插入病房门缝被挤压受伤

1.课堂提问

针对上述案例，请同学们谈谈在临床实习中如何预防小儿门缝挤压伤不良案例。

2.学生回答

①入院时做好健康宣教，提高家长安全防范意识，做好安全防护措施。

②护士加强巡查病房，发现问题及时纠正。

③改善儿科住院环境，满足患儿好动爱玩的天性。

六、输液轨脱落压伤

1.课堂提问

请同学们说说将来在临床实践中如何给患者调节输液速度。

2.学生回答

①根据年龄调节：一般成人 40 ~ 60 滴/min，儿童 20 ~ 40 滴/min。对年老体弱、婴

幼儿速度宜慢。

②根据病情调节：心肺疾病患者输入宜慢；脱水严重、心肺功能良好者速度可适当加快。

③根据药物性质调节：利尿脱水剂输入速度宜快；高渗盐水、含钾药物、升压药物等滴入速度宜慢。

七、护士分离针头意外被刺伤

1.课堂提问

针对上述案例，请同学们说说发生针刺伤后应如何处理。

2.学生回答

①用肥皂液和流动水清洗污染的皮肤，用生理盐水冲洗黏膜。

②如有伤口，应当在伤口旁轻轻挤压，尽可能挤出损伤处的血液，再用肥皂液和流动水进行冲洗。

③受伤部位的伤口冲洗后，应当用消毒液，如75%乙醇或者0.5%碘伏进行消毒并包扎伤口，被暴露的黏膜应当反复用生理盐水冲洗干净。

八、患者术后自行离院致咯血死亡

1.课堂提问

针对上述案例，请同学们说说患者发生猝死的应急预案。

2.学生回答

①发现后立即抢救，同时呼叫值班医生配合抢救。

②通知家属，并向家属交代病情。

③向院总值班或医务部汇报抢救情况。

④如患者抢救无效，要等到家属到院后再通知太平间将尸体接走。

⑤在抢救过程中，要注意对同室患者进行保护。

⑥做好护理记录。

九、食物误入气管引起窒息

1.课堂提问

针对上述案例，请同学们谈谈甲状腺术后的饮食指导。

2.学生回答

①甲状腺手术由于没有涉及胃肠道，术后6 h患者清醒后可给予少量温或凉开水。

②手术后第1天可少量进食相对较凉或常温的流食，稍凉是为了让颈部甲状腺手术区域的血管收缩，减少出血，有利于吞咽及减少对喉部的刺激。

③术后第三天可进食半流食或软食，避免食用辛辣刺激性食物。

④拆线后可恢复正常饮食。

十、产妇抑郁症跳楼自杀未遂

1.课堂提问

针对上述案例，请同学们说说什么是产后抑郁症。

2. 学生回答

产后抑郁症是指产妇分娩后出现的抑郁症状，产褥期出现明显抑郁症状，属产褥期精神综合征。主要表现为哭泣、情绪波动、焦虑、悲伤、睡眠困难和注意力不易集中。0.1%～0.2% 的产妇会发展为严重的产后精神病，出现幻觉、妄想，严重者有自杀企图，甚至会伤害新生儿。

十一、精神分裂症患者自杀

1. 课堂提问

针对上述案例，请同学们说说精神障碍患者日常护理要点。

2. 学生回答

①口服用药，须让患者了解各类抗精神病药物的作用、剂量、用法、不良反应和注意事项，正确服用药物。

②心理治疗，进行日常社区内精神障碍康复治疗，根据患者患病情况确定心理治疗时间长短。

③鼓励患者参与工、娱治疗，接受各种康复训练，同时进行健康教育和疾病咨询。

④告知患者家属与医院保持定期联系，做好药品保管。鼓励患者多参加社会活动，同时需要注意劳逸结合，患者家属应满足患者精神和物质上的合理需要。

⑤精神障碍患者的安全护理尤为重要，患者家属要为患者提供安静舒适的环境，减少不良刺激，限制患者活动范围。对于出现幻觉以及有伤人、毁物倾向的患者，家属要清除所有危险物品，预防伤害等意外事故的发生。

十二、护士违反医院规定引发火灾致 5 人死亡

1. 课堂提问

针对上述案例，请同学们说说火灾应急预案。

2. 学生回答

①局部轻微着火，不危及人员安全、可以马上扑灭的，要立即采取相应措施予以扑灭。可以扑灭但有可能蔓延扩大的，在不危及周围人员安全的情况下，一方面立即采取相应措施灭火，防止火势蔓延扩大，一方面向院长汇报。必要时立即拨打消防报警电话。

②紧急疏散方式：各病区患者及工作人员经消防安全通道沿楼梯下至一楼后疏散至安全区。

③火灾后措施：医务人员迅速对摔伤、砸伤、烧伤、踩伤的患者实施救治；对本病区的患者进行逐一检查、治疗，病房主任将本病区的火灾伤亡人员情况上报医务科。